麻醉护理工作手册

Handbook of Anesthesia Nursing

主　编　张　欢　邓曼丽　刘　婷

主　审　王天龙　米卫东　郭向阳

北京大学医学出版社

MAZUI HULI GONGZUO SHOUCE

图书在版编目（CIP）数据

麻醉护理工作手册 / 张欢，邓曼丽，刘婷主编 . —
北京：北京大学医学出版社，2023.7（2024.6 重印）
ISBN 978-7-5659-2909-0

Ⅰ.①麻⋯　Ⅱ.①张⋯②邓⋯③刘⋯　Ⅲ.①麻醉－
护理学－手册　Ⅳ.① R473.6-62

中国国家版本馆 CIP 数据核字（2023）第 088458 号

麻醉护理工作手册

主　　编：张　欢　邓曼丽　刘　婷
出版发行：北京大学医学出版社
地　　址：（100191）北京市海淀区学院路 38 号　北京大学医学部院内
电　　话：发行部 010-82802230；图书邮购 010-82802495
网　　址：http://www.pumpress.com.cn
E-mail：booksale@bjmu.edu.cn
印　　刷：北京信彩瑞禾印刷厂
经　　销：新华书店
责任编辑：王智敏　　责任校对：靳新强　　责任印制：李　啸
开　　本：880 mm×1230 mm　1/32　　印张：14.375　　字数：423 千字
版　　次：2023 年 7 月第 1 版　2024 年 6 月第 2 次印刷
书　　号：ISBN 978-7-5659-2909-0
定　　价：85.00 元

编委名单

主　编　张　欢　邓曼丽　刘　婷
主　审　王天龙　米卫东　郭向阳
编　委（按姓名汉语拼音排序）

常丹丹　解放军总医院第一医学中心麻醉科
邓曼丽　解放军总医院第一医学中心麻醉科
丁春月　北京大学人民医院麻醉科
韩燕敏　解放军总医院第一医学中心麻醉科
何　苗　北京大学人民医院麻醉科
李　骏　北京大学第三医院麻醉科
李　霞　北京电力医院手术麻醉科
刘　婷　首都医科大学宣武医院麻醉手术科
刘筱璨　清华大学附属北京清华长庚医院麻醉科
马小蓓　清华大学附属北京清华长庚医院麻醉科
马燕利　清华大学附属北京清华长庚医院麻醉科
牛蕾蕾　首都医科大学宣武医院麻醉手术科
齐得洲　首都医科大学宣武医院麻醉手术科
宋　赫　北京大学第三医院麻醉科
孙学丽　首都医科大学宣武医院麻醉手术科
涂淑敏　清华大学附属北京清华长庚医院麻醉科
王明军　解放军总医院第一医学中心麻醉科
王　茜　北京大学人民医院麻醉科
王晓营　首都医科大学附属北京友谊医院麻醉手术中心
王秀丽　北京大学人民医院麻醉科
谢湘菡　清华大学附属北京清华长庚医院麻醉科

邢雪燕　清华大学附属北京清华长庚医院麻醉科
张　晨　北京大学人民医院麻醉科
张　欢　清华大学附属北京清华长庚医院麻醉科
张　静　北京大学第三医院麻醉科
张屈云　首都医科大学附属北京友谊医院麻醉手术中心
张　燕　首都医科大学宣武医院麻醉手术科
赵凌云　首都医科大学宣武医院麻醉手术科
赵　欣　北京大学国际医院麻醉科
朱欣艳　首都医科大学附属北京友谊医院麻醉手术中心

序 一

随着 2017 年《国家卫生计生委办公厅关于医疗机构麻醉科门诊和护理单元设置管理工作的通知》的颁布，以及《麻醉科护理工作职责及人员要求（试行）》的颁布，我国确立了麻醉学科护士岗位设置的合法性。2018 年国家卫生健康委员会等七部委局又联合发布了《关于印发加强和完善麻醉医疗服务的意见》，进一步明确要求我国二级以上医疗机构麻醉科应配备麻醉科护士，大力推动了麻醉学科护理单元的建设与发展，并为提升麻醉护理服务专业化水平，保障围麻醉期护理质量及患者安全明确了方向。

麻醉护理的主要工作范畴是为患者提供优质的围麻醉期护理服务，促进患者术后的快速康复。2019 年《国家卫生健康委办公厅关于印发麻醉科医疗服务能力建设指南（试行）的通知》中详述了我国麻醉科护士的人员配置、麻醉专科护理服务的内容与要求等，明确要求各医疗机构应建立独立的麻醉科护理单元，开展麻醉术前评估、围手术期麻醉及急慢性疼痛管理、舒适化诊疗、分娩镇痛、麻醉重症监护等护理服务，以持续提升麻醉护理服务专业化水平，推动高质量医院发展目标的实现。

在国家政策的指引下，北京医学会麻醉学分会麻醉护理工作组参考国内外麻醉护理发展动态，结合多年的临床护理经验，在多学科协助下完成了《麻醉护理工作手册》的编写。本书系统地介绍了麻醉科护理工作的岗位设置与职责、规章与流程、专科技术操作、常见并发症的观察与护理、优质护理服务措施、护理质量评价标准等，将麻醉护理的理论与技能操作的规范化融入临床护理实践中，为麻醉科护理工作的开展和护理质量的同质化提供指导。

　　《全国护理事业发展规划（2021—2025 年）》指出，要以学科建设带动护理人才培养和护理服务能力的提升。《麻醉护理工作手册》着眼于我国麻醉护理学科发展现况和临床实际需求，为推动北京乃至全国麻醉护理质量与安全的不断提升提供强有力支撑。

王天龙

2023 年 4 月于北京

序 二

麻醉科护士是麻醉科不可或缺的一支专业队伍，各级医疗机构都应该重视和加强麻醉护理队伍的建设。近年来，国家陆续出台了多个关于加强麻醉科医疗及护理服务能力建设的文件，其中《国家卫生健康委办公厅关于印发麻醉科医疗服务能力建议指南（试行）的通知》的出台，具体地指导了麻醉专科护理工作，包括麻醉专科护理服务内容、要求、人力资源配备、质控指标等。在国家政策的支持下，各地麻醉护士的队伍得以壮大，工作士气得到鼓舞，麻醉护理专委会或学组也蓬勃发展。

2021 年 10 月，北京医学会麻醉学分会麻醉护理工作组成立，标志着北京市的麻醉护理开启了规范性建设的新篇章。在组长张欢教授的带领下，工作组的护理专家们本着高度的工作热情和严谨的工作态度，有计划地开展了一系列的学术规划，《麻醉护理工作手册》顺势而生。本书立足于当前国内麻醉护理发展的状况，紧扣广大麻醉护理工作者亟须解决的实际问题，系统地阐述了麻醉科护理核心制度、工作常规、各专科麻醉护理、常用麻醉护理技术规范，以及麻醉教学、科研、感控、信息化管理等内容。本书为麻醉护理团队进行了初步的建章立制，符合我国的麻醉护理工作实际，具有较高的参考价值。感谢该书编者们的辛勤劳动，也希望广大读者不吝赐教，批评指正。

当前，在党和政府的关怀下，麻醉学科已进入了围手术期医学的飞速发展时期，麻醉护理的发展前景广阔，希望麻醉科护理同仁兢兢业业，砥砺奋进，不断推动麻醉护理事业的进步！

米卫东

2023 年 4 月于北京

序 三

　　麻醉护理是麻醉学科内涵建设的重要组成部分，涉及门诊、手术室内、外相关麻醉、围手术期管理、急救复苏、重症监护治疗等诸多领域，在确保围手术期患者安全和加速患者术后康复中具有至关重要的作用。在医院现代化建设和高质量发展中，麻醉科护士在麻醉前评估与准备、术中生命体征监测、麻醉后监护治疗、围手术期急性疼痛管理，以及麻醉并发症处理等环节中均扮演着非常重要的角色，是医学人文的践行者。因此，如何在建设中国式现代化社会主义国家的新时代，以患者为中心，不断加强麻醉护理的内涵和外延建设，激发麻醉护理学科发展内生动力，全面提升医疗服务能力，共同构建"围手术期患者之家"，助力医院高质量发展，是麻醉学科发展的重大课题。

　　我非常高兴地看到在张欢教授的领导下，北京医学会麻醉学分会麻醉护理工作组将麻醉护理成功经验及临床相关工作编写成册并出版发行。通过对工作制度的梳理、流程的优化、经验的汇总，本书不仅丰富了我国各级医疗机构麻醉护理单元建设范畴，还为麻醉护理事业健康发展奠定了坚实基础。衷心感谢所有编委的辛勤付出，坚信在全体同仁的不懈努力下，麻醉学科一定会发展得越来越好。

郭向阳

2023 年 4 月于北京

前　言

2017 年以来，国家医疗卫生主管部门相继出台了《国家卫生计生委办公厅关于医疗机构麻醉科门诊和护理单元设置管理工作的通知》（国卫办医函〔2017〕1191 号）、《关于印发加强和完善麻醉医疗服务意见的通知》（国卫医发〔2018〕21 号）、《国家卫生健康委办公厅关于印发麻醉科医疗服务能力建设指南（试行）的通知》（国卫办医函〔2019〕884 号）等一系列关于麻醉学科建设的政策文件，其中涉及麻醉护理单元的内容，为该领域未来健康发展提出了明确的指导意见。

为配合相关政策的落地，各省、市各级学术组织先后开始筹备、成立麻醉护理学组。2021 年 10 月，在北京医学会麻醉学分会第十四届委员会主任委员王天龙教授的积极倡导下，经北京医学会批准，北京医学会麻醉学分会麻醉护理工作组正式成立。工作组汇集了来自北京 21 家医院的 32 名麻醉医疗及护理专家，旨在依托国家医疗卫生政策，借助麻醉医师和护理同仁的共同力量，积极探索麻醉护理的学科建设和队伍成长路径。

尽管麻醉护理发展迅猛，广受关注，但在涉及麻醉护理岗位工作职责、护理人员教育与培训、专科护理操作技术规范等诸多方面仍有待完善统一。在此背景下，本书结合麻醉专科护理特点和要求，集合北京地区多家医院和专家的实践经验，力图通过工作手册的形式，简洁实用地展示相关内容。全书共分 11 章，涉及麻醉科护理岗位工作职责、麻醉科护理常规、麻醉科护理核心制度、麻醉科护理技术操作规范及考核标准、各专科麻醉护理、麻醉科护理质量管理、麻醉护理安全预案与应急处置流程、麻醉科感染控制管理、麻醉科护理教学、麻醉护理科研及麻醉科信息化管理等麻醉护理建设及发展的多项核心问题，希望能将有借鉴价值的经验与广大麻醉护理同仁分享。

本书在编写过程中，承蒙王天龙教授、米卫东教授和郭向阳教授担任主审，并受邀欣然作序，谨此代表北京医学会麻醉学分会麻醉护理工作组全体委员对三位教授的支持指导表示衷心感谢！

本书出版前夕，欣闻中华护理学会麻醉护理专业委员会成立，谨此向刘婷主任委员领导的专委会和全体专家致以热烈的祝贺！

衷心感谢北京医学会麻醉学分会麻醉护理工作组各委员单位，以及各位委员，在本书编写与审校过程中的辛勤工作和无私付出。

衷心感谢北京大学医学出版社对麻醉护理工作的支持。

水本无华，相荡乃兴漪澜！衷心希望本书对麻醉护理同仁有所裨益，并增进交流与合作。

由于编者学识水平有限，时间仓促，本书难免存有疏漏或不足之处，敬请各位专家和读者不吝赐教，以期后续修正。

张 欢

2023 年 4 月

目　录

第1章　麻醉科护理岗位工作职责……………………………………1

第1节　麻醉门诊护士工作职责 ………………………………… 1

第2节　疼痛门诊护士工作职责 ………………………………… 3

第3节　麻醉准备间/诱导室护士工作职责 …………………… 4

第4节　麻醉恢复室（PACU）护士工作职责 ………………… 7

第5节　手术室内麻醉监测护士工作职责 …………………… 9

第6节　门诊手术室麻醉科恢复室护士工作职责 ………… 10

第7节　椎管内分娩镇痛护士工作职责 ……………………… 12

第8节　术后麻醉科镇痛随访护士工作职责 ……………… 14

第9节　疼痛病房护士工作职责 ……………………………… 16

第10节　麻醉重症监护室（AICU）护士工作职责 ……… 17

第11节　麻醉科总务护士工作职责 ………………………… 19

第2章　麻醉科护理常规…………………………………… 21

第1节　麻醉门诊护理常规 …………………………………… 21

第2节　疼痛门诊护理常规 …………………………………… 22

第3节　麻醉准备间/诱导室护理常规 ……………………… 23

第4节　麻醉恢复室护理常规 ………………………………… 24

第5节　术间麻醉护理常规 …………………………………… 26

第6节　手术室外麻醉护理常规 …………………………… 30

第7节　日间手术麻醉护理常规 …………………………… 33

第8节　分娩镇痛护理常规 ………………………………… 34

第9节　术后访视护理常规（含术后镇痛访视）…………… 36

第10节　疼痛病房护理常规…………………………………… 37

第 11 节　麻醉重症监护室（AICU）护理常规·············· 39

第 3 章　麻醉科护理核心制度·························· **42**
第 1 节　麻醉科护理单元管理制度 ····················· 42
第 2 节　麻醉科分级护理制度 ························· 43
第 3 节　麻醉科护理值班、交接班制度 ·················· 47
第 4 节　麻醉科护理查对制度 ························· 49
第 5 节　麻醉常备药品、高警示药品及麻醉药品和精神药品管理制度··· 51
第 6 节　麻醉科耗材管理制度 ························· 55
第 7 节　麻醉科仪器设备管理制度 ····················· 56
第 8 节　麻醉科护理质量督查制度 ····················· 58
第 9 节　麻醉科医院感染管理制度 ····················· 61
第 10 节　麻醉科护理不良事件上报、处理制度·············· 66
第 11 节　麻醉抢救配合及报告制度···················· 69
第 12 节　麻醉科护理教学、科研管理制度················ 70

第 4 章　麻醉科护理技术操作规范及考核标准··········· **72**
第 1 节　心肺复苏 ······························· 72
第 2 节　电除颤 ······························· 78
第 3 节　患者过床及转运 ························· 82
第 4 节　口咽及鼻咽通气道置入 ····················· 86
第 5 节　经气管导管吸痰 ························· 92
第 6 节　经口气管导管插管术护理配合 ·················· 96
第 7 节　喉罩置入护理配合 ······················· 100
第 8 节　有创动脉血压监测护理配合 ·················· 103
第 9 节　动脉血气标本的采集与分析 ·················· 107
第 10 节　中心静脉穿刺置管护理配合·················· 111
第 11 节　全身麻醉诱导护理配合···················· 115
第 12 节　椎管内麻醉护理配合···················· 120

第 13 节　神经阻滞麻醉护理配合 ……………………………………127

第 14 节　气管导管拔除 ………………………………………………133

第 15 节　常用麻醉体位护理 …………………………………………137

第 16 节　留置鼻胃管操作术 …………………………………………141

第 17 节　心电监护 ……………………………………………………144

第 18 节　体腔体温监测法 ……………………………………………148

第 19 节　麻醉深度脑电双频指数（BIS）监测 ……………………152

第 20 节　麻醉机的使用 ………………………………………………155

第 21 节　呼吸机的使用 ………………………………………………159

第 22 节　镇痛泵配液及使用方法 ……………………………………164

第 23 节　血栓弹力图监测 ……………………………………………168

第 24 节　术中自体血回输 ……………………………………………173

第 25 节　纤维支气管镜使用护理配合 ………………………………177

第 26 节　麻醉科常用药物及推荐配制方案 …………………………182

第 5 章　各专科麻醉护理 ……………………………………………**187**

第 1 节　神经外科手术麻醉护理 ……………………………………187

第 2 节　五官科手术麻醉护理 ………………………………………191

第 3 节　胸外科手术麻醉护理 ………………………………………201

第 4 节　心脏外科手术麻醉护理 ……………………………………209

第 5 节　普通外科手术麻醉护理 ……………………………………214

第 6 节　肝胆外科手术麻醉护理 ……………………………………219

第 7 节　泌尿外科手术麻醉护理 ……………………………………226

第 8 节　妇产科手术麻醉护理 ………………………………………234

第 9 节　骨科手术麻醉护理 …………………………………………239

第 10 节　血管外科手术麻醉护理 ……………………………………244

第 11 节　整形外科手术麻醉护理 ……………………………………250

第 12 节　介入手术麻醉护理 …………………………………………256

第 13 节　小儿手术患者麻醉护理 ……………………………………262

第 14 节　老年手术患者麻醉护理 ……………………………………273
第 15 节　ASA Ⅲ级以上危重患者麻醉护理 …………………………289

第 6 章　麻醉科护理质量管理 ………………………………………**297**
第 1 节　麻醉科基础质量标准 ……………………………………297
第 2 节　麻醉门诊护理管理质量标准 ……………………………303
第 3 节　疼痛门诊护理管理质量标准 ……………………………306
第 4 节　术间麻醉护理管理质量标准 ……………………………307
第 5 节　麻醉恢复室护理管理质量标准 …………………………310
第 6 节　疼痛病房护理管理质量标准 ……………………………316
第 7 节　麻醉重症监护室（AICU）护理管理质量标准 …………318

第 7 章　麻醉护理安全预案与应急处置流程 ………………………**321**
第 1 节　麻醉护理安全管理规定 …………………………………321
第 2 节　麻醉护理突发事件处置预案 ……………………………323
第 3 节　仪器设备故障应急处置预案 ……………………………341
第 4 节　麻醉药品和精神药品使用管理应急预案 ………………352

第 8 章　麻醉科感染控制管理 ………………………………………**354**
第 1 节　麻醉科感控管理小组工作职责 …………………………354
第 2 节　麻醉科环境类感染防控 …………………………………357
第 3 节　麻醉科技术操作类感染控制 ……………………………360
第 4 节　麻醉科药物安全注射感控控制 …………………………364
第 5 节　手卫生 ……………………………………………………366
第 6 节　麻醉科常用仪器设备消毒 ………………………………369
第 7 节　锐器伤的预防与处理 ……………………………………372

第 9 章　麻醉科护理教学 ……………………………………………**377**
第 1 节　麻醉科护理教学小组职责 ………………………………377

第 2 节　麻醉科护理分层级教学 ……………………………… 378

第 3 节　麻醉科各职称护士教学计划 …………………………… 382

第 4 节　麻醉科各类护理学员教学计划 ………………………… 387

第 5 节　麻醉科专科护士培训 …………………………………… 393

第 6 节　麻醉科护士资质准入 …………………………………… 395

第 7 节　麻醉护理模拟教学 ……………………………………… 395

第 10 章　麻醉护理科研 …………………………………………… 397

第 1 节　麻醉护理科研小组工作职责 …………………………… 397

第 2 节　麻醉护理科研方向、目的 ……………………………… 399

第 3 节　麻醉护理科研课题申报流程 …………………………… 400

第 4 节　麻醉护理专利申报流程 ………………………………… 401

第 11 章　麻醉科信息化管理 ……………………………………… 403

第 1 节　麻醉科信息特点 ………………………………………… 403

第 2 节　麻醉信息采集和管理的一般要求 ……………………… 404

第 3 节　麻醉护理文书的书写规范及管理 ……………………… 405

第 4 节　智能麻醉药柜系统 ……………………………………… 408

第 5 节　镇痛泵信息化访视系统 ………………………………… 409

附录　麻醉科医疗服务能力建设指南（试行）………………… 412

附件 1　麻醉后监护治疗病房建设与管理要求 ………………… 419

附件 2　麻醉专科护理工作要求 ………………………………… 421

附件 3　麻醉关键技术目录 ……………………………………… 424

附件 4　高难度的亚专业麻醉医疗服务项目 …………………… 432

附件 5　麻醉科设备设施配置要求 ……………………………… 432

附件 6　绩效指标定义 …………………………………………… 435

视频目录

视频 1　心肺复苏 ……………………………………………… 72

视频 2　电除颤 ……………………………………………… 78

视频 3　患者过床及转运 …………………………………… 82

视频 4　口咽及鼻咽通气道置入 …………………………… 86

视频 5　经气管导管吸痰 …………………………………… 92

视频 6　经口气管导管插管术护理配合 …………………… 96

视频 7　喉罩置入护理配合 ………………………………… 100

视频 8　有创动脉血压监测护理配合 ……………………… 103

视频 9　动脉血气标本的采集与分析 ……………………… 107

视频 10　中心静脉穿刺置管护理配合 …………………… 111

视频 11　全身麻醉诱导护理配合 ………………………… 115

视频 12　椎管内麻醉护理配合 …………………………… 120

视频 13　神经阻滞麻醉护理配合 ………………………… 127

视频 14　气管导管拔除 …………………………………… 133

视频 15　常用麻醉体位护理 ……………………………… 137

视频 16　留置鼻胃管操作术 ……………………………… 141

视频 17　心电监护 ………………………………………… 144

视频 18　体腔体温监测法 ………………………………… 148

视频 19　麻醉深度脑电双频指数（BIS）监测 ………… 152

视频 20　麻醉机的使用 …………………………………… 155

视频 21　呼吸机的使用 …………………………………… 159

视频 22　镇痛泵配液及使用方法……………………164
视频 23　血栓弹力图监测……………………………168
视频 24　术中自体血回输……………………………173
视频 25　纤维支气管镜使用护理配合………………177
视频 26　麻醉科常用药物及推荐配制方案…………182

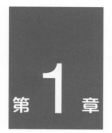

第1章 麻醉科护理岗位工作职责

（朱欣艳　张屈云）

第1节　麻醉门诊护士工作职责

一、麻醉门诊护理人员岗位要求

1.麻醉门诊护士需取得护士执业证书，并按照护士条例按时注册。

2.麻醉门诊护士应具有大专及以上学历，护师及以上职称，若条件不符合需在专科领域中有突出表现。

3.麻醉门诊护士应具有5年以上临床工作经验，并取得麻醉科专科护士资格证书。持有专科护士资格证书人员需依照专科护理服务制度进行每年培训及理论、专科操作考核。

4.麻醉门诊护士应具有扎实的专科护理经验，具有应对急危事件的能力，如发生意外、不良事件等特殊情况，立即上报护士长、科主任，同时，采取有效的应对措施，以防不良后果进一步扩大，及时、详细、准确记录事件发生的经过、处理措施、结果，并制订合理有效预防措施。

二、麻醉门诊护理人员分工及工作职责

（一）麻醉门诊护理组长

1.在麻醉科主任及护士长的领导下，进行日常工作。自觉执行医院及科室各项规章制度，严防护理差错事故发生。

2.参与科室主持各项工作会议和交班，对麻醉门诊护理工作进行督导和汇报。

3.根据质控检查结果，持续改进护理质量。

4. 组织或参与科内新业务学习或复杂技术的讨论。

5. 负责麻醉门诊药品、耗材申领及管理，每月月初固定一日进行有效期检查。负责办公用品、仪器设备的检查及管理。（如有故障：及时更换仪器设备，并联系医工部维修，记录完整）

（二）麻醉门诊护士

1. 在麻醉科主任及护士长的领导下，由麻醉门诊医师及麻醉门诊护士主管日常工作。

2. 按计划完成科内护士麻醉评估及理论知识培训及考核工作。积极参加科内业务学习及考核，掌握麻醉评估的理论知识。参加新技术、新业务的学习或复杂技术讨论，不断提高自身专业技术水平。

3. 提高麻醉门诊服务保障能力，加强业务培训，提升服务能力，加强医疗、护理质量管理控制，保障医疗质量安全。拓展服务内涵，优化服务流程，改善患者医疗服务感受。

4. 为拟行麻醉及治疗的患者进行专业评估，制订相关健康教育内容，并组织具体实施。

5. 根据麻醉门诊具体情况随时开展有针对性的健康小讲座，解答就诊患者及家属提出的麻醉专科护理问题。护士不能处理的问题应该及时向医师反映。

6. 开展电话随访，对存在并发症，调整治疗，有病情变化的患者，每 2～3 天进行电话跟踪，及时了解病情变化，随时给予指导。麻醉护士或医师将处理意见及时反馈给患者或根据病情通知患者回医院进一步诊治。

7. 建立麻醉评估患者个人数据档案。对麻醉门诊患者评估监测数据和患者信息进行数据录入和汇总。

8. 负责治疗室每日紫外线消毒一次，每次 30 min 以上，并记录。

9. 随时保持诊间环境整洁。每日工作结束，及时关闭、整理仪器设备，断开电源、气源，整理房间环境。

第 2 节 疼痛门诊护士工作职责

一、疼痛门诊护理人员岗位要求

1. 疼痛门诊护士需取得护士执业证书，并按照护士条例按时注册。

2. 疼痛门诊护士应具有大专及以上学历，护师及以上职称，若条件不符合需在专科领域中有突出表现。

3. 疼痛门诊护士应具有 5 年以上临床工作经验，并取得麻醉科专科护士资格证书。持有专科护士资格证书人员需依照医院专科护理服务制度进行每年培训及理论、专科操作考核。

4. 疼痛门诊护士应具有扎实的专科护理经验，能够配合麻醉医师完成镇痛治疗。具有应对急危事件的能力，如发生意外、不良事件等特殊情况，立即上报护士长、科主任，同时，采取有效的应对措施，以防不良后果进一步扩大，及时、详细、准确记录事件发生的经过、处理措施、结果，并制订合理有效预防措施。

5. 疼痛门诊护士应熟练掌握抢救程序及抢救用药的配制。熟练掌握麻醉机、监护仪、脑电图等仪器设备的基本操作方法。仪器设备使用后及时整理。

二、疼痛门诊护理人员工作职责

1. 在麻醉科主任及护士长的领导下，开展日常工作。自觉执行医院及科室各项规章制度，严防护理差错事故发生。

2. 按计划完成科内护士麻醉评估及理论知识培训及考核工作。积极参加科内业务学习及考核，掌握麻醉评估的理论知识。参加新技术、新业务的学习或复杂技术讨论，不断提高自身专业技术水平。

3. 负责每日药品、耗材、文件等物品的清点。确保药品、耗材、纸张文件等用物数量充足，药品、耗材在有效期内，合理使用，做到不积压，及时添加。每周申领药品，每月固定日期进行有效期检查。

4. 负责每日检查仪器性能，并清点记录。确保检查仪器设备功能状态良好。维修上报流程详见仪器设备管理制度。（如有故障：及时更换仪

器设备，并联系医工部维修，记录完整）

5. 负责治疗室每日紫外线消毒一次，每次 30 min 以上，并记录。

6. 负责协助医师完成治疗，密切观察患者生命体征等情况，如有异常及时通知医师，给予相应处理，保证患者安全。

7. 及时、完整、准确记录患者治疗信息，将患者相关文件纸张分类放置。

8. 负责每日更换砂轮盒酒精，铺设治疗巾并定时更换。

9. 负责常用仪器的开机及自检，制作臭氧水。遵医嘱根据治疗量给予 0.9% 生理盐水 10 ml 加温。

10. 日间病房有手术时，第二天完成患者术后电话回访。

11. 随时整理药车、治疗台及治疗室环境，保证治疗室环境的整洁、安全、有序。

12. 每日工作结束，及时关闭、整理仪器设备，断开电源、气源，整理房间环境。

第 3 节 麻醉准备间 / 诱导室护士工作职责

一、麻醉准备间 / 诱导室护理人员岗位要求

1. 准备间 / 诱导室护士需取得护士执业证书，并按照护士条例按时注册。

2. 准备间 / 诱导室护士应具有扎实的专科护理经验，能够独立承担麻醉护理工作。具有应对急危事件的能力，如发生意外、不良事件等特殊情况，立即上报护士长、科主任，同时，采取有效的应对措施，以防不良后果进一步扩大，及时、详细、准确记录事件发生的经过、处理措施、结果，并制订合理有效的预防措施。

3. 掌握术后患者 Aldrete 评分标准，掌握各种麻醉术后并发症的临床症状和体征、治疗处理及护理方法。

4. 准备间 / 诱导室护士应熟练掌握抢救程序及抢救用药的配制。熟练掌握麻醉机、监护仪、脑电图等仪器设备的基本操作方法。仪器设备使用后及时整理。

二、麻醉准备间护理人员工作职责

1. 在麻醉科主任及护士长的领导下，进行日常工作。自觉执行医院及科室各项规章制度，严防护理差错事故发生。

2. 按计划完成科内护士麻醉评估及理论知识培训及考核工作。积极参加科内业务学习及考核，掌握麻醉评估的理论知识。参加新技术、新业务的学习或复杂技术讨论，不断提高自身专业技术水平。

3. 负责毒麻药品、红处方的管理，严格执行毒麻药品管理制度（每日毒麻药品的发放、清点、核对，红处方、残余药量的登记），每月底红处方登记表主任督查签字。

4. 负责检查术间仪器运行状态及配件的管理，包括清点、检查、发放、回收、整理、清洁、充电。

5. 负责精神药品、麻醉诱导药的管理。

6. 负责准备室内一次性耗材的添加、整理、每月耗材效期的查对，以及非一次性物品使用后的清洁消毒及保养。

7. 负责急诊手术备用耗材的清点与准备。

8. 负责贵重仪器的单独保管，使用前后均应检查，如发现损坏应及时上报维修，提醒医师贵重仪器的使用注意事项。

9. 负责准备次日麻醉所需耗材及诱导药品、毒麻药品。

10. 随时整理所管区域的环境。

三、麻醉诱导室护理人员工作职责

1. 在麻醉科主任及护士长的领导下，由麻醉门诊医师及麻醉门诊护士主管日常工作。

2. 按计划完成科内护士麻醉评估及理论知识培训及考核工作。积极参加科内业务学习及考核，掌握麻醉评估的理论知识。参加新技术、新业务的学习或复杂技术讨论，不断提高自身专业技术水平。

3. 负责诱导室每日药品、耗材、文件等物品的准备与清点。每日检查诱导室仪器性能，并清点记录。确保检查仪器设备功能状态良好。维修上报流程详见仪器设备管理制度。（如有故障：及时更换仪器设备，并联系医工部维修，记录完整）

4. 麻醉诱导前负责麻醉治疗台摆放、铺治疗巾并按时更换，添加砂轮盒内酒精。检查手消液、利器盒有效期。协助保管可视喉镜等贵重仪器，使用后及时消毒处理。

5. 负责监护护理所有诱导室的患者。

（1）患者入室

1）交接班：由手术医师向麻醉医师与恢复室护士共同交班，内容为：简要病史、诊断、拟行手术、拟行麻醉方法、治疗经过、可能发生的问题及特殊情况的处理等。

2）为患者吸氧监护，妥善固定静脉通路，协助患者摆放麻醉体位，解答患者疑惑。对有焦虑、恐惧等不良情绪的患者，应对其进行安抚和心理护理。

3）遵医嘱给予患者治疗措施，协助麻醉医师进行麻醉诱导或其他麻醉操作。

4）密切观察患者意识、肌张力、血氧饱和度、血压、心率、呼吸、尿量等，及时准确记录；妥善固定各种管路，检查床档是否完好、有无松脱。加强患者气道维护，保持气道通畅。老人、幼儿、躁动患者等特殊患者时刻陪护，必要时增加医护人员共同看护，保证患者安全。

5）正确书写麻醉诱导期间护理记录：字迹清晰整齐、无涂改、内容完整、书写规范。包括：患者入室时间，诱导前后患者的意识、肌张力、血氧饱和度、血压、心率、呼吸、输血输液用药等情况的详细准确记录，出室时间及评估。填写完整后放入病历夹中。

（2）患者出室　　与转运患者的外科医师交接班，内容为：诱导室内麻醉方式、用药情况、生命体征变化、可能发生的问题及特殊情况的处理等。共同确认患者静脉通路及其他管路情况。协助外科医师将患者送入术间。

6. 正确记录患者信息及记账，特殊事件写入交班表并上报护士长。及时整理麻醉机记录单、缴费单、清点记录单并归档。

7. 与麻醉医师共同核对毒麻药品及红处方。

8. 每日手术结束后巡视诱导室，检查设备电源、线路等情况。按《医院感染管理规范》进行清洁消毒，医疗废物按规定进行分类处理。工作结束后将关闭所有仪器设备，断开电源。

第4节 麻醉恢复室（PACU）护士工作职责

一、麻醉恢复室（Postanesthesia Care Unit，PACU）护理人员岗位要求

1. 麻醉恢复室护士需取得护士执业证书，并按照护士条例按时注册。

2. 麻醉恢复室护士应具有扎实的专科护理经验，能够独立承担麻醉护理工作。具有应对急危事件的能力，如发生意外、不良事件等特殊情况，立即上报护士长、科主任，同时，采取有效的应对措施，以防不良后果进一步扩大，及时、详细、准确记录事件发生的经过、处理措施、结果，并制订合理有效预防措施。

3. 掌握术后患者 Aldrete 评分标准，掌握各种麻醉术后并发症的临床症状和体征、治疗处理及护理方法。

4. 麻醉恢复室护士应熟练掌握抢救程序及抢救用药的配制。熟练掌握麻醉机、监护仪、脑电图等仪器设备的基本操作方法。仪器设备使用后及时整理。

二、麻醉恢复室护理人员工作职责

1. 在麻醉科主任及护士长的领导下，进行日常工作。自觉执行医院及科室各项规章制度，严防护理差错事故发生。

2. 按计划完成科内护士麻醉评估及理论知识培训及考核工作。积极参加科内业务学习及考核，掌握麻醉评估的理论知识。参加新技术、新业务的学习或复杂技术讨论，不断提高自身专业技术水平。

3. 负责每日病房手术室内砂轮酒精、治疗巾、手消液的检查及更换，保证治疗盘清洁。检查房间里麻醉机、电脑、麻醉治疗车使用状况。对术间药品标签进行整理、添加。检查并添加手术间内麻醉药品。每日检查急救物品是否齐全，并处于完好备用状态。

4. 负责每日检查仪器性能，并清点记录。确保检查仪器设备功能状态良好。维修上报流程详见仪器设备管理制度。（如有故障：及时更换仪器设备，并联系医工部维修，记录完整）

5. 负责术中自体血回收耗材安装和操作。

6. 负责监护护理所有恢复室的患者。

（1）患者入室

1）交接班：由麻醉医师向恢复室护士交班。内容为：简要病史、诊断、麻醉方法、术中特殊用药、生命体征变化、输血输液情况、麻醉药及拮抗药使用情况、可能发生的问题及特殊情况的处理等。

2）为患者吸氧监护，密切观察患者意识、肌张力、血氧饱和度、血压、心率、呼吸、尿量等，每 15 min 记录一次生命体征；妥善固定各种管路，检查床档是否完好、有无松脱。加强患者气道维护，保持气道通畅。老人、幼儿、躁动患者等特殊患者时刻陪护，必要时增加医护人员共同看护，保证患者安全。

3）正确书写 PACU 护理记录：字迹清晰整齐、无涂改、内容完整、书写规范。包括：患者入室时间及评估，在监护过程中患者的意识、肌张力、血氧饱和度、血压、心率、呼吸、输血输液用药等情况的详细准确记录，出室时间及评估。填写完整后放入病历夹中。

4）患者入室的协调工作：如恢复室患者已满，护士应立即通知手术麻醉医师，使患者暂缓进入恢复室。

（2）患者出室　与转运患者的外科医师交接班，内容为：恢复室内特殊用药、生命体征变化、输血输液情况、可能发生的问题及特殊情况的处理等。共同确认患者静脉通路及其他管路情况。为患者撤除监护线路及氧气管路。向患者及家属宣教注意事项。

7. 正确记录患者信息及记账，特殊事件写入交班表并上报护士长。及时整理麻醉机记录单、缴费单、清点记录单并归档。

8. 每日手术结束后巡视术间，检查设备电源、线路等情况。恢复室按《医院感染管理规范》进行清洁消毒，医疗废物按规定进行分类处理。工作结束后关闭所有仪器设备，断开电源。

第5节 手术室内麻醉监测护士工作职责

一、手术室内麻醉护理人员岗位要求

1. 手术室内麻醉护士需取得护士执业证书，并按照护士条例按时注册。

2. 手术室内麻醉护士应具有扎实的专科护理经验，能够独立承担麻醉护理工作。具有应对急危事件的能力，如发生意外、不良事件等特殊情况，立即上报护士长、科主任，同时，采取有效的应对措施，以防不良后果进一步扩大，及时、详细、准确记录事件发生的经过、处理措施、结果，并制订合理有效预防措施。

3. 掌握各类监护仪器设备的使用方法，了解监测值意义。

4. 手术室外麻醉护士应熟练掌握抢救程序及抢救用药的配制。

5. 具有较强的团队精神，加强麻醉科-手术室-外科间沟通交流。

二、手术室内麻醉护理人员工作职责

1. 在麻醉科主任及护士长的领导下，进行日常工作。自觉执行医院及科室各项规章制度，严防护理差错事故发生。

2. 按计划完成科内护士麻醉评估及理论知识培训及考核工作。积极参加科内业务学习及考核，掌握麻醉评估的理论知识。参加新技术、新业务的学习或复杂技术讨论，不断提高自身专业技术水平。

3. 负责每日术间当天所需药品、耗材、文件等物品的清点。确保药品、耗材、纸张文件等用物数量充足，药品、耗材在有效期内，合理使用，做到不积压，及时添加。确保检查仪器设备功能状态良好。维修上报流程详见仪器设备管理制度。（如有故障：及时更换仪器设备，并联系医工部维修，记录完整）

4. 术前负责麻醉治疗台摆放、铺治疗巾并按时更换，添加砂轮盒内酒精。检查手消液、利器盒有效期。遵医嘱进行麻醉药物抽取，耗材准备。

5. 患者入室后参与核对患者身份信息，为患者介绍术间人员构成。对于焦虑、恐惧的患者进行心理护理，安抚患者负面情绪。

6. 遵医嘱为患者开放静脉通路，连接心电监护。协助患者摆放手术麻醉体位。

7. 协助麻醉医师进行有创监测操作。

8. 协助麻醉医师进行麻醉操作。

9. 术中密切观察患者生命体征；妥善固定各种管路，维持导管通畅。加强患者气道维护，保持气道通畅。

10. 按时准确记录患者各项监护数值及术中麻醉操作、给药情况，填写麻醉记录单。

11. 患者术后与麻醉医师、外科医师一起将患者转运至恢复室或重症监护室（Intensive Care Unit，ICU），并与恢复室或重症监护室护士交接班，内容为：简要病史、诊断、麻醉方法、术中特殊用药、生命体征变化、输血输液情况、麻醉药及拮抗药使用情况、可能发生的问题及特殊情况的处理等。

12. 正确记录患者信息及记账，特殊事件写入交班表并上报护士长。及时整理麻醉机记录单、缴费单、清点记录单并归档。

13. 与麻醉医师共同核对毒麻药品及红处方。

14. 协助保管可视喉镜等贵重仪器，使用后及时消毒处理。

15. 每日手术结束后整理术间，检查设备电源、线路等情况。恢复室按《医院感染管理规范》进行清洁消毒，医疗废物按规定进行分类处理。工作结束后关闭所有仪器设备，断开电源。

第6节 门诊手术室麻醉科恢复室护士工作职责

一、门诊手术室麻醉科恢复室护理人员岗位要求

1. 门诊手术室麻醉科恢复室护士需取得护士执业证书，并按照护士条例按时注册。

2. 门诊手术室麻醉科恢复室护士应具有扎实的专科护理经验，能够独立承担麻醉科相关护理工作。具有应对急危事件的能力，如发生意外、不良事件等特殊情况，立即上报麻醉科护士长、科主任，同时，采取有效的应对措施，以防不良后果进一步扩大，及时、详细、准确记录事件

发生的经过、处理措施、结果，并制订合理有效预防措施。

3.熟练掌握术后患者 Aldrete 评分标准，掌握各种麻醉术后并发症的临床症状和体征、治疗处理及护理方法。

4.门诊手术室麻醉科恢复室护士应熟练掌握抢救程序及抢救用药的配制。熟练掌握麻醉机、监护仪、脑电图等仪器设备的基本操作方法，仪器设备使用后及时整理。

二、门诊手术室麻醉科恢复室护理人员工作职责

1.在麻醉手术中心主任及麻醉科护士长的领导下，进行日常工作。自觉执行医院及科室各项规章制度，严防护理差错事故发生。

2.按计划完成科内护士理论知识培训及考核工作。积极参加科内业务学习及考核，掌握麻醉科专科的理论知识。参加新技术、新业务的学习或复杂技术讨论，不断提高自身专业技术水平。

3.负责每日药品、耗材、文件等物品的清点。确保药品、耗材、纸张文件等用物数量充足，药品、耗材在有效期内，合理使用，做到不积压，及时添加。每周四申领药品，每月月初周四进行有效期检查。负责每日检查仪器性能，并清点记录。确保检查仪器设备功能状态良好。维修上报流程详见仪器设备管理制度。（如有故障：及时更换仪器设备，并联系医工部维修，记录完整。）

4.术前负责麻醉治疗台摆放、铺治疗巾并按时更换，添加砂轮盒内酒精。检查手消液、利器盒有效期。

5.协助麻醉医师完成药品抽取、核对，配合麻醉插管等工作。

6.负责监护护理所有恢复室的患者。协调恢复室床位，保证手术周转。

（1）患者入室

1）交接班：由麻醉医师向恢复室护士交班。内容为：简要病史、诊断、麻醉方法、术中特殊用药、生命体征变化、输血输液情况、麻醉药及拮抗药使用情况、可能发生的问题及特殊情况的处理等。

2）为患者吸氧监护，密切观察患者意识、肌张力、血氧饱和度、血压、心率、呼吸、尿量等，每 15 min 记录一次生命体征；妥善固定各种管路，检查床档是否完好、有无松脱。加强患者气道维护，保持气道通

畅。老人、幼儿、躁动患者等特殊患者专人陪护，必要时增加医护人员共同看护，保证患者安全。

3）正确书写 PACU 护理记录：字迹清晰整齐、无涂改、内容完整、书写规范。包括：患者入室时间，评估及在监护过程中患者的意识、肌张力、血氧饱和度、血压、心率、呼吸、输血输液用药等情况的详细准确记录，出室时间及出室标准评估。填写完整后放入病历夹中。

4）患者入室的协调工作：如恢复室患者已满，护士应立即通知手术麻醉医师，使患者暂缓进入恢复室。

（2）患者出室：与转运患者的外科医师或麻醉医师交接班，内容为：恢复室内患者的特殊用药、生命体征变化、输血输液情况、可能发生的问题及特殊情况的处理等。共同确认患者静脉通路及其他管路情况。为患者撤除监护线路及氧气，妥善固定各项管路。

7. 及时把当台手术患者的耗材、用药进行记账，特殊事件写入交班表并上报麻醉科护士长。

8. 与麻醉医师共同核对当台患者使用毒麻药品及红处方的情况。

9. 协助保管可视喉镜、纤视镜等贵重仪器，使用后及时消毒处理。

10. 每日手术结束后巡视术间，检查设备电源、线路等情况。恢复室按《医院感染管理规范》进行仪器设备的清洁消毒，医疗废物按规定进行分类处理。工作结束后关闭所有仪器设备，断开电源。

第7节 椎管内分娩镇痛护士工作职责

一、分娩镇痛麻醉护理人员岗位要求

1. 分娩镇痛麻醉护士需取得护士执业证书，并按照护士条例按时注册。

2. 分娩镇痛麻醉护士应具有扎实的专科护理经验，能够独立承担麻醉护理工作。具有应对急危事件的能力，如发生意外、不良事件等特殊情况，立即上报护士长、科主任，同时，采取有效的应对措施，以防不良后果进一步扩大，及时、详细、准确记录事件发生的经过、处理措施、结果，并制订合理有效预防措施。

3. 掌握各类监护仪器设备的使用方法，了解监测值意义。

4. 掌握产妇急救与新生儿复苏程序相关知识。

5. 具有较强的团队精神，加强麻醉科-手术室-产科间沟通交流。

二、分娩镇痛护理人员工作职责

1. 在麻醉科主任及护士长的领导下，进行日常工作。自觉执行医院及科室各项规章制度，严防护理差错事故发生。

2. 按计划完成科内护士麻醉评估及理论知识培训及考核工作。积极参加科内业务学习及考核，掌握麻醉评估的理论知识。参加新技术、新业务的学习或复杂技术讨论，不断提高自身专业技术水平。

3. 负责产房术间当天所需药品、耗材、文件等物品的清点。确保药品、耗材、纸张文件等用物数量充足，药品、耗材在有效期内，合理使用，做到不积压，及时添加。确保检查仪器设备功能状态良好。维修上报流程详见仪器设备管理制度。（如有故障：及时更换仪器设备，并联系医工部维修，记录完整）

4. 每日负责麻醉治疗台摆放、铺治疗巾并按时更换，添加砂轮盒内酒精。检查手消液、利器盒有效期。遵医嘱进行麻醉药物抽取，耗材准备。

5. 产妇入室后参与核对产妇身份信息，为产妇介绍术间人员构成。回答产妇麻醉专科相关疑问，进行注意事项宣教。对于焦虑、恐惧的产妇给予心理护理，安抚其负面情绪。

6. 遵医嘱为产妇开放静脉通路，连接心电监护。协助产妇摆放手术麻醉体位。

7. 协助麻醉医师进行有创监测操作。

8. 协助麻醉医师进行腰部硬膜外联合麻醉。遵医嘱配置分娩镇痛泵。

9. 操作中密切观察产妇生命体征；妥善固定各种管路，维持导管通畅。掌握疼痛评估的方法，进行客观疼痛评估，按要求记录疼痛评分变化。及时向医师反馈产妇相关信息。

10. 按时准确记录患者各项监护数值及产程中麻醉操作、给药情况，填写分娩镇痛记录单。若产妇或新生儿出现异常及时配合抢救。

11. 负责产房手术室自体血液回收工作。

12. 新生儿娩出后为产妇拔除硬膜外导管，观察穿刺点状况，更换清洁敷料。协助产科医师将产妇与新生儿转运至病房，并与产科护士交接。

13. 正确记录产妇信息及记账，特殊事件写入交班表并上报护士长。及时整理麻醉机记录单、缴费单、清点记录单并归档。

14. 与麻醉医师共同核对毒麻药品及红处方。

15. 操作结束后整理术间，检查设备电源、线路等情况，按《医院感染管理规范》进行清洁消毒，医疗废物按规定进行分类处理。每日工作结束后关闭所有仪器设备，断开电源。

第8节　术后麻醉科镇痛随访护士工作职责

一、术后疼痛管理及麻醉随访护理人员岗位要求

1. 术后疼痛管理及麻醉随访护士需取得护士执业证书，并按照护士条例按时注册。

2. 术后疼痛管理及麻醉随访护士应具有扎实的专科护理经验，能够独立承担麻醉护理工作。具有应对急危事件的能力，如发生意外、不良事件等特殊情况，立即上报护士长、科主任，同时，采取有效的应对措施，以防不良后果进一步扩大，及时、详细、准确记录事件发生的经过、处理措施、结果，并制订合理有效预防措施。

4. 术后疼痛管理及麻醉随访护士应熟练掌握抢救程序及抢救用药的配制。熟练掌握镇痛泵配置及调试的基本操作方法。仪器设备使用后及时整理。

5. 术后疼痛管理及麻醉随访护士应具有较强的沟通能力，能为患者进行知识宣教。

二、麻醉随访护理人员工作职责

1. 在麻醉科主任及护士长的领导下，进行日常工作。自觉执行医院及科室各项规章制度，严防护理差错事故发生。

2. 按计划完成科内护士麻醉评估及理论知识培训及考核工作。积极

参加科内业务学习及考核,掌握麻醉评估的理论知识。参加新技术、新业务的学习或复杂技术讨论,不断提高自身专业技术水平。

3. 为次日拟行麻醉及手术的患者进行专业评估,了解患者病情及麻醉需求,将访视结果与主麻医师交接。

4. 制订相关健康教育内容,并对患者进行麻醉前注意事项宣教。签署知情同意书等文件,解答患者及家属提出的麻醉专科护理问题。对于有负面情绪的患者进行心理护理。护士不能处理的问题应该及时向医师反映。

5. 建立麻醉评估患者个人数据档案。对患者评估监测数据和患者信息进行数据录入和汇总。

6. 患者术后回到病房后,随访护士再次对患者进行访视,了解患者回室后意识、肌张力、血氧饱和度、血压、心率、呼吸、尿量等生命体征情况,准确记录于访视单上。了解患者疼痛情况及镇痛需求。

三、疼痛管理护理人员工作职责

1. 在麻醉科主任及护士长的领导下,由麻醉门诊医师及麻醉门诊护士主管日常工作。

2. 按计划完成科内护士麻醉评估及理论知识培训及考核工作。积极参加科内业务学习及考核,掌握麻醉评估的理论知识。参加新技术、新业务的学习或复杂技术讨论,不断提高自身专业技术水平。

3. 负责镇痛泵的清点、检查功能状态并登记。

4. 遵医嘱配制全院术后镇痛泵、无痛分娩泵和癌性镇痛泵并登记。

5. 掌握疼痛患者疼痛评估的方法,对使用镇痛泵及其他镇痛措施的患者进行访视。包括患者疼痛情况、镇痛效果观察,镇痛不良反应观察及镇痛泵使用情况等。了解当前镇痛措施是否有效,是否满足患者需求。向患者进行镇痛泵使用方法及注意事项相关宣教。患者镇痛效果不理想时立即与主麻医师沟通并遵医嘱处理。

6. 负责护士镇痛泵访视费用的记账工作。

7. 每月月底统计镇痛泵人次上报给护士长。

第9节　疼痛病房护士工作职责

一、疼痛病房护理人员岗位要求

1. 疼痛病房护士需取得护士执业证书，并按照护士条例按时注册。

2. 疼痛病房护士应具有扎实的专科护理经验，能够独立承担麻醉护理工作。具有应对急危事件的能力，如发生意外、不良事件等特殊情况，立即上报护士长、科主任，同时，采取有效的应对措施，以防不良后果进一步扩大，及时、详细、准确记录事件发生的经过、处理措施、结果，并制订合理有效预防措施。

3. 疼痛病房护士应熟练掌握抢救程序及抢救用药的配制。熟练掌握麻醉机、监护仪、脑电图等仪器设备的基本操作方法。仪器设备使用后及时整理。

二、疼痛病房护理人员工作职责

1. 在麻醉科主任及护士长的领导下，进行日常工作。自觉执行医院及科室各项规章制度，严防护理差错事故发生。

2. 按计划完成科内护士麻醉评估及理论知识培训及考核工作。积极参加科内业务学习及考核，掌握麻醉评估的理论知识。参加新技术、新业务的学习或复杂技术讨论，不断提高自身专业技术水平。

3. 负责每日药品、耗材、文件等物品的清点。确保药品、耗材、纸张文件等用物数量充足，药品、耗材在有效期内，合理使用，做到不积压，及时添加。每周四申领药品，每月月初周四进行有效期检查。负责每日检查仪器性能，并清点记录。确保检查仪器设备功能状态良好。维修上报流程详见仪器设备管理制度。（如有故障：及时更换仪器设备，并联系医工部维修，记录完整）

4. 负责麻醉治疗台摆放、铺治疗巾并按时更换，添加砂轮盒内酒精。检查手消液、利器盒有效期。

5. 负责疼痛病房患者出入院手续办理，对患者进行准确的评估和全面的宣教。

6. 掌握疼痛患者疼痛评估的方法，进行客观疼痛评估，按要求记录疼痛评分变化。及时向医师反馈疼痛患者相关信息。

7. 正确书写患者入院后护理记录。

8. 做好基础护理和心理护理。按时巡视病房，加强病房安全管理，保护患者安全。

9. 认真执行各项护理制度和操作规程，正确执行医嘱，准确及时完成各项护理工作，严格执行查对和交接班制度，防止差错、事故的发生。遵医嘱进行镇痛药品配置，协助麻醉医师进行疼痛治疗，严密观察注射（处置）后的情况，发现过敏反应或其他不适等意外，要立刻报告医师，并进行处理，全力抢救。

10. 治疗结束后，要及时打扫室内外卫生，保持室内外及工作台面干净、整洁。治疗室的医疗废物要按照医疗废物处理的相关规定进行分类、销毁。

11. 正确记录患者信息及记账，特殊事件写入交班表并上报护士长。及时整理麻醉机记录单、缴费单、清点记录单并归档。

12. 与麻醉医师共同核对毒麻药品及红处方。

13. 每日定时巡视病房、护士站及治疗室，检查设备电源、线路等情况，按《医院感染管理规范》进行清洁消毒，医疗废物按规定进行分类处理。

第 10 节　麻醉重症监护室（AICU）护士工作职责

一、麻醉重症监护室（Anesthesia Intensive Care Unit，AICU）护理人员岗位要求

1. AICU 护士需取得护士执业证书，并按照护士条例按时注册。

2. AICU 护士应具有扎实的专科护理经验，能够独立承担麻醉护理工作。具有应对急危事件的能力，如发生意外、不良事件等特殊情况，立即上报护士长、科主任，同时，采取有效的应对措施，以防不良后果进一步扩大，及时、详细、准确记录事件发生的经过、处理措施、结果，并制订合理有效预防措施。

3. 掌握术后患者 Aldrete 评分标准，掌握各种麻醉术后并发症的临床症状和体征、治疗处理及护理方法。

4. AICU 护士应熟练掌握抢救程序及抢救用药的配制。熟练掌握麻醉机、监护仪、脑电图等仪器设备的基本操作方法。仪器设备使用后及时整理。

二、麻醉重症监护室（AICU）护理人员工作职责

1. 在麻醉科主任及护士长的领导下，进行日常工作。自觉执行医院及科室各项规章制度，严防护理差错事故发生。

2. 按计划完成科内护士麻醉评估及理论知识培训及考核工作。积极参加科内业务学习及考核，掌握麻醉评估的理论知识。参加新技术、新业务的学习或复杂技术讨论，不断提高自身专业技术水平。

3. 负责每日麻醉重症监护室内砂轮酒精、治疗巾、手消液的检查及更换，保证治疗盘清洁。检查房间里麻醉机、电脑、麻醉治疗车使用状况，使其处于完好备用状态。每日检查急救物品是否齐全，并处于完好备用状态。

4. 负责每日检查仪器性能，并清点记录。确保检查仪器设备功能状态良好。维修上报流程详见仪器设备管理制度。（如有故障应及时更换仪器设备，并联系医工部维修，记录完整）

5. 负责监护护理所有 AICU 的患者。

（1）患者入室

1）为患者连接呼吸机及监护仪，密切观察患者意识、肌张力、血氧饱和度、血压、心率、呼吸、尿量等，实时监测患者生命体征并准确记录；妥善固定各种管路，检查床档是否完好、有无松脱。加强患者气道维护，保持气道通畅。护士应时刻陪护患者，必要时增加医护人员共同看护并加强保护性约束，保证患者安全。

2）交接班：由麻醉医师向 AICU 护士交班。内容为：简要病史、诊断、麻醉方法、麻醉用药、生命体征变化、可能发生的问题及特殊情况的处理等。检查患者意识及呼吸变化，准备拔管用物。

3）遵医嘱调节呼吸机参数，配合麻醉医师拔除呼吸导管。为患者吸氧。若患者出现病情变化时及时配合麻醉医师抢救。

4）正确书写 AICU 护理记录：字迹清晰整齐、无涂改、内容完整、书写规范。包括：患者入室时间，评估及在监护过程中患者的意识、肌张力、生命体征、用药、拔管时间等情况的详细准确记录。填写完整后放入病历夹中。

5）患者入室的协调工作：如 AICU 患者已满，护士应立即通知手术麻醉医师，使患者暂缓进入。

（2）患者出室　与转运患者的外科医师交接班。内容为：AICU 内特殊用药、生命体征变化、输血输液情况、拔管时间、可能发生的问题及特殊情况的处理等。共同确认患者静脉通路及其他管路情况。为患者撤除监护线路及氧气管路。

6.正确记录患者信息及记账，特殊事件写入交班表并上报护士长。及时整理麻醉机记录单、缴费单、清点记录单并归档。

7.每日手术结束后按《医院感染管理规范》进行清洁消毒，医疗废物按规定进行分类处理。工作结束后关闭所有仪器设备，断开电源。

第 11 节　麻醉科总务护士工作职责

一、麻醉总务护士岗位要求

1.麻醉总务护士需取得护士执业证书，并按照护士条例按时注册。

2.麻醉总务护士应具有大专及以上学历，护师及以上职称，若条件不符合需在专科领域中有突出表现。

3.麻醉总务护士应具有 5 年以上临床工作经验，并取得麻醉科专科护士资格证书。持有专科护士资格证书人员需依照医院专科护理服务制度进行每年培训及理论、专科操作考核。

4.麻醉总务护士应具有扎实的专科护理经验，具有应对急危事件的能力，如发生意外、不良事件等特殊情况，立即上报护士长、科主任，同时，采取有效的应对措施，以防不良后果进一步扩大，及时、详细、准确记录事件发生的经过、处理措施、结果，并制订合理有效预防措施。

二、麻醉总务护士作职责

1. 在麻醉科主任及护士长的领导下，进行日常工作。自觉执行医院及科室各项规章制度，严防护理差错事故发生。

2. 参与科室主持各项工作会议和交班，协助护士长对科室护理工作进行督导和管理。

3. 根据质控检查结果，持续改进护理质量。

4. 组织或参与科内进行新业务学习或复杂技术的讨论。

5. 负责麻醉科药品、耗材申领及管理，每月月初周四进行有效期检查。负责办公用品、仪器设备的检查及管理。（如有故障：及时更换仪器设备，并联系医工部维修，记录完整）

6. 负责送医保审批、管理病历、院感报告、部分护理质控工作。

7. 负责科室低年资护士、实习学生的教学培训工作。

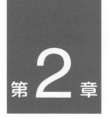

第2章 麻醉科护理常规

（何　苗　丁春月　张　晨）

第1节　麻醉门诊护理常规

麻醉门诊主要负责对择期手术、门诊无痛诊疗患者进行麻醉前评估、准备、预约和咨询，提供麻醉相关情况随访，以及相关并发症的诊疗工作。

一、麻醉前评估、准备、预约和咨询

1. 评估患者的身高、体重、意识状态、活动耐量；食物及药品过敏情况、饮酒史、吸烟史；是否有高血压、糖尿病及其他家族遗传性疾病史；高血压及糖尿病患者近期服用药物情况。

2. 测量患者生命体征，查看检验结果、影像学资料，在麻醉术前访视单上注明各项检查结果，将异常值标注到《麻醉术前访视记录单》。

3. 提供各类麻醉相关问题的咨询及电话预约。

二、麻醉后随访

1. 对所有麻醉后患者进行访视，了解有无麻醉相关并发症，记录患者对麻醉满意程度，填写《麻醉术后访视记录单》。

2. 对使用镇痛泵患者，访视镇痛泵运行情况，评估镇痛效果，出现镇痛疗效不佳或严重并发症，立即汇报麻醉医师处理并在镇痛治疗单上记录，持续观察。

3. 非计划转入 ICU 的患者，了解其拔管及转归情况，记录转入 ICU

原因。

4.对存在麻醉相关并发症患者，将相关并发症汇报麻醉医师，及时采取补救措施，持续随访患者直至情况明显改善，患者出院后电话进行跟踪随访直至完全恢复。

5.将所有访视结果录入麻醉信息系统。

第2节　疼痛门诊护理常规

疼痛门诊主要负责慢性疼痛、癌性疼痛的评估和记录，以减轻药物副作用为目标，指导患者正确用药，并进行镇痛效果的评价。

一、疼痛评估

1.以患者主诉为依据，全面、详细记录患者疼痛病史，观察患者精神状态，关注与疼痛相关的心理社会因素，患者对疼痛的认识及对疼痛治疗的态度，如实记录，并向医师反馈。

2.进行疼痛评估。评估内容包括：疼痛部位及范围，疼痛性质，疼痛强度，疼痛加重及缓解的相关因素，疼痛对生活质量的影响，疼痛治疗史。

3.应用疼痛评估工具对患者进行疼痛强度评估并记录。

二、用药指导

1.根据不同镇痛药物的特点，选择正确合理的给药途径，指导患者正确使用镇痛药。

2.用药后及时记录疼痛缓解情况及治疗效果。

3.评价当前的疼痛及新发生的疼痛、疼痛治疗副作用程度及控制情况。

4.指导患者及家属识别镇痛药的不良反应及简单处理流程。

5.指导患者及家属选择合适的疼痛评估工具。

6.指导患者及家属正确应用非药物疗法，鼓励患者充分表达疼痛感受并积极参与疼痛治疗。

第 3 节　麻醉准备间 / 诱导室护理常规

麻醉准备间 / 诱导室负责麻醉前药品、物品与仪器设备的准备，落实麻醉前宣教，确认患者信息，核查手术部位，遵医嘱正确抽药并协助完成麻醉诱导，做好诱导期间病情监测与记录，保障接台手术患者的安全。

一、药品、物品、仪器设备及环境准备

1. 定期对药品有效期进行检查，发现有过期或变质的药品随时更换，及时更换并补充齐全。

2. 根据手术量固定常用药和抢救药的基数，每天检查补充，并根据当日手术量备齐手术患者所需液体、输液器、三通、延长管、留置针等。

3. 每日对环境进行紫外线消毒两次，传染病患者用物或沾染患者血液物品及时消毒更换。

4. 建立仪器使用登记簿，制定仪器设备使用制度，定期进行检查保养，确保仪器正常运转。

二、麻醉前准备

1. 按照登记表，记录患者信息、入室时间、麻醉方式、各项穿刺操作、特殊事件。

2. 根据手术间内手术情况，合理安排接台手术患者进入准备间 / 诱导室时间。

3. 患者进入准备间 / 诱导室，根据病历、核查表、腕带识别及反向询问患者，对患者进行核对，内容包括：患者科室、床号、姓名、性别、年龄、住院号、诊断、手术部位、手术名称、手术间[1]。核对患者是否签署麻醉知情同意书。

4. 检查手术前各项准备工作是否落实，如备皮、去除饰品、术前禁食水时间，核对患者带入物品、药品及皮肤完整性等[2]。

5. 根据手术需求，开通静脉通路；做好保暖措施，禁止出现无人监护的状态。

6. 清醒患者做好心理护理，缓解其紧张情绪，操作过程注意保护隐私。

三、麻醉诱导期护理

1. 严密监测诱导前、中、后生命体征的变化[3]。

2. 根据操作项目抽取相应药品，双人核对。

3. 根据麻醉方式正确安置体位，做好保暖护理。

4. 全麻插管配合：①提前准备好麻醉机、管路、喉镜、插管、牙垫、诱导药、麻醉面罩、胶布等相关物品；②头垫高 10 cm；③诱导前高流量面罩吸入纯氧（≥ 5 L/min）；④遵医嘱静脉给药，给药前再次核对，给药时要缓慢；⑤肌松药起效后托起下颌，麻醉面罩辅助人工通气；⑥气管导管通过声门后拔出导芯；⑦记录插管深度，放入牙垫并用胶布妥善固定。

5. 协助麻醉医师的各项穿刺准备，包括超声引导下的深静脉穿刺、动脉穿刺、配合神经阻滞等。

6. 与麻醉医师一起将患者转入手术间并与手术间巡回护士及术间麻醉医师交接，包括患者信息、带入物品、各种管路、患者皮肤及特殊情况交接等。

第 4 节　麻醉恢复室护理常规

麻醉恢复室（post anesthesia care unit，PACU）是对麻醉术后患者进行严密观察和监测，直至患者完全清醒，生命体征恢复稳定的重要场所。麻醉恢复室的主要工作任务是收治全身麻醉术后患者、硬膜外麻醉术后麻醉平面在胸 5 以上以及病情不稳定的患者，对患者进行监护及治疗，保障患者在麻醉恢复期的安全。

1. 确保 PACU 环境安全整洁，严格执行医院感控制度。

2. 药品柜内各类药品分类明确，标识清楚，摆放整齐；取药时双人核对，高危药品取用时与医师核对并签字。

3. 每日检查抢救物品并登记，熟练掌握抢救流程，抢救过程严格执行各项规章制度，认真记录抢救记录单。抢救中所用药品的空安瓿均需保留，抢救完毕双人核对后弃去。

一、全麻术后患者护理常规

1. 患者入 PACU 前做好相应物品、药品准备，如呼吸机、监护仪、氧气、吸引器、拮抗药品、急救物品等。

2. 患者入室后即刻连接呼吸机管路；监测患者生命体征、意识变化等，每 5～10 min 记录一次生命体征；检查静脉输液及各管路通畅，妥善固定各种引流管；观察皮肤黏膜情况，发现异常立即向麻醉医师报告。

3. 与术间麻醉医师或护士交接，包括患者姓名、病史、麻醉方法、手术麻醉过程中出现的问题及处理、特殊用药、补液量、出血量、尿量、皮肤、衣物、病历检查资料等。

4. 做好体温监测及保暖护理，低体温患者及时采取复温措施。

5. 评估患者麻醉恢复情况，达到拔管指征后，遵医嘱为患者进行吸痰拔管，动作轻柔，拔管后鼓励患者咳嗽、深呼吸。

6. 识别并遵医嘱处理麻醉恢复期相关并发症，如疼痛、恶心呕吐、寒战、低体温、低氧血症等。

7. 记录麻醉恢复护理记录单。

8. 充分评估患者生命体征，对患者进行恢复程度评估，确认患者各项生理指标平稳，经麻醉医师确认并签字后方可转出患者。

二、蛛网膜下隙阻滞、硬膜外麻醉术后患者护理常规

1. 患者入室前做好相应物品、药品及环境准备。

2. 患者入室后监测患者生命体征、麻醉平面，如有呼吸抑制及血压、脉搏变化者立即报告麻醉医师。

3. 检查麻醉穿刺点有无出血、血肿，敷料是否干净整洁，固定良好。

4. 记录麻醉恢复护理记录单。

5. 经麻醉医师判断患者麻醉平面降至胸 6 以下且距最后一次用药超过 1 h、感觉及运动神经阻滞功能部分恢复、无其他并发症，医师签字确认后方可转出[4]。

三、神经阻滞麻醉术后患者护理常规

1. 患者入室前做好相应物品、药品及环境准备。

2.患者入室后监测患者生命体征，评估患者神经阻滞侧感觉及运动阻滞情况，如有异常者立即报告麻醉医师。

3.观察穿刺点有无出血、红肿。

4.经麻醉医师判断患者无局麻药毒性反应，感觉及运动神经阻滞功能部分恢复、无其他并发症，医师签字确认后方可转出。

四、常见并发症及处理[5]

1.恶心、呕吐 头偏向一侧，嘱患者深呼吸，必要时遵医嘱给予相应药物。

2.低氧血症 密切观察患者意识、生命体征和面色，给予有效吸氧，必要时配合医师进行机械通气治疗及护理。

3.呼吸道梗阻 上呼吸道梗阻放置口咽通气道，将患者头偏向一侧，及时吸痰；下呼吸道梗阻遵医嘱给予相应药物及处理，复查血气。

4.疼痛 评估患者疼痛程度，遵医嘱给予相应药物，用药后密切观察患者生命体征，确保无不良反应后转出。

五、转运

1.通知手术医师、患者家属进行转运。

2.转运途中需携带简易呼吸器和面罩，密切监测患者生命体征及意识，转运途中保暖和妥善固定。

3.与病房护士做好床旁交接，包括静脉通路、手术名称、引流管名称、皮肤、病历、影像资料、血制品、衣物、特殊物品等，记录患者生命体征，双方签字确认。

4.使用镇痛泵患者，指导患者及家属镇痛泵使用方法。

第5节 术间麻醉护理常规

一、麻醉前访视

1.身份核查 进行自我介绍，询问患者姓名，与腕带、病历进行身份核查。

2. 向患者说明访视目的。

3. 详细询问患者现病史、个人史、既往史、过敏史、手术麻醉史。

4. 缓解患者焦虑，与患者建立良好的护患关系。

5. 体格检查。检查重要器官功能状态、有无感染及营养状态、近期体重的改变、近期是否存在急性上呼吸道感染、女性患者是否月经期等；计划实施区域麻醉前，应当仔细检查患者四肢和背部情况；重点检查心血管和呼吸系统，如果病史中已知其他系统存在与麻醉相关问题，则需要进行相应检查[6]。

6. 查看患者手术及麻醉相关实验室及影像学检查[7]。

7. 询问患者麻醉前用药及影响麻醉的特殊药物的停药情况。

8. 将麻醉和手术前准备的目的、意义及注意事项，可能发生的副作用告知患者；根据麻醉方法告诉患者应如何配合麻醉医师完成麻醉。

9. 访视结果及时与麻醉医师进行沟通。

二、麻醉前准备

1. 物品准备　麻醉机、监护仪、微量泵、氧气装置、负压吸引装置、抢救设备、气管插管用物；确保仪器设备功能良好，处于备用状态；确保一次性使用物品包装完好并在有效期内。

2. 药品准备　掌握麻醉药品相互作用和配伍禁忌；根据不同的麻醉方法准备麻醉药品，如镇静镇痛药、肌肉松弛剂、局麻药等；除麻醉必需用药外，还应准备抢救药品。

3. 患者准备　麻醉前再次核查患者身份，给予患者心理指导；根据麻醉方式协助患者取相应的麻醉体位；选择较粗的静脉输液，防止因药物刺激引起静脉穿刺部位疼痛。

三、麻醉期间的监测与护理

为保障患者麻醉过程中的安全，应为患者进行基础监测，除基础监测外应根据麻醉方式、手术类型和患者情况增加呼气末二氧化碳分压（partial pressure of end-tidal carbon dioxide，$P_{ET}CO_2$）、脑电双频指数（bispectral index，BIS）、肌松监测以及其他有创监测等。

（一）基础监测

1. 心电监测与护理 心电监测前应检查仪器所用导线与心电监护仪是否连接紧密，校准监护仪上的时间与北京时间保持一致，开启心电监护报警，设定所需监测的上下限警戒值。

（1）使用监护仪之前，将导线整理备用，准备电极片。

（2）明确各导联的位置，保持导联位置清洁干燥。

（3）电极片的放置应避开手术区域和消毒区域、皮肤破溃区域、胸壁肌肉较多的位置、电除颤位置及心前区导联位置。

（4）对于躁动的患者，固定好电极片和导线，避免脱落或缠绕引起的测量差错，同时更要避免导线置于患者身下造成压疮。

（5）掌握正常心电图及常见的异常心电图的波形及特点。

（6）密切关注心电图的变化并准确记录，如有异常及时通知主麻医师。

2. 脉搏血氧饱和度（SpO_2）的监测与护理

（1）观察波形是否规律。

（2）分辨 SpO_2 监测的音调和音色。

（3）监测 SpO_2 时应避开受压肢体，如手术时间长，应每 2 h 更换手指（足趾）。

（4）监测中应注意指（趾）端保暖，必要时手部加盖被子或用热水袋保暖[8]。

（5）为避免读数不准，监测时宜选择无色素沉着的手指进行监测，避免以涂指甲油或有色染料的手指（足趾）作为监测部位。

3. 无创动脉血压（non-invasive blood pressure，NIBP）的监测与护理

（1）选择长度、宽度合适的袖带，固定位置，特殊部位血压有差异应注明，如下肢收缩压比上肢收缩压高 17 ～ 20 mmHg 以上[9]。

（2）避免测压过于频繁、时间过长、充气过多引起测压肢体缺血、麻木。

（3）测量时避免肢体活动和压迫袖带而引起的血压测量不准甚至无法测出。

（4）尽量避开输液、SpO_2 监测一侧肢体。

（5）低血压、休克、低体温麻醉时，其测定数值和真实值相比均有一定的差异[10]。

（二）其他监测

1. 有创动脉血压（invasive artery blood pressure，IBP）、中心静脉压（central venous pressure，CVP）的监测与护理

（1）据患者手术体位，调整换能器的高度与心脏同一水平，测压前先调节三通，将换能器通大气校准零点，观察监护屏幕上呈现出的压力波，波形满意后进行取值。

（2）变换体位时，应及时调整压力传感器位置。

（3）妥善安置穿刺管与延长管，保持管路通畅，避免脱出，必要时可以进行肢体保护性约束。

（4）规范化采血。应用测压管路采血时，采血前护士先用无菌注射器抽吸 10 ml 血液弃去，随后再用另一支注射器采血，将冲洗液对采血结果准确性形成的不良影响降至最低。每次采血完毕需用肝素盐水冲管，确保监测管路的通畅。

（5）CVP 正常值为 5 ～ 12 cmH_2O ①中心静脉压与血压均低的患者，可提示血容量不足，应进行充分补液；②血压低而中心静脉压高（绝对值或液体冲击时）可能预示心力衰竭。此时更应选择经食管多普勒超声或心排血量监测设备监测左心室功能。

2. 呼气末二氧化碳分压（partial pressure of end-tidal carbon dioxide，$P_{ET}CO_2$）监测和护理

（1）使用前一定要准确连接回路，避免打折、缠绕。

（2）使用前注意检查监测仪通畅性，定期清理。

（3）使用中注意消毒，避免交叉感染。

（4）使用完毕及时关闭机器。

（5）$P_{ET}CO_2$ 正常值为 35 ～ 45 mmHg ① $P_{ET}CO_2$ 上升段延长，呼气平台斜度增加，一般原因是气道梗阻。注意及时调整气管插管位置；②吸气基线显著抬高，$P_{ET}CO_2$ 异常增高，体内二氧化碳潴留，应及时更换钠石灰，加大潮气量；③ $P_{ET}CO_2$ 消失，多为呼吸管路脱落。应及时连接呼吸管路，避免发生缺氧甚至心搏骤停；④ $P_{ET}CO_2$ 增高，峰相变长，见于自主呼吸即将恢复或呼吸抑制，使呼吸频率减慢潮气量减小；⑤ $P_{ET}CO_2$ 降低，峰相变长，多见于低体温引起的苏醒延迟，应注意患者保暖，必要时使用升温毯。

3. 麻醉深度的监测与护理 脑电双频指数（BIS）是术中最常用于了解麻醉深度的神经电生理监测。

（1）安放电极前，用70%的酒精棉球清洁脱脂，必要时可用细砂纸磨去少许角质层，以保证结果准确；安放电极要准确牢固，注意不要让两个部位的导电膏粘到一起，以免形成电桥。

（2）麻醉监测及诱导过程中，及时注意患者意识变化，正常值范围为 0～100，数值越小代表麻醉越深，监测过程中如发现 BIS 过高或过低都要及时通知麻醉医师。

（3）通常 BIS 电极可以连续使用 24 h，如途中不显示数值，可在电极上涂抹少量耦合剂，以促进信号传导[10]。

4. 肌松监测与护理 临床中监测肌松药的最佳方法是肌松监测仪，还可根据随意肌的肌力，如抬头、握拳、睁眼、吐舌以及测定呼吸运动（潮气量、呼吸频率、肺活量、每分通气量和吸气产生的最大负压）来测定肌松药的作用。

（1）麻醉诱导前应将表面电极放置在选定的神经表面，并将其与神经刺激仪相连；如应用肌电图监测，电极应至少在麻醉诱导前 15 min 放置。

（2）电极放置部位应保持清洁干燥，必要时需进行局部备皮处理。

（3）保证电极导电膏湿润。

（4）麻醉诱导前及应用肌松药前，打开神经刺激仪，观察刺激的颤搐反应，以对肌松监测系统功能的完整性做最后的检查。

（5）监测时保证神经肌肉反应外周区域的温度，避免温度降低影响神经传导功能和增加皮肤电阻。

第6节　手术室外麻醉护理常规

一、无痛胃肠镜麻醉护理

（一）麻醉前准备

1. 物品准备 麻醉机、监护仪、氧气装置、负压吸引装置、气管插管用物。确保仪器设备功能良好，处于备用状态；确保一次性使用物品包装完好并在有效期内。

2. 药品准备　准备常用的麻醉药物，如丙泊酚等；药液现配现用，一人一药；除麻醉必需用药外，还应准备抢救药品。

3. 患者准备　与麻醉医师、外科医师核对患者信息，核查患者的一般情况、既往史、过敏史、抗凝药物使用情况、有无活动性义齿、此次预约的手术项目等；为患者留置静脉留置针，以便进行术前补液及术中给药；给予患者心理指导，减轻焦虑情绪。

（二）麻醉中护理

1. 密切监测患者生命体征的变化，发现异常立即通知麻醉医师并采取急救措施。

2. 给予患者吸氧、心电监护。

3. 偶尔有少数患者麻醉后会出现幻觉或谵妄等表现，手术过程中保护患者避免坠床。

4. 配合医师完成麻醉记录单及麻醉费用的录入。

5. 术毕，为患者整理衣物并将患者安全转入麻醉恢复室进行麻醉苏醒。

（三）麻醉恢复期护理

1. 密切监测患者生命体征，遵医嘱给予麻醉拮抗剂。

2. 记录《麻醉恢复护理记录单》。

3. 患者清醒且意识恢复，无头晕、恶心，协助其坐起，防止体位性低血压。

4. 坐起后 10 min，患者定向力恢复，协助其穿衣，进入等候区继续观察 30 min。

5. 离室标准：再次评估患者意识、肌力、呼吸等恢复情况，住院患者 Aldrete 评分 ≥ 9 分方可转回普通病房（表 2-1）；门诊患者麻醉后离院评分系统（post anesthetic discharge scoring system，PADSS）评分 ≥ 9 分者，可由家属陪同离院（表 2-2）。

6. 健康宣教：告知患者术后注意事项，强调检查后 24 h 不得驾车骑车、从事高空作业及操作机器。

表 2-1　**Aldrete 评分**

项目	内容	评分
活动力	能够自主或根据指令移动四肢	2
	自主或根据指令移动两个肢体	1
	不能自主或根据指令移动肢体	0
呼吸	可深呼吸或随意咳嗽	2
	呼吸窘迫或呼吸受限	1
	无呼吸	0
循环：血压与麻醉前相比	±20% 以内	2
	±20% ～ 49%	1
	±50% 以上	0
意识	完全清醒	2
	嗜睡但可被叫醒	1
	对刺激无反应	0
脉搏血氧饱和度（SpO_2）	吸空气 $SpO_2 \geqslant 92\%$	2
	需吸氧才能维持 $SpO_2 \geqslant 90\%$	1
	吸氧条件下 SpO_2 仍 $< 90\%$	0

注：总分为 10 分，此评分需 ≥ 9 分方可离开 PACU

表 2-2　**PADSS 评分**

项目	内容	评分
生命体征（血压、心率）	波动在术前值的 20% 以内	2
	波动在术前值的 20% ～ 40%	1
	波动大于术前值的 40%	0
活动状态	步态平稳而不感到头晕，或达术前水平	2
	需要搀扶才可行走	1
	完全不能行走	0
恶心呕吐	轻度：不需要治疗	2
	中度：药物治疗有效	1
	重度：治疗无效	0
疼痛	VAS ＝ 0 ～ 3，离院前疼痛轻微或无疼痛	2
	VAS ＝ 4 ～ 6，中度疼痛	1
	VAS ＝ 7 ～ 10，重度疼痛	0
手术部位出血	轻度：不需换药	2
	中度：最多换 2 次药，无继续出血	1
	重度：需换药 3 次以上，持续出血	0

注：总分为 10 分，此评分需 ≥ 9 分方可离院

二、无痛人流麻醉护理

见无痛胃肠镜麻醉护理。

第 7 节　日间手术麻醉护理常规

日间手术（day surgery）是指患者的住院、手术与出院在 24 h 内完成。日间手术的患者一般选择 ASA 分级在 Ⅰ 级及 Ⅱ 级的患者，以及病情稳定的 ASA 分级 Ⅲ 级的患者。日间手术麻醉护理工作任务主要是进行麻醉前评估及准备、术中麻醉监测及操作配合、麻醉恢复期护理及术后随访。

一、麻醉前评估及准备

1. 病史回顾　询问相关病史，进行系统回顾，包括患者既往史、个人史、手术麻醉史和治疗用药史。明确并存疾病的严重程度，当前治疗情况，近期检查结果，评估是否需要进一步做相关的实验室检查和特殊功能测定。

2. 体格检查　测量生命体征，观察患者全身情况，包括精神及营养状态评估，判断患者麻醉耐受度，重点进行心血管系统、呼吸系统、神经系统、内分泌系统检查。所有患者均需进行气道评估[11]。

3. 辅助检查　术前患者常规完善各项辅助检查，根据检查结果做出评估，有助于更全面了解病情。

二、术中麻醉监测及操作配合

1. 常规监测无创动脉血压（NIBP）、脉搏血氧饱和度（SpO_2），全身麻醉需要监测呼气末二氧化碳分压（$P_{ET}CO_2$），必要时行神经肌肉功能及麻醉深度监测。

2. 协助患者进行体位摆放，配合麻醉医师完成麻醉操作。

3. 麻醉监测下镇静术（Monitored Anesthesia Care，MAC）和全身麻醉除常规监测外，需进行气道管理，保持呼吸道通畅，预防气道梗阻等并发症。

4. 局部麻醉患者可与患者沟通以减轻患者对手术的恐惧紧张情绪，告知可能出现的疼痛及不适感[7, 12-13]。

三、麻醉恢复期护理

1. 手术结束后，使用 Aldrete 评分、麻醉后离院评分系统（PADSS）评估患者，符合出室标准后送回日间病房或离院。

2. 出室标准 ①一般情况：神志清楚，定向力恢复，能辨认时间和地点；能接受指令性动作；肌力恢复或接近正常；平卧位抬头能持续 5 s 以上；无麻醉和（或）手术并发症，如呼吸道水肿、神经损伤、内出血、恶心和呕吐等。②循环：血压稳定，末梢循环良好；心电图无明显心律失常和（或）ST-T 改变。③呼吸：呼吸道通畅，吞咽及咳嗽反射恢复，能自行咳嗽并排出分泌物，$SpO_2 > 95\%$。④其他方面：患者无恶心呕吐，尿量在 25 ml/h 以上，术中最后一次应用麻醉性镇痛药或镇静药无异常且已观察 30 min 以上[14-15]。

四、术后随访

1. 患者离院后 24 h 内应常规进行术后随访，以电话随访为主；24 h 后根据患者病情需要应延长术后随访时间。

2. 及时了解患者麻醉和手术相关并发症，如伤口疼痛、出血、感染、意识改变、恶心呕吐、头晕，全麻后声嘶、呛咳，椎管内麻醉后腰背痛、头痛、尿潴留等，并提供相应处理措施及指导建议，情况严重者尽快到医院就诊，以免延误病情[16]。

第 8 节　分娩镇痛护理常规

一、操作前监测及评估

1. 产妇入产房后，连接心电监护，进行基础监测，包括心电图、无创血压、血氧饱和度；建立静脉通路，密切关注产妇的产程进展并做好记录；进行胎儿生命体征相关监护（胎心电子监护）及宫缩监测。

2. 协助麻醉医师查阅病史，评估产妇一般状况（包括姓名、年龄、身高、体重、诊断、孕周、孕次等）、产妇心理状态、体力、进食、心理状态评估以及既往合并症等[17]；完成产妇的血常规及凝血功能检验结果等相关资料查询。

二、物品准备及体位的摆放

1. 物品准备 准备硬膜外穿刺操作所需物品、药品，配置镇痛泵，设置好镇痛泵参数。

2. 协助麻醉体位摆放 孕妇体位常选择侧卧位，背部靠近床沿，尽量向胸部屈膝，头向胸部屈曲，椎间隙增宽利于穿刺；协助麻醉医师完成分娩镇痛硬膜外穿刺操作，并连接自控镇痛泵。

三、镇痛效果监测及评估

1. 评估疼痛程度、患者有无运动阻滞，如出现中重度疼痛状况、运动阻滞、瘙痒、恶心呕吐、尿潴留等不良反应，应及时报告麻醉医师，遵医嘱处理并准确做好记录。

2. 使用镇痛泵在给予首次剂量和处理爆发痛给予追加剂量后，应用疼痛评分和运动阻滞改良 Bromage 评分评估，每 5 min 监测一次评分变化，持续观察 30 min。

3. 观察镇痛泵的输注情况，包括总量、持续量、输注速度、输注药量、自控给药量等，确保镇痛泵工作正常；检查镇痛泵工作情况和硬膜外导管的位置、受压情况，如出现高压力或阻塞报警，应对产妇进行体位指导，避免再次发生堵塞，对反复发生堵塞的产妇进行重点监控，加强护理干预。

4. 对产妇进行镇痛宣教，针对性详细讲解分娩过程中的细节，给产妇一定的心理准备。可以用视频、宣教手册、卡片等形式进行分娩镇痛宣教，指导产妇正确掌握硬膜外镇痛泵使用方法。

5. 监测产程进展情况，准确、实时记录各项信息，发现问题及时报告麻醉医师，协助处理并做好记录。

第9节　术后访视护理常规（含术后镇痛访视）

术后访视根据麻醉后不同时间阶段可以分为两个阶段。大部分患者第一阶段为麻醉恢复室（Post Anesthesia Care Unit，PACU），少部分危重患者术后直接转回重症监护室（Intensive Care Unit，ICU）。第二阶段就是从 PACU 转回普通病房或 ICU。术后访视也可以按麻醉的方法进行，全身麻醉的术后访视、椎管内麻醉或神经阻滞的术后访视等，主要围绕麻醉相关并发症进行。对于中度、重度的疼痛且佩戴镇痛泵治疗的患者还要进行镇痛相关内容的随访。

一、全身麻醉术后访视

1. 向患者及家属介绍术后监测指标的正常值及意义、监测方法及注意事项，如有不适应及时呼叫主管护士及医师。

2. 询问并观察患者有无麻醉相关并发症，如低体温、疼痛、恶心、呕吐等。

3. 询问患者对麻醉护理的满意程度。

二、椎管内麻醉或神经阻滞术后访视

1. 蛛网膜下隙阻滞麻醉嘱患者术后去枕平卧 6 ～ 8 h，硬膜外麻醉术后平卧 4 ～ 6 h。

2. 观察患者肢体感觉和运动的恢复情况，有无尿潴留、排便障碍、恶心呕吐、头痛眩晕、神经损伤、穿刺处红肿疼痛等并发症，异常者应及时报告医师。

3. 神经阻滞后观察患者肢体感觉和活动恢复程度；喉返神经阻滞患者需关注有无呼吸困难、声音嘶哑或发音障碍[7]，异常者应及时报告医师。

4. 穿刺部位敷料可于术后 72 h 取下[18]。

三、术后镇痛访视

1. 了解患者一般资料，如镇痛泵开始日期、姓名、性别、年龄、手术名称等。

2. 查看镇痛单内容，包括镇痛方式、镇痛药物配方、持续剂量、患者自控镇痛（PCA）剂量、间隔时间等。

3. 评估患者疼痛程度，活动及静息时疼痛程度。

4. 检查镇痛泵设置，管路连接是否紧密、通畅，敷料是否粘贴完好；若患者使用周围神经阻滞或硬膜外镇痛泵，观察穿刺处敷料是否清洁干燥，固定完好，若出现渗血、渗液超出敷料范围，及时报告麻醉医师；若患者使用静脉镇痛泵，观察穿刺部位，如出现红、肿、热、痛及渗液，应及时处理。

5. 向家属及患者详细介绍镇痛泵使用方法及使用期间可能出现的不良反应，以便及时报告医师。

6. 观察术后镇痛治疗不良反应：如术后恶心呕吐、皮肤瘙痒、便秘、过度镇静、呼吸抑制、低血压、心动过缓等。

第 10 节　疼痛病房护理常规

疼痛病房是在无痛的原则下，为患者提供各项医疗和护理服务，尽可能减少患者的痛苦，使患者舒适、安全地度过整个治疗过程。疼痛病房的护理常规包括疼痛评估、疼痛治疗、疼痛效果评价及健康宣教[19]。

一、疼痛评估

1. 评估内容　患者一般资料、疼痛程度、性质、部位、发生频率、持续时间、诱发因素、伴随症状、既往史、用药史、对日常工作生活的影响等。

2. 疼痛评估工具　疼痛强度评估工具分为自评疼痛强度工具及他评疼痛强度工具。自评疼痛强度工具适用于具有交流能力的患者，包括视觉模拟量表（visual analogue scale，VAS）、数字评定量表（numerical rating scale，NRS）、改良面部表情疼痛评估法（faces pain scale revised）、口述分级法（verbal rating scale）等。他评疼痛工具适用于无法交流的患者，如认知障碍、危重患者，包括行为疼痛量表（behavioral pain scale，BPS）、重症监护疼痛观察工具（criticalcare pain observation tool，CPOT）等。

3. 评估时间 患者入院 6～8 h 内完成首次评估。首次评估完成后根据病情确定常规疼痛评估频率。轻度疼痛患者，每日评估 1 次；中度至重度疼痛患者，每日评估，且疼痛程度变化时随时评估。NRS 评分 < 3 分时，采取非药物治疗；NRS 评分 ≥ 4 分时需将患者疼痛情况汇报给医师，采取镇痛措施。患者使用口服镇痛药 1 h 后，肌内注射或静脉用药 30 min 后再评估疼痛程度和不良反应。并将疼痛情况、疼痛干预效果、不良反应详细记录在《疼痛评估记录表》上[20-21]。

二、疼痛治疗

疼痛的治疗包括非药物治疗及药物治疗。

1. 非药物治疗 包括心理疏导和物理治疗。心理疏导指多与患者进行沟通交流，增强患者对护理人员的信任感，鼓励患者将自身想法、疼痛情况表达出来，予以相应的疏导和关怀，缓解患者的疼痛，为患者营造整洁的病房环境，及时了解其心理变化，缓解患者焦虑、抑郁等情绪，使其树立治疗的信心；物理疗法包括热敷、冷敷、针灸、按摩、经皮电刺激、音乐疗法、催眠法、慢节律调整、肌肉放松疗法等。

2. 药物治疗 遵循三阶梯镇痛原则，采用预防性镇痛、多模式镇痛、个体化镇痛方式。临床上常用的药物有双氯芬酸钠、塞来昔布、帕瑞昔布、盐酸曲马多、吗啡、哌替啶等[19]。

三、疼痛效果评价及健康宣教

1. 实施疼痛护理干预后，评价干预后的疼痛程度，如果没有达到预期的效果，应及时调整镇痛措施。

2. 治疗期间对患者进行一对一健康宣教，同时发放健康知识手册，并讲解疾病相关知识和疼痛评估、镇痛方法，促使患者能够准确表达疼痛程度，有利于患者提高疼痛阈值；指导患者按医嘱服药，不可擅自增减药物。

第 11 节　麻醉重症监护室（AICU）护理常规

麻醉重症监护室（anesthesia intensive care unit，AICU），是对大手术和术后危重患者等实施连续监测治疗和进行抢救的场所，使患者安全度过围术期，防止各种并发症和意外的发生，麻醉后监护治疗时间一般不超过 24 h[22]。

一、患者入室前准备

1. 物品准备　仪器设备待机备用（心电监护仪、呼吸机等），准备气道用物（气管插管、喉罩、面罩、负压吸引器、吸痰管、口咽通气道、气管切开用物等），常规准备抢救车和除颤仪。

2. 护士准备　通过查阅电子病历、麻醉记录单，提前了解患者的基础病情、术前治疗、手术方式、麻醉方式以及麻醉中病情变化和处理情况等。

二、患者入室后护理

1. 入室交接　患者入室后予以呼吸机辅助通气，根据患者基础状况、病情选择合适的通气模式和呼吸参数；为患者进行心电监护、中心静脉压（CVP）、有创动脉血压（IBP）等持续监护；与麻醉医师、外科医师交接患者病情，全面掌握患者的基本信息、基础疾病、手术方式、麻醉方法、术中病情变化和术后治疗方案及护理要求、护理重点等。

2. 气道护理　全身麻醉后带气管导管转入的患者需确定其气管导管位置、深度并妥善固定，防止口唇和面颊部皮肤长时间受压破损；每隔 6 ～ 8 h 测量一次气囊压力，并使气囊压维持在 25 ～ 30 cmH$_2$O；及时吸引口鼻腔和气管导管内分泌物，保持气道通畅。

3. 伤口护理　保持伤口敷料干燥，引流管通畅不受压、不脱落，注意引流液的量、性质、颜色等；发现敷料浸湿、引流管脱出等情况，及时报告医师。

4. 皮肤护理　持续使用镇静、镇痛、肌松药物维持患者麻醉状态时，需定时为患者进行体位更换，保持皮肤完好，预防压力性损伤的发生；

患者入室后应使用防压疮床垫；仰卧位患者，骶尾、肩胛部予减压贴保护；抬高上肢、双膝用软枕悬空足跟，防止水肿及压红；每 2 h 观察受压部位、更换体位；保持皮肤干燥、床单位整洁，及时更换潮湿衣物。

5. 气管导管拔除护理　患者苏醒后，评估患者意识、肌力恢复、握拳有力、自主呼吸恢复、潮气量 6～8 L/min，无出血等外科并发症，调整呼吸机模式及参数，监测 30 min 后测动脉血气，血气分析结果达到拔管指征，遵医嘱拔除气管导管；患者拔除气管导管后，指导患者轻咳出口鼻腔分泌物。

6. 健康宣教　患者苏醒后主动进行健康宣教，向患者解释所处的场所、手术情况和脱机呼吸的要点，减少患者对陌生环境的恐惧感；加强护患沟通，建立相互信赖的良好关系；治疗前向患者解释护理操作的目的，以取得配合，缓解焦虑情绪。满足患者需求，及时解除患者不适因素，促进患者舒适。

三、转出标准

1. AICU 转至普通病房标准　能自动或指令下活动四肢和抬头；自主呼吸、能做深呼吸和有效咳嗽，动脉血氧分压（PaO_2）、动脉血二氧化碳分压（$PaCO_2$）在正常范围；循环稳定（停用血管活性药物后血压和心率稳定），无严重心律失常；患者意识清楚，能辨认事件、地点、人物；末梢循环良好；肝肾功能无急性衰竭征象。

2. AICU 转至 ICU 标准　患者意识、呼吸、循环等各方面经 AICU 积极治疗后无好转趋势；患者肺部病变严重，无法脱离呼吸机。以上情况均需由麻醉医师评估后，联系原科室医师，共同协商后可转入 ICU[22]。

参考文献

[1] 戴思诚，王志萍，顾正峰，等.麻醉诱导室对麻醉科手术室建设的影响.当代临床医刊，2020，1（33）：85-86.
[2] 胥娟，丁瑞芳，王春玲，等.麻醉诱导室护理安全隐患及防范措施.护士进修杂志，2014，29（5）：438-439.
[3] 龙笑芬.手术麻醉诱导在接台手术中的应用.实用临床护理学杂志，2018，3（48）：33-40.

［4］邓曼丽，何丽.麻醉恢复室规范化护理工作手册.北京：科学出版社，2017：32-48.

［5］韩艳，刘克，史秀宁，等.麻醉恢复室护理手册.北京：科学技术文献出版社，2020：36-39.

［6］高志峰，冯艺.临床麻醉新手笔记.5 版.北京：北京大学医学出版社，2017.

［7］鞠辉，冯艺.麻醉科住院医师手册.北京：北京大学医学出版社，2017：13-14.

［8］李丽，叶文琴.影响脉搏血氧饱和度准确性的因素与护理干预.护理研究，2013，27（7）：2068-2069.

［9］中华医学会心血管病学分会高血压学组，中华心血管病杂志编辑委员会.成人四肢血压测量的中国专家共识.中华心血管病杂志，2021，49（10）：9.

［10］刘保江，晁储璋.麻醉护理学.北京：人民卫生出版社，2013.

［11］李文志，姚尚龙.麻醉学.4 版.北京：人民卫生出版社，2018：159-162.

［12］陆晔峰，林靖怡，冯佳琪，等.日间手术护理管理的研究进展.护理研究，2018，32（10）：1499-1503.

［13］吕爱民，杜华栋.腹股沟疝日间手术围手术期个体化护理体会.中华疝和腹壁外科杂志（电子版），2020，14（3）：314-316.

［14］熊云，肖惠明，林菁.全身麻醉斜视矫正术日间手术模式的创建与护理管理.眼科学报，2019，34（4）：260-263.

［15］徐玉萍，李洁菁，沈莺.麻醉前再评估护理在日间手术中的应用效果.广西医学，2018，40（4）：3.

［16］熊利泽，邓小明.中国麻醉学指南与专家共识.北京：人民卫生出版社，2017.

［17］王培.分娩镇痛技术与管理规范.北京：科学技术文献出版社，2020：06.

［18］马涛洪，韩文军.麻醉护理工作手册.北京：人民卫生出版社，2017：64.

［19］袁青，黄蓉，赵龙桃.无痛病房的开展现状及展望.中华现代护理杂志，2015（9）：3.

［20］黄娜，张慧鑫，任浩，等.基于移动互联网的虚拟无痛病房对开颅手术后患者疼痛管理的效果.中国康复理论与实践，2021，27（2）：8.

［21］孙博，郝一鸣，刘雷，等.某医院消化外科无痛病房实践.解放军医院管理杂志，2018，25（8）：5.

［22］陈红，张野，李锐，等.在麻醉恢复室设立加强监护室的实践效果研究.麻醉安全与质控，2017，1（6）：3.

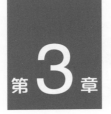

麻醉科护理核心制度

（刘 婷 赵立权 窦 蕊 王 佩 刘秀林 李国华
齐得州 武志伟 张晓娇 孙学丽 陈晓旭 李 楠）

第1节 麻醉科护理单元管理制度

麻醉恢复室（post anesthesia care unit，PACU）又称麻醉后监测治疗室，是密切观察麻醉患者苏醒的场所，对手术、麻醉后危重患者进行监测治疗，及时观察发现病情变化，并给予有效处理以提高手术麻醉后患者的安全性及手术间周转率。

1. 麻醉恢复室护理人员在科主任、科护士长的领导下，由麻醉专科护士长负责全面护理管理工作，其他医护人员应积极配合。

2. 患者收入或者转出麻醉恢复室，均应由麻醉医师决定，麻醉专业护士协助麻醉医师负责病情监测与诊治。

3. 护士长严格管理并落实各项职责，对于存在的问题及时督促责任人整改，并做到持续改进。

4. 麻醉恢复室在手术室内，紧邻各区手术间，以便麻醉医师或外科医师对患者及时处理。恢复室床位与手术台比不低于 1∶3，麻醉恢复室护士与恢复室实际开放床位比不低于 1∶1。

5. 麻醉恢复室工作区域应划分明确、各项工作流程清晰。

6. 麻醉恢复室的护理人员每年定期进行培训与考核，合格后方能上岗。

7. 麻醉恢复室内环境保持清洁、整齐、安静，不得大声喧哗、嬉戏打闹。

8. 确保麻醉恢复室环境安全，严禁携带易燃、易爆等危险品入内，定期进行安全培训与演练。

9. 所有护理人员必须经消防安全知识培训，掌握灭火器和消防栓的放置位置及使用方法，熟悉紧急疏散路线。

10. 进入麻醉恢复室的各类人员，须遵守麻醉科各项规章制度，服从手术室管理，按规定着装，头发不得外露于手术帽外，口鼻不得外露于口罩外。

11. 参观麻醉恢复室者须与麻醉科护士长提前取得联系，未经允许不得私自带人参观。

12. 工作期间外出，必须按规定着外出衣、穿外出鞋。

13. 上班时间工作人员原则上不会客，不得随意把亲友、小孩带入病区，不准在手术区聊天、打闹、嬉戏、打私人电话、干私活、吃东西、看非医学书报杂志等。

14. 将安全措施落实到工作的每一个环节（保证患者的安全、舒适、隐私与尊严），发现问题及时向护士长汇报，做好记录。

15. 麻醉恢复室各类仪器设备有专人管理，摆放整齐规范，定位放置、标识明确，未经护士长同意不得随意搬动或私自增减。

16. 麻醉护士每日晨清点并擦拭所有仪器设备，检查各仪器性能，使其处于完好备用状态。

17. 每月检查抢救车及车内药品、物品，检查有效期并确保其良好，做好登记。如有使用做到即刻补充。

第 2 节　麻醉科分级护理制度

本制度旨在落实《医疗机构管理条例》《护士条例》《综合医院分级护理指导原则（试行）》《护理分级》，加强临床护理工作规范护理行为，提高护理质量，保障患者安全，为患者提供全程、全面优质的护理服务。

一、总则

1. 患者住院期间医护人员根据病情和美国麻醉医师协会（ASA）评级确定患者护理级别，并实施不同级别的护理。

2. 病情等级根据病情严重程度和 ASA 评级确定。

3. 护理级别分为特级护理、一级护理、二级护理和三级护理四个级别。

4.本指导原则适用于麻醉恢复室。

5.临床护士根据患者的护理级别和医师制订的诊疗计划，为患者提供基础护理服务和护理专业技术服务。

6.本科室应当根据医院制度结合实际，制定并落实医院分级护理的规章制度、护理规范和工作标准，保障患者安全，提高护理质量。

7.本科室管理人员应当加强临床护理质量管理，规范科室的分级护理工作，对本科室护理工作进行指导和检查，保证护理质量和医疗安全。

8.科室护士长是护理质量第一责任人，根据患者护理分级安排具备相应能力的护士。

9.责任护士对所管辖的患者分级护理工作的落实负有责任。

二、分级护理原则

医护人员根据患者病情和 ASA 评级进行评定而确定护理级别，医师开写护理级别医嘱，根据患者病情和自理能力变化进行动态调整。护士发现护理级别与患者情况不相符时，有权向医师提出。

（一）ASA 分级标准

1. 第一级 体格健康，发育营养良好，各器官功能正常。围手术期死亡率 0.06% ～ 0.08%。

2. 第二级 除外科疾病外，患者有轻度并存病，功能代偿健全。围手术期死亡率 0.27% ～ 0.40%。

3. 第三级 除外科疾病外，患者有严重的系统性疾病，重要器官功能受损但仍在代偿范围内，体力活动受限，但尚能应付日常活动。围手术期死亡率 1.82% ～ 4.30%。

4. 第四级 除外科疾病外，患者有严重的系统性疾病，重要器官病变严重，功能代偿不全，丧失日常活动能力，经常面临生命威胁。围手术期死亡率 7.80% ～ 23.0%。

5. 第五级 无论手术与否，生命难以维持 24 h 的濒死患者。围手术期死亡率 9.40% ～ 50.7%。

6. 第六级 确证为脑死亡，其器官拟用于器官移植手术。

其中，第一级和第二级患者：麻醉和手术耐受力良好，麻醉经过平稳。第三级患者：麻醉有一定危险，麻醉前准备要充分，对麻醉期间可能发生的并发症要采取有效措施，积极预防。第四级患者：麻醉危险性极大，即使术前准备充分，围手术期死亡率仍很高。第五级患者：为濒死状态，麻醉和手术都异常危险，不宜行择期手术。

（二）符合以下情况之一，可确定为特级护理、ASA 评级三级及以上

1. 维持生命，实施抢救性治疗的重症监护患者。

2. 病情危重，随时可能发生病情变化需要进行监护抢救的患者。

3. 各种复杂或者大手术后、严重创伤或大面积烧伤的患者。

（三）符合以下情况之一，可确定为一级护理、ASA 评级三级

1. 病情趋向稳定的重症患者。

2. 病情不稳定或随时可能发生变化的患者。

3. 手术后或者治疗期间需要严格卧床的患者。

4. 自理能力重度依赖的患者。

（四）符合以下情况之一，可确定为二级护理、ASA 评级二级

1. 病情趋于稳定或未明确诊断前，仍需观察，且自理能力轻度依赖的患者。

2. 病情稳定，仍需卧床，且自理能力轻度依赖的患者。

3. 病情稳定或处于康复期，且自理能力中度依赖的患者。

（五）符合以下情况，可确定为三级护理、ASA 评级一级

病情稳定或处于康复期，且自理能力轻度依赖或无需依赖的患者。

三、分级护理要点

护士应当遵守临床护理技术规范和疾病护理常规，并根据患者的护理级别和医师制订的诊疗计划，按照护理程序开展护理工作。医师应根据病情变化调整患者的护理级别。护士实施的护理工作包括：

1. 密切观察患者的生命体征和病情变化，及时与医师沟通。

2. 正确实施治疗、给药及护理措施，观察、了解患者的反应。

3. 根据患者病情和生活自理能力提供照顾和帮助。

4. 提供护理相关的健康指导。

（一）对特级护理患者的护理包括以下要点

1. 严密观察患者病情变化，监测生命体征及专科评估。

2. 根据医嘱，正确实施治疗、给药措施。

3. 准确测量、记录出入量。

4. 根据患者病情，正确实施基础护理和专科护理，如压疮护理、气道护理及管路护理等，实施安全措施。

5. 保持患者的舒适和功能体位。

6. 实施床旁交接。

7. 履行相关告知内容并针对患者进行适时健康教育。

8. 按照医院《护理文件书写规范指南》，及时准确记录患者病情变化。

（二）对一级护理患者的护理包括以下要点

1. 根据医嘱正确实施治疗、给药措施，指导患者正确用药。

2. 每小时巡视患者，观察患者病情变化。

3. 根据患者病情，测量生命体征。

4. 根据患者病情，正确实施基础护理、安全护理和专科护理，如压疮护理、气道护理及管路护理。

5. 提供舒适卧位，履行相关告知内容并针对疾病进行健康教育。

6. 按照医院《护理文件书写规范指南》，及时准确记录病重（病危）患者的病情变化。

（三）对二级护理患者的护理包括以下要点

1. 每 2 h 巡视患者，观察病情变化。

2. 根据患者病情，测量生命体征。

3. 根据医嘱，正确实施治疗、给药措施，指导患者正确用药。

4. 正确实施护理措施和安全措施。

5. 履行相关告知制度并提供护理相关健康教育。

（四）对三级护理患者的护理包括以下要点

1. 每 3 h 巡视患者，观察患者病情变化。

2. 根据患者病情，测量生命体征。

3. 根据医嘱正确实施治疗、给药措施，指导患者正确用药，正确实施护理措施和安全措施。

4.履行相关告知制度并提供护理相关健康教育。

四、分级护理质量管理

1.医院、护理部应当建立健全各项护理规章制度、护士岗位职责和行为规范，严格遵守执行护理技术操作规范、疾病护理常规，保证护理服务质量。

2.护理部每季度、科室每月定期调查了解患者、家属对护理工作的意见和建议，及时分析总结，不断改进护理工作。

3.护理部每季度、科室每两个月定期召开护理质量分析例会，以促进护理质量的持续改进。

4.护理部、科室加强对护理不良事件的管理，及时调查，定期进行分析，防范不良事件的发生，促进患者安全。

5.护理质量委员会对科室的护理工作进行质量评估与检查指导。

第 3 节 麻醉科护理值班、交接班制度

本制度旨在严格交接班过程管理，明确交接内容与交接双方的职责。

一、交接班总则

1.护理人员必须坚守工作岗位，履行职责，保证各项护理工作准确及时地进行。如因各种原因离开本职岗位，均须向同岗位护士或者上级护士、护士长交接班。

2.按时交接班，接班者提前 5～10 min 到科室，了解上一班的情况。

3.交班者须在交班前完成本班职责工作，完善各项记录，整理好物品。遇有特殊情况，必须详细交班，并与接班者共同处理后，方可离开。

4.产妇、新生儿、危重患者、手术患者、监护室患者、急诊患者、无名患者、儿童，以及意识不清、语言交流障碍、镇静期间患者为重点交接患者。

5.交、接双方床旁交接患者。接班者如发现病情、治疗、皮肤、管路及物品交代不清，应立即查问，接班时间发现问题，应由交班者负责，

接班后因交接不清，发生差错事故或物品遗失，应由接班者负责。

6. 药品、物品交接内容和数量不符合时，即刻与交班者核对。

7. 科室、病区间交接见"病区间交接"，核对、确认《患者交接记录单》各项内容，无误后双方签字。

二、病区间交接

1. 麻醉恢复室内部：接班者清点好仪器设备的数量及功能性，保障正常的使用。对有质疑的地方及时提出并一同解决后，完善《仪器设备清点表》的登记。

2. 术间-麻醉恢复室：须手术医师、麻醉医师和巡回护士三方核对手术患者姓名、诊断、生命体征、麻醉方式、手术名称、手术是否顺利或术中出现的特殊情况、专科观察及《护理记录单》的完成情况。如患者入室时责任护士不在场，应由下一顺位的护士作为代接护士交接患者，再将上述交接内容与责任护士进行床旁交接。

3. 麻醉恢复室-病房：由恢复室护士对患者的诊断、既往病史、手术名称、出入量、术后进入麻醉恢复室后的病情意识状态、皮肤、管路情况、护理要点及注意事项，进行口头交接，并共同完成《护理交接记录单》的填写，确认无误后，双人签字完成交接。

4. 病区-手术室：外送人员前往接手术患者，责任护士扫描《手术申请单》、条形码、腕带，查看病历完成核对，对照《手术患者交接记录本》项目逐项交接并双方确认签字，麻醉恢复室护士扫描腕带完成核对。核对内容包括：患者的身份、携带用物，并询问患者的手术部位、手术名称是否知晓、有无手术标识、是否禁食水、有无假牙及金属物品、既往史、手术史、过敏史及《手术同意书》《授权委托书》《输血同意书》的签署情况等。最后核对无误，根据患者手术体位为患者进行术前静脉针的留置。

5. 掌握本楼层所管区域内的手术情况（数量、进度），做到心中有数，及时为术前术后的患者准备，并及时对在岗人员的工作配比进行人员调整。

6. 每年进行两次的护理总结会，及时总结期间发现的问题，给予有针对性的解决方法以及改进的方向和目标。

第 4 节　麻醉科护理查对制度

本制度是指为防止医疗差错，保障医疗安全，医务人员对医疗行为、药品等进行复核查对的制度。

一、患者身份识别

1. 实施各项诊疗、检查、护理前，首先确认患者身份。

2. 患者身份识别、腕带使用制度：

（1）重点患者，如产妇、新生儿、手术患者、重症监护患者、无名患者、儿童，以及意识不清、语言交流障碍、镇静期间患者，使用腕带标识进行身份识别。

（2）腕带信息包括：姓名、年龄、性别、病案号、入院日期、条形码（手写腕带暂无）。无名患者姓名信息记录为：无名 Non；年龄信息记录为：不详。

（3）腕带信息应完整可辨；影响识别时由住院处重新发放，责任护士替换；腕带打开后严禁再次使用。

（4）腕带佩戴位置依次为左腕、右腕、左踝、右踝。因腕带过敏、截肢、烧伤等身体条件无法佩戴时，可将其置于胃管、其他引流管路。无引流管时粘贴于病员服上衣右侧袖口外侧，粘贴时避开扫码区域。

（5）腕带佩戴于距腕部 5 cm 范围内，松紧以不能够随意摘戴、不磨损皮肤为准。护理操作前必须先扫描、核对腕带信息，确认患者身份。

二、医嘱查对

医师开具医嘱后需自行复查并签字确认。医嘱处理需经第二人核对，包括医嘱本身各项内容、记录签章。

三、服药、注射、输液查对

1. 服药、注射、输液以前必须严格进行双人查对。

2. 使用药品前要检查药品质量、标签、有效期、配伍禁忌等，不符合要求严禁使用。

3. 核对病案号 / 门急诊号、姓名、给药名称、给药时间、药物剂量、药物浓度、给药方法，注意药物反应。

4. 对易致过敏的药物，给药前须询问患者过敏史；过敏试验结果须双人查对，皮试阴性方可给药。

5. 输液或注射时，对患者提出的疑问必须查清方可执行。

四、输血查对

1. 取血凭证经双人同时核对医师医嘱、患者病历中血型报告结果、取血种类、取血量后方可前往输血科取血（紧急抢救参照紧急用血流程）。

2. 取血与发血双方必须同时查对取血相关信息，包括患者的姓名、病案号 / 门急诊号、科室、血型、血液品种、取血量；供血者血型、条形码、发血量、有效期、标签，检查血液包装是否完好，血液外观有无异常变化。全部合乎要求后，输血科人员签章，取血人扫码确认并在《输血记录单》上签字方能取发血。

3. 输血时，由两名医护人员共同到患者床旁核对受血者的姓名、性别、年龄、病案号 / 门急诊号、病室、血型等，确认与配血报告相符，并请患者自述姓名及血型无误后（患者昏迷、麻醉或其他特殊情况除外），遵照医嘱用符合标准的输血器进行输血。输血过程记录于相应记录单并签字（执行者 / 核对者、起止时间等）。

4. 输血后再次核对输血信息及患者信息。

五、手术查对

1. 在电子派单系统中进行派单，接者前往病区接手术患者。同时确认患者、查对腕带信息、按照要求逐项核对，全部合乎要求后双方共同签字。

2. 接者与麻醉恢复室护士交接确认患者。

3. 麻醉恢复室护士查对：腕带信息、诊断、手术名称、手术部位、配血报告、术前用药、药物过敏试验结果等。

4. 麻醉恢复室用药、输血的核查：由麻醉医师或手术医师根据情况需要下达医嘱并做好相应记录，由麻醉恢复室护士与麻醉医师共同核查。

5.患者离开恢复室前：双人共同核查患者身份（姓名、性别、年龄）、实际手术方式，术中用药、有无输血等；检查皮肤完整性、动静脉通路、引流管、患者去向等内容。

第 5 节　麻醉常备药品、高警示药品及麻醉药品和精神药品管理制度

一、麻醉常备药品管理制度

（一）摆放要求

1.麻醉手术科严格执行药品存放保管制度，基数药品要有专用空间摆放，按品种规格、剂型，分类放置，设有一定合理的基数，设有醒目统一的标签。所有药品按要求存放，码放整齐。一个储存盒只能放一种药品，高警示药品单独存放，贴有医院统一标识。

2.药品实行专人管理，严格执行药品间温湿度管理。

（二）保存要求

1.所有药品应该按照药品说明书的贮存条件进行贮存。

2.需冷藏的药品从药房领回后应及时放入冰箱中，在 2 ～ 10℃为宜，药品与冰箱壁之间至少留有 1 ～ 3 cm 空隙，严防冻结。每日 9:00 前查看冰箱温度并记录于《冰箱温度登记表》。

（三）使用要求

1.取用基数药品时需遵循"前拿后放，左拿右放"的原则。

2.每周统一发送药品统领单针剂。

3.备有抢救车，定点放置，由专人保管。

4.设有一定数目的大药箱，备有统一的常用麻醉药品。

5.每周对药品进行盘库，并加强基数药品的效期管理。

6.建立抗生素管理制度。巡回护士与麻醉医师共同核对病历，术前预防性开立抗生素医嘱，遵医嘱领取抗生素，并登记签字。经再次双人核对后于术前 30 ～ 60 min 输注，遵医嘱调整滴速。观察患者用药后反

应。准确记录输注时间及剂量。手术时间过长术中追加抗生素者，要严格遵医嘱执行。

7. 每个手术间的麻醉药车实行统一管理，设有一定基数，由药品管理员负责补充。

二、高警示药品管理制度

高警示药品原指高危药品，是指药理作用显著且迅速、易危害人体的药品。若使用不当或发生用药错误会对患者造成严重伤害或死亡的药品。依据中国药学会医院药学专业委员会发布的《我国高警示药品推荐目录》（2015 年），为促进高警示药品的合理使用，加强该类药品的监管，减少不良反应及药害事件的发生，特制定如下管理制度。

（一）高警示药品分类

1. 高警示药品包括细胞毒药物、抗凝药、高浓度电解质、高渗葡萄糖、正性肌力药、麻醉药、肌松药、胰岛素等药物。麻醉手术科高警示药品如表 3-1 所示。

表 3-1　麻醉手术科高警示药品

序号	药品名称
1	去乙酰毛花苷注射液（西地兰注射液）
2	硝普钠
3	15% 氯化钾
4	25% 硫酸镁
5	50% 葡萄糖注射液
6	10% 氯化钠注射液
7	普通胰岛素注射液
8	罗库溴铵
9	注射用苯磺酸顺阿曲库铵
10	肝素钠

2. 高警示药品存放药架应标识醒目，设置必要的警示提示牌，提醒使用人员注意，并登记。

3. 高警示药品使用前要有确切适应证时才能使用。

4. 对高警示药品的使用医嘱要严格审核，确保发放准确无误。

5. 定期加强高警示药品的不良反应监测，总结汇总，及时反馈。

6. 新引进的高警示药品，要及时将药品信息告知相关科室和护理单元，促进临床合理应用。

7. 高警示药品应有专用标识，用于高警示药品的管理。

（二）高警示药品的贮存与保管

1. 设置专门药架（药柜）存放高警示药品，不得与其他药品混合存放，需要冷藏的，应放在冷藏的专用区域。设高警示药品专架（柜），除高警示药品存放架（柜）和抢救车外其他区域不得存放高警示药品。高警示药品存放药架（药柜）应标识醒目，设置统一的高警示药品警示牌提醒使用人员注意。

2. 高警示药品应整齐摆放，目视垂直方向能看到完整的药品名称和规格。

3. 高警示药品实行专人管理。严格按照药品说明书进行贮存、保养。护士长指定专人负责高警示药品的管理，保障高警示药品质量安全。

4. 加强高警示药品的效期管理，做到"先进先出""近效期先用"，确保药品质量。

（三）高警示药品的调剂与使用

1. 高警示药品使用前要进行充分的安全性论证，有确切适应证时才能使用。

2. 高警示药品的调剂实行双人复核制度，并做到"四查十对"，确保调剂准确无误。明确告知领药者该高警示药品的名称、规格、用法用量、注意事项等必要信息。

3. 护士进行该类药品的配制与使用时，须严格执行查对制度，并且行双人复核，提高警惕。

4. 对高警示药品应做到每日盘点，账目与实物数量一致。

（四）高警示药品的监管

1. 药学部定期对高警示药品目录进行更新，并将新引进的高警示药品的信息及时告知相关科室和护理单元。

2. 高警示药品专用标识，应粘贴在高警示药品储存处。

3. 加强高警示药品的不良反应监测，并定期总结汇总，及时反馈。

三、麻醉药品和精神药品管理制度

1. 麻醉药品和精神药品遵照《麻醉药品和精神药品管理条例》《麻醉药品和精神药品临床应用指导原则》和《处方管理办法》等相关要求进行管理。

2. 药品管理员和护士长共同负责此类药品管理工作。

3. 设置麻醉药品、第一类精神药品基数，麻醉药品、精神药品不得借用，并存放于专用保险柜中，双人双锁管理，取用麻醉药品和精神药品须双人到场共同开锁，共同清点，并在《麻醉药品、精神药品使用登记本》上记录、签字。做到日清日结，有交接班记录。

4. 保险柜密码仅一人知晓，打开时一人输入密码，再请第二人插入钥匙，两人共同打开保险柜。

5. 正常工作日由麻醉医师或巡回护士负责药品领取、核对并登记签字，手术结束后由麻醉医师或巡回护士将剩余药品归还于药品管理员，并检查核对签字。未归还的药品，做好相应登记并核对签字。

6. 夜班由值班主班人员负责管理、收回，并放入小保险柜内。

7. 麻醉医师负责麻醉及精神药品的收费及处方打印。

8. 药品管理员负责进行处方审核，核对药品安瓿和基数。

9. 麻醉及精神药品余液在处方上标注"余液已弃"并双人签字后，将剩余药液用注射器吸出，再吸入自来水充分稀释，然后注入下水道，同时打开水龙头充分冲刷掉所有药液。

10. 出现破损麻醉药品、第一类精神药品和毒性药品时应做详细登记，内容包括：日期、上交部门、品名、剂型、规格、单位、数量、批号、有效期、生产单位、当事人及科主任或护士长签字、药学部接收人签字，由药库统一收存后，并监督销毁，对销毁情况进行记录。

第 6 节　麻醉科耗材管理制度

为进一步规范麻醉手术科麻醉耗材管理，切实保障医疗质量和医疗安全，结合科室实际情况，制定医用耗材管理规范，建立健全医用耗材管理机制。麻醉手术科一次性耗材购入须遵守医院招标采购管理规定，经管理部门审验，科室和个人不得私自采购一次性耗材并带入手术室使用。为确保科室麻醉耗材使用安全，应执行相关制度。

1. 一次性耗材应存放在专用库房，专用库房应符合规范要求，保持适宜的温湿度，物品分类合理码放，由专人负责定期检查、进货、发放和管理，并保证库房和术间麻醉车的清洁。

2. 使用前应检查一次性耗材包装有无破损、潮湿，是否在有效期内等，开启和使用无菌物品时，应严格执行无菌技术操作。

3. 对不合格产品或质量可疑产品应立即停止使用，及时报告采购部门和医院感染管理部门，不得自行退货、换货；一次性耗材使用后应按照医疗垃圾处理原则进行毁形处理，特殊耗材需要双人毁形并登记，不得随意丢弃。开启但未使用的一次性耗材，不得再次重新灭菌使用。

4. 通用类麻醉耗材实行库存基数定量管理原则。库存基数为科室一周手术用量，每周领用数量以补足基数为限。根据科室实际需求制订周耗材领用计划，填报《耗材领用单》至医工科购置后领用。长假期间可根据科室实际需求增补领用计划，增补领用原则上保障实际用量。

5. 根据基数补充所有术间的麻醉耗材（清理术间麻醉车及麻醉抽屉内多余物品），检查加压输液袋和皮球是否如数。每日整理所有收回镇痛泵并放置相应位置。

6. 检查前一日麻醉耗材使用情况、全身麻醉患者收费情况并记录，有漏费、错收等情况及时通知患者的麻醉医师，并做好耗材不良事件登记。

7. 依据节假日期间手术情况，及时补充术间的麻醉耗材。

8. 库存物品需外借时，由借用科室提出书面申请，递交库管员，并严格遵守库存物资相关管理规定，请示相关领导，未经批准不得自行办理赊欠手续。

9. 耗材管理员根据科室医用耗材申领总数、当月耗材核销总量、库存数量，每月对医用耗材执行清查盘点工作并做好登记记录。

10. 不良事件的上报，如遇麻醉耗材使用过程中出现破损质量问题，应立即填写不良事件上报并留取相应图片证据，及时向上级领导汇报。

11. 科内必须准备孕妇抢救箱和新生儿及小儿抢救箱，确保孕妇、产儿的生命安全。并定时检查数量的充足及有效期。

12. 对于麻醉耗材限量种类，严格做好登记和记录使用情况，如有问题责任到人。

13. 根据特殊手术，准备相应耗材包，以确保各类手术的正常使用。

14. 每月底进行麻醉耗材的有效期记录，确保半年内近效期物品优先使用。

15. 月底查近效期麻醉耗材并登记记录，如有近效期耗材，与术间沟通优先使用，如预估效期内无法消耗完，上报相应主管护士长进行协调处理。

第7节　麻醉科仪器设备管理制度

一、仪器设备管理员岗位职责

（一）所有涉及麻醉区域麻醉仪器设备的管理（申请，验收，人员培训，日常维护，送修，报废，定期检测，配合计量检测，贵重仪器设备发放、回收、使用记录等）

1. 负责新申请麻醉仪器设备的申请提交工作，并逐级推进。

2. 负责新进麻醉仪器设备的验收工作，与医工科共同完成设备开机检验和配件清点工作。

3. 在掌握麻醉仪器设备使用方法的同时，对新入职人员进行各类麻醉仪器设备的使用指导，对于生命支持类设备，定期组织人员进行强化培训。

4. 负责公共区域内麻醉仪器设备（包括自体血液回收机、超声诊断仪、脑氧饱和度监测仪、血流动力学监测平台、PACU 内仪器设备等）的日常维护工作，进行配件整理，确保处于备用状态。

5.麻醉仪器设备出现故障时，如果不能现场完成维修，需要送至医工科或厂家进行维修的，将故障设备送至医工科并进行交接，或者在医工科人员在场情况下，与厂家工程师进行三方交接。

6.负责报废麻醉仪器设备的流程启动，并在完成流程时，将报废仪器设备送至指定区域。

7.对生命支持类设备，定期协助医工科按规定时间完成相关检测。

8.对于需要计量的仪器设备，根据医工科要求配合进行计量检测。

9.负责贵重仪器设备的发放和回收工作，并进行使用记录。

（二）麻醉仪器设备相关配件的管理（申请，接收存放，清点、更换、更换记录，报损等）

1.负责麻醉仪器设备相关配件的申请提交工作，并逐级推进。

2.负责麻醉仪器设备相关配件的接收工作，并妥善存放。

3.负责麻醉仪器设备相关配件的日常清点工作，根据使用情况及时更换配件，并进行更换登记。

4.负责麻醉仪器设备相关配件的损坏申报工作，并对质量问题进行不良事件的上报。

（三）困难气道使用器械的管理（清点、核查，接收码放，发放记录等）

1.负责困难气道使用器械的清点工作，定期进行近效期核查，将近效期器械进行复消。

2.负责已消毒的困难气道使用器械的接收工作，并妥善存放。

3.负责困难气道使用器械的发放工作，并进行发放登记。

二、仪器设备管理员岗位流程

1.参加麻醉手术科室的交班。

2.对困难气道用物进行清点、核查、补充，并进行相关记录。

3.进行贵重仪器设备的清点、发放，并完成相关记录，设备送回后，进行物表清洁、配件整理，存放至相应位置保管。使用后的贵重仪器设备，需要进行回收、整理和物表擦拭，物归原处。

4.巡查公共区域便携式监护仪、备用麻醉机、备用监护仪、备用注射泵、可视喉镜、超声诊断仪、脑部血氧饱和度仪、自体血液回收机、血流动力学监测平台等公用设备，确保处于备用状态，并进行相关记录。

5.巡查维护公共区域检验设备处于备用状态，检验试剂不足时，及时补充。

6.进行简单维修，将可以维修的设备和配件修好备用。

7.协助各手术间处理设备的简单故障，及时更换老化、损坏的配件，确保麻醉的进行，如遇到无法解决的故障，需要通知医工科联系厂家工程师到场解决的，配合工程师进行维修，并进行相关记录。

8.每季度协助医工科对麻醉机、监护仪等常用生命支持类设备进行检测，校对时间，并做好相关记录。

9.每半年协助医工科对水银血压计进行计量检测，并做好相关记录。

10.每年协助医工科对有计量要求的设备进行计量检测，包括监护仪、心电图机、除颤仪、超声设备、注射泵、输液泵等，并做好相关记录。

11.每年按照医工科通知，完成麻醉设备的新申请计划，及时上报。

第8节　麻醉科护理质量督查制度

本制度旨在促进麻醉护理管理者进行规范的质量管理，以促进质量提高。

一、环境

1.建筑布局应当遵循医院感染预防与控制的原则，做到布局合理、分区明确、标识清楚、符合功能、流程合理和洁污区域分开的基本原则。

2.工作区域功能与实际工作内容保持一致。

3.定期进行空气消毒、设备和消毒液效果监测及空气微生物监测。

4.有手卫生规范和医疗垃圾管理制度并执行。

5.有医务人员职业卫生安全防护制度及必要防护用品。

二、人员

1.成立由科主任、护士长、部分主管护师组成的护理质量管理小组，负责麻醉科护理质量管理目标及各项护理质量标准制定并对护理质量实施监督与检查。

2. 护士依法执业，未取得护士执业证书的人员不得独立从事诊疗技术规范规定的护理活动。

3. 根据工作区域分布、工作职责、护理人员数量，按需设岗定编。岗位职责明确，护士知晓并掌握。

4. 麻醉科护士每年至少接受一次麻醉护理知识与技术相关培训，有培训及考核记录。

5. 医院有专科护士人才培养计划，配备麻醉专科护士。

6. 质量管理小组负责制定各项质量检查标准，定期组织检查，发现问题及时反馈。

7. 严格执行手术室护士资质准入制度。

三、内容

1. 手术室护士长对所设置的岗位工作定期检查、考评、监控，记录完整。

2. 护理人员对手术患者交接、查对制度、安全输血等核心制度落实到位。

3. 核查内容、方法正确。护理人员应知晓麻醉前准备、PACU 监测与护理、麻醉效果与并发症观察护理、麻醉后随访（包括围术期急性疼痛管理）的相关要求，熟知异常情况处置流程。

4. 合理固定管路，标识规范清晰，非输液治疗管路，有提示标识，为患者安置舒适合理体位。

5. 对于意识不清、躁动、低体温等患者防护措施落实到位，约束用具、加温设备等使用规范，方法正确。

6. 有麻醉恢复评分、疼痛评估、神志评估等各项评估管理制度，护理人员知晓处理流程。

7. 物品、器械、设备使用和维修保养，有详细记录。

8. 定期对工作人员手、空气、物品表面进行微生物监测。

9. 质量管理工作应有文字记录，并由质量管理人员形成报告，定期、逐级上报。通过检查、分析、评价、反馈等措施，持续改进护理质量。

10. 建立与完善护理质量管理实行责任追究的制度，形成护理质量管理可追溯与质量危机预警管理的运行机制。

11. 优化服务流程，改善服务环境，加强医患沟通，提高患者满意度。

12. 护理文件书写应规范使用医学术语，文字工整，字迹清晰，表述准确，语句通顺，标点正确。

13. 各类护理记录单记录客观、真实、准确、及时、完整、规范。

14. 文件书写过程中出现错误时，修改方法正确，签名清晰。不得采用刮、粘、涂等方法掩盖或去除原来字迹。

15. 文件书写质量有制度要求、质量监控记录及持续改进方案。

四、职责

1. 上级护士负责对下级护士护理质量的督促检查与整改。

2. 护士长及科室质量管理小组负责对全科护理质量的督促检查与整改。

五、形式

1. 以护理小组为单位，随时检查。在完成护理工作的同时，对自己及组员的工作进行实时自查和互查，杜绝差错和护理缺陷的发生。

2. 督查员向护士长负责，及时向护士长反映情况，护士长应经常进行业务指导和监督，并经常与患者及患者家属交流沟通，并将意见及时反馈给护理人员以便及时采取有效措施。

3. 主管护师查护师，护师查护士，护士长跟班检查，随时协调。

六、方法

1. 随时督促检查，即在完成每一项护理治疗时，必须严格遵守各项查对制度，特别是"三查七对"制度。护士长则通过跟班检查制度落实情况，发现不足及时帮助指导并督促执行。

2. 定期检查，督查员每天检查，被督查人员则对自己工作的每一个细节负责，随时接受检查，护士长每周组织检查并及时记录。

3. 专题督查，如特殊患者、危重患者的各项护理，抓薄弱环节进行专题检查，真正确保患者的安全。

4. 做到随机检查和定期检查相结合。

5. 临床督查工作原则，坚持在制度面前"一视同仁、奖罚适度、有章必循、违章必究"。

第 9 节　麻醉科医院感染管理制度

一、管理组织结构、职责及会议频率

（一）麻醉科感染管理小组组织结构

组长、副组长、小组成员、麻醉组、护理组。

（二）麻醉科医院感染管理小组职责

1. 在科主任的领导下，负责本科室医院感染管理工作，根据科室医院感染的特点制定管理制度，并组织实施。

2. 督导本科室人员正确执行无菌操作技术、消毒隔离制度及医院感染管理的各项规章制度。

3. 组织本科预防、控制医院感染知识的培训。

4. 对医院感染病例及感染环节进行监测，采取有效措施；发现有医院感染暴发流行趋势时，及时报告医院感染管理科，并积极协助调查，配合控制。

5. 按有关要求做好科室各物体表面、消毒剂 / 灭菌剂、各区域空气、医务人员手表面的化学监测或生物监测，对不合格样本及时进行原因分析并采取改进措施。

6. 做好对各类人员的感染控制管理。

7. 落实执行一次性医疗用品的检查、用后的处置。

8. 负责记录本科室医院感染相关事宜，统一记录在专用的医院感染记录本上。

（三）感染管理质控人员职责

1. 参加全院医院感染（院感）管理专项会议。

2. 整理及保管本科室院感管理相关制度。

3. 定期组织召开本科室医院感染管理小组工作会议。

4. 具体负责本科室医院感染相关事宜的记录（如会议记录、院感监测反馈数据的分析、检查发现的问题、整改措施、整改效果、院感知识技能培训考核情况）。

5. 负责对本科室员工感控知识及技能的培训与考核，并做记录。

（四）麻醉科感染质控护士职责

1. 每日检查进入麻醉恢复室各类人员着装是否规范。

2. 检查工作人员无菌操作是否符合要求。

3. 督促工作人员认真做好消毒隔离、标准预防。

4. 检查医疗废弃物的分类、包装、标识、登记是否合格。

5. 检查工作人员手卫生是否合格。

6. 检查麻醉恢复室空气、物品、器械、用物管理是否合格。

7. 配合医院感染办公室做好麻醉恢复室环境卫生学监测和消毒效果监测工作。

（五）麻醉科护士在医院感染管理工作中的职责

1. 遵守医院感染办公室及本科室制定的相关制度。

2. 按时参加医院及麻醉恢复室组织的院感知识培训。

3. 进入麻醉恢复室着装规范，帽子、工作服、拖鞋专区使用。

4. 遵守手卫生制度，保证卫生学达标（$\leqslant$ 5 cfu/cm^2）。

（六）工勤人员在医院感染管理工作中的职责

1. 遵守医院感染办公室及麻醉恢复室制定的相关制度。

2. 积极学习医院及科室的相关感染知识，按时参加培训。

3. 进入手术室戴帽子、口罩，穿专用工作服、拖鞋。

4. 按科室要求认真做好本职工作，保证地表卫生符合标准。

5. 遵守手卫生制度，保证卫生学达标（$\leqslant$ 5 cfu/cm^2）。

（七）会议频率

每季度讨论医院感染管理相关问题，并给出整改方案。平时遇有感染管理问题，随时开会讨论。

二、散发病例感染科内上报流程及措施（由医师上报）

临床诊断成立后 24 h 内上报医院感染办公室，医院感染办公室审核通过后，在患者办理出院前填写《医院感染病例登记表》并发送。

三、怀疑感染暴发科内上报流程及措施（由医师上报）

怀疑医院感染暴发时，主管医师立即报告本组组长和护士长，主治医师核实后立即报告科主任，科室医院感染管理小组讨论，不排除疑似感染暴发，立即电话报告医院感染办公室（节假日报院行政总值班人员）。

四、感染性职业暴露后处理流程

（一）血源性传染病病原体职业暴露报告及处置规定

1. 暴露部位的紧急处理

（1）被污染的皮肤立即用肥皂液和流动水清洗干净。

（2）被暴露的黏膜立即反复用生理盐水冲洗干净。

（3）发生利器伤或破损皮肤被污染，立即尽可能挤出损伤处的血液（从近心端向远心端轻轻挤压，禁止进行伤口的局部挤压），再用肥皂液和流动水进行伤口冲洗，冲洗后，应当用 75% 乙醇或者 0.5% 碘伏进行消毒，并包扎伤口。若伤口创面较大，可到急诊室进一步处理。

2. 暴露后的报告程序

（1）乙肝病毒、丙肝病毒、梅毒螺旋体暴露后及暴露源病原体情况不明时的报告程序：

1）工作日白天：正确处置暴露部位后，立即报告本科护士长，填写《血源性病原体职业接触登记表》，立即上报到健康管理科及医院感染办公室，由健康管理科告知处理流程并进行追踪观察。

2）周末及节假日白天：正确处置暴露部位后，立即报告本科护士长及健康管理科值班室，填写《血源性病原体职业接触登记表》，由健康管理科告知处理流程并进行追踪观察。工作日再报告医院感染办公室。

3）夜间：正确处置暴露部位后，次日白天按上述规定报告。

（2）人类免疫缺陷病毒（HIV）暴露后的报告流程：

1）工作日白天：正确处置暴露部位后，立即报告本科护士长，填写

《血源性病原体职业接触登记表》，立即上报到健康管理科及医院感染办公室，由健康管理科告知处理流程并进行追踪观察。

2）周末及节假日白天：正确处置暴露部位后，立即报告本科护士长及健康管理科值班室，填写《血源性病原体职业接触登记表》，由健康管理科告知处理流程并进行追踪观察。工作日再报告医院感染办公室。

3）夜间：正确处置暴露部位后，立即报告行政总值班人员，由行政总值班人员告知处理流程。工作日白天及时按规定报告本科护士长、健康管理科及医院感染办公室。

3. 健康管理科对暴露人员的保护性应急处置

应急处置按照自愿原则，相关费用由医院承担。

（1）乙肝病毒（HBV）暴露

1）在健康管理科登记后，由健康管理科负责免费查乙肝五项、丙氨酸转氨酶（ALT），并告知化验结果。

2）如暴露人员 HBsAg 阳性或 HBsAb ≥ 100 mIU/ml，则不需要特殊处理。

3）如已接种过乙肝疫苗，且 10 mIU/ml ≤ HBsAb ≤ 100 mIU/ml，则补种乙肝疫苗一针。

4）如暴露人员 HBsAg 及 HBsAb 均为阴性且未接种过疫苗，则在 24 h 内注射乙肝免疫球蛋白，并在 1 周后接受乙肝疫苗接种（分别在 0、1 个月、6 个月由健康管理科接种乙肝疫苗），3 次接种后 1～2 个月复查 HBsAb。

5）如暴露人员 HBsAg 及 HBsAb 均阴性但曾经进行过规范的乙肝疫苗接种，则在 24 h 内注射乙肝免疫球蛋白，并补种一针乙肝疫苗。在暴露后 3 个月、6 个月及 1 年复查乙肝五项和丙氨酸转氨酶。

6）如暴露人员 HBsAg 及 HBsAb 均阴性，且正在接受乙肝疫苗接种，则在 24 h 内注射乙肝免疫球蛋白并继续完成疫苗接种流程。

（2）丙肝病毒（HCV）暴露

1）在健康管理科登记后，由健康管理科负责免费查丙肝抗体、丙氨酸转氨酶并告知化验结果，丙肝病毒暴露不建议给予预防性治疗。

2）如暴露人员丙肝抗体阳性则继续追踪肝功能。

3）如暴露人员丙肝抗体阴性，在暴露后 4～6 周后检测 HCV-RNA，暴露后 3 个月、6 个月、9 个月和 1 年复查丙肝抗体和丙氨酸转氨酶。

（3）梅毒螺旋体暴露

1）在健康管理科登记后，由健康管理科负责免费查梅毒抗体，并在 3 个月后复查梅毒抗体。

2）预防用药：青霉素皮试阴性后肌内注射苄星青霉素 240 万单位，每周一次，连续 2 ～ 3 周。如青霉素皮试阳性，改服阿奇霉素 2 g，顿服。

（4）人类免疫缺陷病毒（HIV）暴露

1）白天由健康管理科安排（夜间由行政总值班安排）暴露人员立即去感染专科医院诊治，人员工作替代由本科室安排。

2）医务人员于人类免疫缺陷病毒暴露后的 24 h 内、第 4 周、第 8 周、第 12 周、6 个月及 1 年时由健康管理科免费检测人类免疫缺陷病毒抗体。

（5）暴露源病原体情况不明

1）在健康管理科登记后，由健康管理科负责免费查抗体三项（包括 HIV、HCV、梅毒抗体）及乙肝五项、ALT，并在 3 个月、6 个月、9 个月和 1 年追踪复查。

2）如乙肝五项均为阴性，ALT 正常者，按照 0、1 个月、6 个月的流程接种乙肝疫苗。

（二）其他传染病（如水痘、麻疹、肺结核、诺如病毒感染）职业暴露报告及处置规定

暴露后应于 24 h 内电话报告护士长 / 部门负责人、健康管理科及医院感染办公室。健康管理科根据医务人员具体暴露情况采取相应的免疫接种和（或）预防用药，以及后续医学观察等措施，并做好相关记录。

（三）其他规定

1. 医院感染管理处应对暴露人员进行预防传染病职业暴露知识的专项再培训及心理疏导，并将医务人员传染病职业暴露的相关信息按规定上报省市级医院感染质控中心。

2. 暴露后发生感染应及时治疗，需要隔离者应隔离治疗。

五、对参加院感培训的要求

1. 院感兼职人员负责感控知识培训。

2. 全员按时参加医院感染知识讲座，培训率达到 100%。

3. 每季度培训一次，发生特殊状况随时增加培训。培训有记录有考核。

4. 每季度理论考核一次，合格率为 100%。

第 10 节　麻醉科护理不良事件上报、处理制度

本制度旨在通过护理管理人员对不良事件进行及时的原因分析，采取相应的改进措施，最大限度地降低不良事件发生的风险，提高临床护理质量，保障患者安全。

一、定义

护理不良事件是指在临床护理活动中，任何可能影响患者的诊疗结果、增加患者痛苦和负担、可能引发医疗纠纷或者医疗事故，护士不希望发生的、未预计到的事件以及影响护理工作的正常运行和护理人员人身安全的因素和事件。

二、不良事件范围

在麻醉手术期间发生的跌倒、坠床、用药错误、非计划性拔管、皮肤压疮、患者身份识别错误、药物外渗、烫冻伤、其他意外伤害事件及隐患事件。

三、不良事件分级标准

（一）警告事件

非预期的死亡，或是非疾病自然进展过程中造成永久性功能丧失。

（二）不良后果事件

在疾病医疗过程中是因诊疗活动而非疾病本身造成的患者机体与功能损害。分为重度伤害事件、中度伤害事件、轻微伤害事件。

1. 重度伤害事件　生命体征明显改变，需提升护理级别及紧急处理或造成 2 人及以上中度伤害事件。

2. 中度伤害事件　部分生命体征有改变，需进一步临床观察及简单处理或造成 2 人及以上轻微伤害事件。

3. 轻微伤害事件　轻微伤害，生命体征无改变，需进行临床观察及轻微处理。

（三）未造成后果的事件

虽然发生了错误事实，但未给患者及机体功能造成任何损害，或有轻微后果而不需任何处理可完全康复。

（四）隐患事件

由于及时发现，错误在对患者实施之前被发现并得到纠正，患者最终没有得到错误的医疗护理服务。

四、不良事件报告的原则

1. 坚持非惩罚性、主动报告的原则
2. 非惩罚性不良事件的报告坚持归口管理、统一上报的原则

五、护理不良事件的处理（图 3-1）

（一）上报

1. 上报内容

包括患者一般资料、不良事件发生的时间地点、不良事件项目分类、发生的主要原因、采取的措施、患者损害的严重程度及后果和改进措施等。上报形式以个人或科室为上报单位。

2. 报告形式

（1）口头报告：发生严重护理不良事件时，护理人员立即向护士长、总值班、护理部口头报告事件情况。

（2）网络报告：护理人员登录护理管理系统填写《护理不良事件报告》。

3. 上报要求

（1）鼓励主动、自愿报告，包括本人、本病区或他人、他病区的不良事件。发生病区必须呈报，对主动、及时上报不良事件的人员，将根据不良事件的具体情况给予免责或奖励处理，瞒报漏报纳入护理绩效评价。

（2）及时进行根本原因分析，提出改进措施。

（3）对重度伤害及以上不良事件，科护士长立即组织案例分析会。

（4）开展有效的健康教育，鼓励患者及家属参与医疗安全。

（5）对不良事件所反映的系统问题，及时进行流程再造与制度修订。

（6）对病区、科室分析讨论后认定的不可避免的不良事件，护理质量委员会进行讨论。

（7）发生护理不良事件后，有关的记录、标本、化验结果及相关药品、器械均应妥善保管，不得擅自涂改、销毁。

（8）发生护理不良事件后，要及时评估事件发生后的影响并积极采取挽救或抢救措施，尽量减少或消除不良后果。

（二）处理

见第7章"麻醉护理突发事件处理预案"。

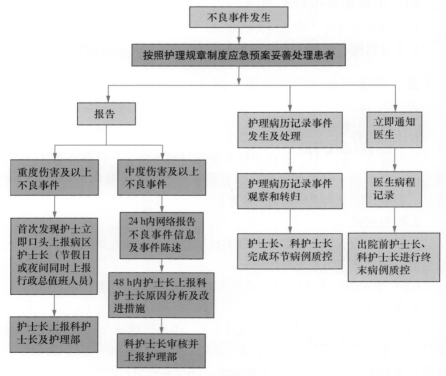

图 3-1　麻醉科护理不良事件上报、处理流程

第 11 节　麻醉抢救配合及报告制度

1. 重大疑难病例，各主管麻醉医师需提前上报科主任，重大并发症的抢救需立即上报科主任。按医院规定相关制度及时报告医疗管理部门。对于抢救过程中需要人员或医疗资源调配，由科主任提出上报医疗管理部门协调抢救事宜。

2. 麻醉科危重患者抢救应在科主任或副主任以上医师统一指挥下有条不紊地进行。所在区域麻醉护士应立即配合麻醉医师进行抢救，并报告护士长。做好危重疑难病例、突发公共卫生事件、重大灾难事故的请示、报告和登记工作。

3. 对危重患者不得以任何借口推迟抢救，必须全力以赴，并做到严肃、认真、积极，细致。涉及法律纠纷的，要报告有关部门。

4. 抢救过程中应坚持执行医嘱原则，参加抢救工作的护理人员应在护士长领导下，执行医师医嘱，并严密观察病情变化，随时将医嘱执行情况和病情变化情况上报。执行口头医嘱时应复诵一遍，并与医师核对药品后执行，防止发生差错事故，并在抢救结束时及早据实补充进纸质或电子医嘱。

5. 应当及时辅助建立监护系统，特别是建立对呼吸、心脏、循环、肾脏以及中枢神经系统等的监护。应当及时了解其他相关脏器的功能情况。

6. 参加抢救麻醉护理人员应做到严肃认真、服从指挥、分工明确、配合密切、分秒必争、操作娴熟、观察严密。严格执行无菌操作原则和"三查七对"制度，注意采取保护性医疗措施，严防差错事故和医疗纠纷的发生。

7. 应当做好危重患者抢救工作中的病历记录工作。抢救记录应详实、准确、完整，保存完好，避免遗失。抢救过程中来不及记录的，抢救结束后 6 h 内应及时补记。

8. 严格执行交接班制度和查对制度，日夜应有专人负责，对病情抢救经过及各种用药要详细交代，所用药品的空安瓿均需根据医院相关管理规定进行处理。

9. 大抢救或特殊情况（查无姓名、地址者，无家属者，无经济来源者）须报告医务科或院总值班。

10. 安排有权威的专门人员及时向家属或单位讲明病情及预后，以期取得家属或单位的配合。

11. 抢救工作期间，药房、检验、放射或其他特检科室，应满足临床抢救工作的需要，不得以任何借口加以拒绝或推迟，总务后勤科室应保证水、电、气等供应。

12. 科室应做到抢救器材、设备、药品定人管理、定点放置、定品种数量、定期检修保养，及时消毒灭菌，及时整理补充，班班清点交接，确保齐全完备，随时可用。用后应及时清理、消毒、补充、物归原处，以备再用。房间进行终末消毒。

13. 抢救工作结束，科室应指派专人向有关部门提供抢救情况汇报，书写抢救记录以备检查。凡是报告医疗管理部门的治疗抢救意见及过程均要实事求是，如实报告病例情况。护士长、相关麻醉护士应及时组织科内讨论，总结经验，吸取教训，不断提高危重患者抢救水平。

第12节　麻醉科护理教学、科研管理制度

科研工作是护理工作中的一个重要环节，科研管理制度是保证科研工作规范化、科学化管理的重要前提。通过管理目标、管理程序、管理内容和管理办法的制度化，才能使各项科研工作有条不紊地按章执行，使管理工作有章可循，才能保证总目标的顺利实现。根据科室的具体情况，特制定科研管理制度。

1. 申报课题制度

科室应建立规范化的课题申报管理制度，所报课题事先均需经过充分的调研，并由科室领导进行立项论证。立项论证可采用会议或书面评议的形式，评议的主要内容包括课题的立论依据、学术水平、可行性分析、试验方法、技术路线、人员梯队和实验条件等。由护理部的专家组进一步完善科研设计思想，增强申请课题的竞争力。

2. 课题执行情况定期检查制度

加强对课题执行情况的检查督促，不仅仅是检查科研项目能否按计划完成，更重要的是通过检查，及时从科研项目中发现真正具有竞争力的新内容，以便进一步给予支持和扶持。应建立科室定期检查制度，可先布置课题组自查，自查内容包括：计划进度、考核指标、完成情况、存在问题及目标等。在自查的基础上，由科室领导带领有关人员进行检查考核。对有明显进展或已取得阶段成果者给予奖励，并进行重点跟踪扶持，或着手进行成果鉴定的准备工作，对部分存在困难的课题，要尽量通过各种途径给予协调解决，促进科研课题沿既定目标按期保质顺利完成。

3. 学术交流制度

医院应建立健全学术交流制度，定期开展学术交流。学术交流是推动科学发展，造就科学人才的重要条件。积极开展新技术、新业务的学习，学术交流的形式可多种多样，包括学术讨论会、学术座谈会、学术报告会，以及云查房等线上活动。以更好地开阔视野，启发思路，增加新的技术促进医学进一步发展。

4. 实验室、研究室工作制度

进入实验室、研究室时要穿工作衣，传染性的实验要穿隔离服、戴口罩、帽子，室内要保持清洁、整齐和安静。工作时要精力集中，技术操作必须按规定方法进行，并做好实验记录。对于科研药品、试剂等实验用品，应把常用和专用的分开，定期核对。对易燃、易爆、剧毒药品、试剂，以及放射性物质等危险物品，必须严格按有关规定管理和使用。并制定防水、防火、防盗的安全管理制度和建立卫生值日制度。

5. 科研成果管理制度

科技成果是指在实验或理论上有创造性，有一定科学水平和实用价值的新技术、新方法、新器材、新药物、新理论、新认识等。对科技成果管理制度的制定，其内容应包括科技成果鉴定须具备的条件、鉴定程序、鉴定形式、鉴定方法以及科技成果的登记、推广应用等多方面要注意的事项和要求。对科技成果的奖励，应按医院规定执行。

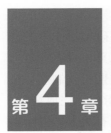

第 **4** 章　麻醉科护理技术操作规范及考核标准

（邓曼丽　常丹丹　王明军　李　霞　赵　欣）

第 1 节　心肺复苏

视频 1　心肺复苏

一、简易呼吸器法

（一）目的

通过胸外按压以及辅助通气的方式，对突发心跳、心脏骤停的患者进行抢救，最终达到挽救患者生命的效果。

（二）用物（图 4-1）

物品名称	数量	物品名称	数量
1. 治疗盘	1个	8. 记录单	1张
2. 简易呼吸器	1个	9. 记录笔	1支
3. 听诊器	1个	10. 按压板	1个
4. 血压计	1个	11. 脚凳	1个
5. 纱布罐	1个	12. 手表	1块
6. 污物罐	1个	13. 手消液	1瓶
7. 手电筒	1个		

（三）操作步骤

1. 麻醉护理人员发现患者病情变化，立即判断并呼叫患者。
2. 呼叫医师，携带除颤仪，抢救计时，"某点某分"。

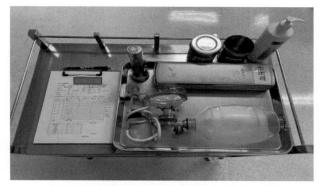

图 4-1　心肺复苏（简易呼吸器法）操作用物

3. 评估颈动脉搏动，同时观察胸廓起伏，口述"1001、1002、1003、1004、1005、1006、1007，患者颈动脉搏动，自主呼吸消失"。

4. 移枕，下拉棉被，解开衣扣、裤带，口述"充分暴露患者胸壁"。

5. 垫按压板，移脚凳，找位置，开始胸外按压，口述"1下、2下、3下、4下、5下、6下、7下、8下、9下、10下……25、26、27、28、29、30"。

6. 打开气道，清理呼吸道，口述"有义齿者取出"。

7. 简易呼吸器通气（EC 手法），口述"一组 1、一组 2"；口述"气道无梗阻"。

8. 第二次按压，口述"1下、2下、3下、4下、5下、6下、7下、8下、9下、10下……25、26、27、28、29、30"。

9. 第二次用简易呼吸器通气，口述"五组 1、五组 2（简易呼吸器放回盘中）"，口述"连续五个循环后，除颤仪到达，给予电除颤"。

10. 再次评估呼吸、颈动脉搏动（看、感、听、摸），口述"1001、1002、1003、1004、1005、1006、1007、1008、1009、1010，患者呼吸恢复，颈动脉搏动可触及，抢救成功，某点某分"。

11. 撤脚凳，测量血压，口述"血压 80/60 mmHg"。

12. 观察瞳孔，并报告"瞳孔较前缩小，对光反射存在"。

13. 观察患者颜面、口唇、甲床，并报告"发绀较前减轻，末梢循环改善，复苏成功，继续给予高级生命支持"。

14. 撤按压板，整理衣裤，盖好棉被，垫枕，安抚患者。

15. 整理用物，洗手，记录。

（四）注意事项

1. 判断患者意识时，拍打患者双肩部，贴近患者耳部，左、右各呼叫一次，做到"轻拍重唤"，不可摇动患者。

2. 垫按压板时，位置与患者双肩平齐，注意保护患者。

3. 评估颈动脉搏动手法正确，右手示、中指并拢，沿患者的气管纵向滑行至喉结处，在旁开 2 ～ 3 cm 处触摸颈动脉搏动，计时小于 10 s（1001、1002、1003、1004、1005、1006、1007）。

4. 评估颈动脉时眼睛要从头外侧顺着胸廓环视一圈到内侧。

5. 胸外按压位置为两乳头连线中点，否则按压无效。

6. 胸外按压采用双手叠扣法，左手掌根部放在中点位置，手指伸开；右手放在左手的上面，手指向下弯曲，与左手指交叉，左手指离开胸部，腕、肘关节伸直，利用身体重力，垂直向下用力按压，按压间歇放松时手掌根部不能离开按压部位，以免移位。

7. 胸外按压频率为 100 ～ 120 次 / 分，深度为 5 ～ 6 cm。

8. 开放气道常用仰面举颌法。左手小鱼际置于患者前额，手掌用力后压使其头部后仰，右手中指、示指剪刀式分开上提下颌。

9. 评估呼吸、颈动脉搏动时，采取"看、感、听、摸"，即看胸廓是否起伏、感觉呼吸道有无气体排出、听呼吸道有无气体通过声音及触摸颈动脉搏动。

10. 观察瞳孔时手电筒要先朝向操作者打开，以免光源刺激到患者，影响瞳孔的观察。

11. 准确记录抢救成功的时间。

二、口对口人工呼吸法

（一）目的

通过胸外按压以及辅助通气的方式，对突发心脏骤停的患者进行抢救，最终达到挽救患者生命的效果。

（二）用物

物品名称	数量	物品名称	数量
1. 治疗盘	1个	7. 记录单	1张
2. 听诊器	1个	8. 记录笔	1支
3. 血压计	1个	9. 按压板	1个
4. 纱布罐	1个	10. 脚凳	1个
5. 污物罐	1个	11. 手表	1块
6. 手电筒	1个	12. 手消液	1瓶

（三）操作步骤

1. 麻醉护理人员发现患者病情变化，立即判断并呼叫患者。

2. 呼叫医师，携带除颤仪，抢救计时，口述："某点某分"。

3. 评估颈动脉搏动，同时观察胸廓起伏，口述："1001、1002、1003、1004、1005、1006、1007，患者颈动脉搏动、自主呼吸消失"。

4. 移枕，下拉棉被，解开衣扣、裤带，口述："充分暴露患者胸壁"。

5. 垫按压板，移脚凳，找位置，开始胸外按压，口述："1下、2下、3下、4下、5下、6下、7下、8下、9下、10下……25、26、27、28、29、30"。

6. 打开气道，清理呼吸道，口述："有义齿者取出"。

7. 人工呼吸通气2次：取纱布放于患者口唇上，口述："气道无梗阻"。

8. 第二次按压，口述"1下、2下、3下、4下、5下、6下、7下、8下、9下、10下……25、26、27、28、29、30"。

9. 第二次人工呼吸通气2次，完毕后将纱布放入污物罐，口述："连续五个循环后，除颤仪到达，给予电除颤"。

10. 再次评估呼吸、颈动脉搏动（看、感、听、摸），口述："1001、1002、1003、1004、1005、1006、1007、1008、1009、1010，患者呼吸恢复，颈动脉搏动可触及，抢救成功，某点某分"。

11. 撤脚凳，测量血压，口述："血压 80/60 mmHg"。

12. 观察瞳孔，并报告："瞳孔较前缩小，对光反射存在"。

13. 观察患者颜面、口唇、甲床，并报告："发绀较前减轻，末梢循环改善，复苏成功，继续给予高级生命支持"。

14. 撤按压板，整理衣裤，盖好棉被，垫枕，安抚患者。

15. 整理用物，洗手，记录。

（四）注意事项

同"简易呼吸器法"。

（五）评分标准

单人心肺复苏（简易呼吸器法）操作考核评分表

监考人：　　　　　　　考核时间：

步骤和操作要求	姓 名				
着装、仪表、举止符合要求					
物品准备齐全、持物正确					
拍肩并呼叫患者、患者意识丧失呼叫医师抢救，计时（报告：×时×分，开始抢救）、准备除颤仪					
触摸颈动脉、同时观察胸廓起伏（计时＜10 s：1001～1007）报告：自主呼吸、颈动脉搏动消失					
去枕，被子折叠于床尾，解衣扣，解裤带、垫按压板					
胸外按压：放脚凳、找部位、手法、深度5～6 cm、频率100～120次/分、胸外按压30次（口述：1～10下……25～30下）					
开放气道（仰面举颌法，怀疑头颈部损伤时应使用推举下颌法），清理呼吸道分泌物，取出活动义齿					
简易呼吸器通气2次，简易呼吸器通气与按压比为2：30（儿童2：15），连续做5个循环，除颤仪到达除颤					

步骤和操作要求	姓　名			
评估：观察复苏有效指征，判断呼吸、触摸颈动脉（看、感、听、摸，计时 10 s：1001 ～ 1010），报告：×时×分，患者自主呼吸恢复，颈动脉搏动可触及				
撤脚凳、测血压（报告数值）、观察瞳孔（报告：患者瞳孔较前缩小，对光反射存在）				
观察皮肤颜色，报告：患者颜面、口唇、甲床，发绀较前减轻，末梢循环恢复，报告：复苏成功，继续给予高级生命支持				
整理衣裤、撤按压板、垫枕、盖被、安抚患者				
整理用物、洗手、记录				
提问				
完成时间				
扣分				
总分				

注：1. 操作考核总分 100 分，90 分（含）以上为达标。

2. 气道一次未打开扣 5 分，无效胸外按压扣 50 分。

3. 操作完成时间为 5 min，超时每 30 s 扣 1 分，计时自操作者请示开始起，至报告操作完毕结束

附：心肺复苏操作考核提问内容

1. 复苏成功的标志

（1）大动脉搏动恢复，收缩压维持在 60 mmHg 以上。

（2）自主呼吸恢复。

（3）患者可有神志方面的好转。

（4）末梢循环改善，口唇、颜面、皮肤、指端由苍白发绀转为红润，肢体转温。

（5）瞳孔缩小，并有对光反射。

（6）昏迷变浅，出现反射、挣扎或躁动。

2. 应用简易呼吸器的注意事项　将简易呼吸器连接氧气，氧流量10 ～ 12 L/min，一手固定面罩，另一手挤压简易呼吸器气囊 1 s，连续两次，每次送气 500 ～ 600 ml，通气频率 8 ～ 10 次 / 分，以呼吸恢复结束。

3. 胸外按压的注意事项

（1）垫板位置：按压板位置与患者双肩平齐。

（2）按压的频率：100 ～ 120 次 / 分，深度 5 ～ 6 cm。

（3）按压位置：两乳头连线中点。

（4）按压手法：双手叠扣法。

4. 口对口人工呼吸注意事项　送气时捏住患者鼻子，呼气时松开，送气时间为 1 s，见明显的胸廓隆起。

第 2 节　电 除 颤

视频 2　电除颤

一、目的

用电除颤仪释放的短暂高能量脉冲电流，直接或间接作用于心脏，使全部心肌同时除极，中断一切折返通道，消除异位心律，恢复窦性心律。主要适用于心室颤动或心室扑动时，心脏已丧失有效的机械性收缩功能，血液循环处于停顿状态的危急时刻。

二、用物（图 4-2）

物品名称	数量	物品名称	数量
1. 除颤仪	1 台	4. 污物罐	1 个
2. 生理盐水纱布	数块	5. 手消液	1 瓶
3. 纱布罐	1 个	6. 护理记录单	1 张

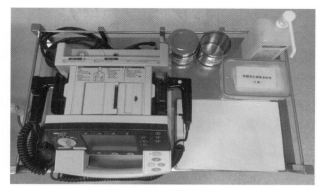

图 4-2 电除颤操作用物

三、操作步骤

1. 护士巡视病房发现患者意识丧失，心电示波为心室颤动（室颤）或无脉室性心动过速（室速）波形。迅速排除电极干扰、电极脱落、导线脱开。

2. 大声呼叫并拍患者双肩，患者无反应，立即呼叫其他医护人员，推急救车、除颤仪，记录抢救时间。

3. 立即将患者置平卧位，解开衣服，暴露胸部，左上肢充分外展，去除患者身上金属物品及电子产品，立即准备电除颤。

4. 检查除颤部位皮肤干燥无破损，用干纱布擦干除颤部位皮肤，电极片移至非除颤部位。

5. 连接电源，打开开关，调至 P 导联。

6. 将除颤电极板均匀涂抹导电糊或将生理盐水纱布垫于患者除颤位置。

7. 充电：打开电源设置到非同步"除颤"位置，调节除颤能量，成人首次 200 J。正确放置电极板，口述："两电极板距离大于 10 cm，胸骨电极板置于患者右锁骨中线第 2 肋间，心尖电极板置于左腋中线第 5 肋间"。按下充电"CHARGE"按钮，将除颤仪充电到所需水平。

8. 放电

（1）操作者嘱人员远离病床，再次确认心电图为室颤或无脉室速。

（2）将电极板紧贴患者皮肤，垂直下压 4～11 千克力，使胸壁和电极板紧密接触。

（3）两拇指同时按压手柄放电按钮，进行除颤。

9. 放电完毕后观察心电监护仪，评估患者。

10. 口述"转为窦性心律除颤成功"。若不成功立即行 5 个循环心肺复苏，遵医嘱应用复苏药物；再次评估，如无效可再次进行电除颤。

11. 操作完毕，将能量开关回复至零位。

12. 判断患者神志，再次观察患者心电图波形转为窦性心律，记录抢救时间。安抚患者。遵医嘱给予高级生命支持。

13. 清洁并评估患者皮肤有无潮湿破溃，为患者整理衣裤。

14. 清洁电极板，消毒后归位。除颤仪推至固定位置充电。

15. 洗手，记录。

四、注意事项

1. 保证除颤仪处于良好备用状态。

2. 除颤前判断患者病情、意识状态及心电示波图形。

3. 电极板放置部位要准确，确保有效的电流穿过心脏。电极板应紧贴患者皮肤避免有空隙，以防放电灼伤患者皮肤。

4. 除颤仪的把手要干燥，操作者的手不可触到浸有生理盐水的纱布垫。

5. 操作者及有关人员注意不要与患者的床接触，以免遭到电击。

6. 如心电示波为细颤表示除颤未成功，可静脉注射盐酸肾上腺素，待心电示波转为粗颤再进行电除颤。

7. 除颤后应尽早采取心脏复苏措施。

五、评分标准

电除颤操作考核评分表

监考人：　　　　　　　考核时间：

步骤和操作要求	姓　名				
着装、仪表、举止符合要求					
洗手、戴口罩、物品准备齐全、持物正确					
拍肩并呼叫患者，准确识别心电波形是室颤波形，置患者平卧位、去枕，解衣扣，暴露前胸，左上肢外展，去除患者身上金属物品及电子产品					

步骤和操作要求	姓　名				
正确放置生理盐水纱布，打开电源设置到非同步"除颤"位置，选择能量充电，成人首次 200 J					
电极板避开电极片及导联线，确定无人员接触患者和病床，正确安放电极板于胸骨上部右锁骨下、左侧心尖部，用较大压力使胸壁和电极板紧密接触，两拇指同时按压手柄放电按钮进行除颤					
放电完毕后观察心电监护评估患者：转为窦性心律除颤成功。若不成功立即行 5 个循环心肺复苏（CPR），遵医嘱应用复苏药。再次评估，如无效可再次进行电除颤（口述）					
操作完毕，将能量开关回复至零位、撤按压板、清洁患者皮肤、整理床单位及衣裤、垫枕，盖好被子，取安全舒适卧位					
安抚患者，清洁电极板，归位					
整理用物、洗手、记录					
提问					
完成时间					
扣分					
总分					

注：1.操作考核总分 100 分，90 分（含）以上为达标。

2.操作完成时间 4 min，每超时 1 min 扣 1 分，计时自操作者请示开始起，至报告操作完毕结束

附：电除颤操作考核提问内容

1.放置电极板的正确位置　一个电极板（STERNUM）置于胸骨右缘第 2 肋间，一个电板（APEX）置于左腋中线第 5 肋间。

2.电除颤的适应证

（1）心室颤动或心室扑动时，心脏丧失有效的机械性收缩功能，血

液循环处于停顿状态的危急时刻。

（2）患者意识丧失，触摸颈动脉无搏动。

3. 电除颤的注意事项

（1）保证除颤仪处于良好的备用状态。

（2）电极板放置的位置要准确，确保有效电流穿过心脏，电极板紧贴皮肤，避免空隙，以防止放电灼伤患者皮肤。

（3）操作者及有关人员注意不要与患者和病床接触，以免遭到电击。

（4）如果心电示波为细颤表示除颤未成功，可静脉注射盐酸肾上腺素，待心电示波转为粗颤后再进行除颤。

（5）电除颤成功后检查清洁患者皮肤，使用清水擦拭电极板以备用。

第3节　患者过床及转运

患者麻醉恢复完全清醒后，需要从麻醉恢复室转送回病房，在过床及转运期间仍然有发生各种意外情况和并发症的风险，因此麻醉科护士要高度重视安全转运护理。转运前应做好充分的病情评估和急救物品准备，转运过程中应认真遵守安全转运流程和交接班流程，及时发现和消除潜在的安全隐患，避免转运途中意外的发生，确保患者转运安全。

视频 3　患者过床及转运

一、目的

规范术后患者过床及转运流程，注重患者运送全程护理安全，降低运送过程中潜在的风险，避免发生过床及转运途中护理不良事件。

二、用物（图 4-3）

物品名称	数量	物品名称	数量
1. 简易呼吸器	1 个	3. 便携式脉搏血氧饱和度仪	1 个
2. 面罩	1 个	4. 便携式监护仪（必要时）	1 台

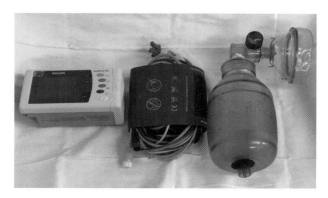

图 4-3　患者过床及转运操作用物

三、操作步骤

1.患者恢复良好，达到出麻醉恢复室标准后，通知主责麻醉医师，评估患者后签字。麻醉护士电话通知患者家属返回病房，并且通知所在病区护士及时做好交接准备。

2.完善《麻醉记录单》及《特别护理记录单》。

3.持病历再次核对患者信息、所输液体和随身物品。向患者解释手术结束可以返回病房，撤除监护仪连接线、电极片，检查各引流管道及输液通路，妥善放置，保持通畅。为患者整理衣物，盖好被子，收拢患者四肢，避免运送途中碰伤。

4.携带简易呼吸器、面罩，将便携式脉搏血氧饱和度仪夹于患者手指，与麻醉医师共同运送患者回病房。根据病情需要，与麻醉医师、外科医师三方共同护送患者回病房。

5.运送途中患者脚在前，头在后，护士站头侧。密切观察患者呼吸、意识状态、心率、面色、口唇颜色以及引流液量等。推车不可过快，转弯时不可过急，以免引起恶心、呕吐、循环不稳等，出入室时不可用转运车撞门。

6.进入病区后通知病区护士接患者。

7.再次核对患者床号、姓名后进入病室（头侧先入室）。

8. 将病床与转运床的床档轻柔放下，两床并拢靠齐，固定车轮。

9. 再次查看各种引流管道和输液通路，妥善放置好，指导家属共同将患者搬至病床上。搬运时注意动作轻柔，尽量减少由搬动患者所带来的疼痛，并注意保护手术部位，严防各引流管脱落。

10. 撤走转运床，协助病区护士连接监护仪、检查皮肤并为患者吸氧。

11. 持病历与病区护士在床旁交接班，包括出入量、皮肤、各管路通道、镇痛泵使用方法等（交接班过程中避免使用影响患者心理的话语），有血液制品、未用药物等需与病区护士交接核对。核对无误后与病区护士进行信息化交接班签名，交接完毕后打印《手术交接单》即可离开。

四、注意事项

1. 患者离开麻醉恢复室前应充分评估患者出室标准，转运时必须携带简易呼吸器、面罩、便携式脉搏血氧饱和度仪，转运途中应密切观察患者意识、呼吸运动及皮肤颜色，当发现患者有嗜睡、舌后坠或嘴唇颜色改变等情况发生时，应立即唤醒患者，必要时使用简易呼吸器通气。

2. 转运途中患者如发生恶心感，应鼓励其均匀平静呼吸并放松，发生呕吐的患者应先嘱其头部偏向一侧，嘱患者吐出口内呕吐物，以避免呕吐物进入气道引起患者误吸。同时减慢推床速度，转弯时不可过猛、过急，以免加重患者呕吐。

3. 转运前彻底检查转运车是否安全可靠，床档能否立起。转运途中应陪伴于患者身旁，适当安抚患者，必要时可使用约束带，防止患者坠床。

4. 全麻术后患者常携带较多管路，护送患者出室前应认真检查各管路是否通畅，固定是否稳妥，并将其放置在低于管道出口部位利于引流；到病房过床时应妥善放置各引流管路，避免在抬动患者的过程中将管路拽出，同时认真与病房护士交接各管路。

5. 保持全麻术后患者转运平稳，避免急剧体位变化，引起血流动力学变化。保持有效的静脉通路，转运全过程注意检查输液是否通畅，有无堵塞或渗出，确保转运途中静脉通路有效。

五、评分标准

患者过床及转运操作考核评分表

监考人： 考核时间：

步骤和操作要求	姓 名				
着装仪表符合要求，评估患者达到出室标准					
物品准备齐全，通知麻醉医师评估患者					
完善《麻醉记录单》《特殊护理记录单》，麻醉医师及恢复室护士签字					
电话通知家属及病区护士					
持病历核对患者信息，向患者解释					
撤除监护仪导线，检查整理各引流管路，整理衣被					
携带简易呼吸器和面罩。便携式脉搏血氧饱和度仪，与麻醉医师共同护送					
运送车脚在前，头在后，护士在头侧，及时观察病情变化					
入病房后再次核对患者，通知病区护士					
核对患者信息，头侧先进入病房，两床并拢，固定车轮					
检查管路，协助搬运患者，动作轻柔，保护头颈和手术部位					
撤走手术转运床，协助护士连接监护，吸氧，检查皮肤					
持病历床旁交接班，填写护理交班记录，二人核对，打印记录单，签名					
整理床单位，洗手					
提问					
完成时间					
扣分					
总分					

注：1.操作考核总分100分，90分（含）以上为达标。

2.操作完成时间15 min，每超时1 min扣1分

附：患者过床及转运操作考核提问内容

1. 转运途中发生恶心呕吐的处理

转运途中患者如发生恶心应鼓励其均匀平静呼吸并放松，发生呕吐的患者应先嘱其头部偏向一侧，嘱患者吐出口内呕吐物，以避免呕吐物进入气道引起患者误吸。同时减慢推床速度，转弯时不可过猛、过急，以免加重患者呕吐。

2. 与病房护士交接的内容

麻醉护士持病历与病区护士在床旁交接班，包括出入量、皮肤、各管路通道、镇痛泵使用方法等（交接班过程中避免使用影响患者心理的话语），有血液制品、未用药物等需与病区护士交接核对。核对无误后与病区护士进行信息化交接班并签名，交接完毕后打印《手术交接单》即可离开。

第4节　口咽及鼻咽通气道置入

一、口咽通气道置入

（一）目的

纠正舌后坠，防止抽搐患者舌咬伤，维持有效呼吸，保持呼吸道通畅。

视频4　口咽及鼻咽通气道置入

（二）用物（图4-4）

物品名称	数量	物品名称	数量
1. 一次性口咽通气道	1个	5. 污物罐	1个
2. 舌钳	1个	6. 手消液	1瓶
3. 开口器	1个	7. 吸氧管	1根
4. 10 cm×2 cm 胶布	2条	8. 手套	1副

（三）操作步骤

1. 操作者站于患者头侧，洗手，戴口罩。

2. 评估患者意识状况、呼吸情况，如有舌后坠，则立即给予口咽通气道。

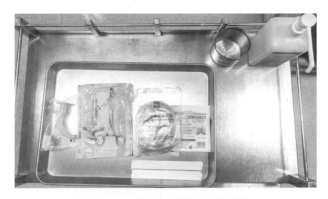

图 4-4　口咽通气道置入操作用物

3. 使患者处于仰卧位，头后仰。

4. 开放气道，清除口鼻分泌物。

5. 根据患者选择合适型号的口咽通气道。

原则：宁长勿短，宁大勿小。

长度：口咽通气管长度相当于从门齿至耳垂或下颌角的距离。

宽度：口咽通气管应有足够宽度，以能接触上颌和下颌的 2～3 颗牙齿为最佳。

6. 检查口咽通气道的有效期，并打开备用。

7. 操作者戴手套。左手拇指、示指撑开患者上下唇，使患者张口，（口述：牙关紧闭者可用开口器和舌钳协助），右手持口咽通气道，弧面向上腭方向进入口腔，再旋转 180°，顺着舌面下滑，尖端直至舌后根，置入咽部。

8. 双手托起患者下颌，将双拇指放于口咽通气道外口边缘上，向下推进口咽通气道至边缘抵口唇上，放松下颌。

9. 检查口唇，防止舌与唇夹于牙齿和口咽通气道之间。

10. 评估通气效果，固定通气道。

11. 将吸氧管放于通气道中间孔内为患者吸氧。

12. 整理用物、洗手、记录。

（四）注意事项

1. 保持气道通畅：及时清除口腔及咽部分泌物，防止误吸。患者出现恶心呕吐时，嘱患者头偏向一侧，同时尽快吸出呕吐物，防止呕吐物进入气道造成窒息。如果患者出现频繁大量的呕吐，应及时调整通气策略，如气管插管。同时监测生命体征，密切观察病情变化，并记录病情进展，随时准备抢救，必要时气管插管，使用呼吸机辅助呼吸。

2. 加强湿化：1～2层纱布覆盖口咽通气道外口，可以湿化还可以防止异物掉落进入口咽腔甚至气道。

3. 置入口咽通气道时应注意动作轻柔，避免暴力操作；同时检查口咽通气道是否通畅，防止舌或唇夹置于牙齿与口咽通气道之间。

4. 牙齿松动者，置入及更换口咽通气道时应观察有无牙齿脱落，有义齿及时摘下。

5. 操作者应熟练掌握操作的方法。不恰当地安置口咽通气道，不仅不能将舌与咽后壁分离起到保持呼吸道通畅的作用，甚至会将舌根推至咽腔而加重阻塞，或引起牙、舌体和咽腔损伤。正确的口咽通气道置入长度为从门齿至耳垂或下颌角的距离。

6. 选择合适的口咽通气道型号，妥善固定，防止脱出。躁动的患者适当给予约束。

7. 定时更换胶布，撕揭胶布时动作轻柔，防止面部皮肤的损伤，对于胶布过敏的患者用防过敏胶布。

8. 密切观察病情变化，在患者呼吸道通畅和呼吸功能恢复满意后，将口咽通气道及时拔除。

（五）评分标准

口咽通气道置入操作考核评分表

监考人：　　　　　　考核时间：

步骤和操作要求	姓　名				
着装、仪表、举止符合要求					
洗手，戴口罩，物品准备齐全					
评估患者意识状态、呼吸道梗阻程度					
摆放体位（头部垫枕后仰，如"嗅花"位）					
开放气道，清除口腔分泌物					

续表

步骤和操作要求	姓 名				
选择合适型号的口咽通气道（原则：宁大勿小，宁长勿短。长度：从门齿到耳垂或下颌角的距离），检查有效期并打开					
操作者戴手套，打开口腔（口述：牙关紧闭者可用开口器与舌钳协助）					
弧面向上进入口腔，到达软腭后旋转180°，顺舌面下滑至舌根部，双手托起下颌，拇指下压通气道翼缘直到口唇上					
检查口唇勿受压、评估气道通畅					
脱手套、妥善固定、吸氧					
整理用物、洗手、记录					
提问					
完成时间					
扣分					
总分					

注：1. 操作考核总分 100 分，90 分（含）以上为达标。

2. 操作完成时间 3 min，每超时 1 min 扣 1 分

附：口咽通气道置入操作考核提问内容

1. 怎样选择口咽通气道型号 原则：宁长勿短，宁大勿小。长度：口咽通气管长度相当于从门齿至耳垂或下颌角的距离。宽度：口咽通气管应有足够宽度，以能接触上颌和下颌的 2～3 颗牙齿为最佳。

2. 置入口咽通气道的注意事项 见"（四）注意事项"。

二、鼻咽通气道置入

（一）目的

将鼻咽通气道从患者鼻腔插入到咽腔后，咽端位于声门外 0.5 cm 处，支撑起咽后壁，从而解除上呼吸道梗阻，保持气道通畅。

（二）用物（图4-5）

物品名称	数量	物品名称	数量
1.一次性鼻咽通气道	1个	6.污物罐	1个
2.舌钳	1个	7.手消液	1瓶
3.开口器	1个	8.润滑剂	1瓶
4.5 cm×1 cm胶布	2条	9.手套	1副
5.干棉签	1包	10.鼻氧管	1根

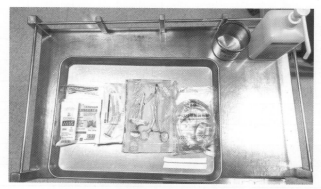

图4-5　鼻咽通气道置入操作用物

（三）操作步骤

1.操作者站于患者头侧，洗手，戴口罩。

2.评估患者鼻腔通道有无创伤、异物、鼻息肉、鼻中隔偏曲等情况。

3.使患者处于仰卧位，头后仰。

4.开放气道。先将患者的下颌向前、向上托起，呈"嗅花"位。

5.检查干棉签的有效期及外包装有无破损，打开外包装取出干棉签清除鼻腔分泌物。

6.根据患者选择合适型号鼻咽通气道（可用患者小指直径作为参考），测量患者鼻尖到耳垂长度即为插入深度。按照拟置入的深度来选择，通常分为两种：一种是测量从鼻尖到耳屏的长度再加上2.5 cm；另一种是测量从鼻尖到耳垂的长度。一般情况下，成年男性用ID7.5～

8.5 mm，成年女性选用 ID6.0 ～ 7.0 mm，小儿则选用较细短的柔软的鼻咽通气道。

7. 检查鼻咽通气道的有效期，打开涂抹润滑剂。

8. 斜面向着鼻中隔，沿鼻腔底部平行向后插入约 13 ～ 15 cm，直至尾部到达鼻腔外口。如遇阻力可轻微转动通气道，不可强入，如果患者咳嗽或抵抗，应后退 1 ～ 2 cm。

9. 评估气道是否通畅，固定通气道。

10. 将吸氧管放于通气道中间孔内为患者吸氧。

11. 整理用物，洗手，记录。

（四）注意事项

1. 严格掌握鼻咽通气道的适应证和禁忌证；准备吸引装置，当分泌物较多时，可经鼻咽通气道用细吸痰管吸引，及时清除血液或分泌物，防止堵塞通气道；导管置入后应立即检查患者的自主呼吸情况，如呼吸缺失或无效，应立即运用恰当的设施开始正压通气；患者如自主呼吸功能恢复良好则及时取出鼻咽通气道，以免持续刺激引发喉痉挛。

2. 使用前充分润滑通气道和鼻腔，收缩鼻黏膜血管；选择通畅的鼻腔，将导管垂直于面部插入鼻前庭，沿下鼻道的中心方向缓缓送到咽腔，严禁指向鼻顶部方向插入，以防鼻甲损伤；动作应轻巧、柔和、缓慢，遇有阻力不应强行插入，可稍稍轻柔旋转导管直至无阻力感后继续推进；一旦出现鼻腔大量出血，立即终止操作，予以止血，改用气管插管或气管切开建立人工气道。

3. 选择与患者鼻腔大小合适的导管，导管过长则容易误入食管。

（五）评分标准

鼻咽通气道置入操作考核评分表

监考人： 考核时间：

步骤和操作要求	姓 名				
着装、仪表、举止符合要求					
洗手，戴口罩，物品准备齐全					
评估患者鼻腔是否通畅，有无创伤					

续表

步骤和操作要求	姓　名		
摆放体位，开放气道			
检查干棉签，清洁鼻腔			
选择合适型号的鼻咽通气道（口述：选择方法与型号）			
检查鼻咽通气道，涂抹润滑剂			
正确置入鼻咽通气道			
评估通气道置入是否成功，妥善固定			
吸氧			
整理用物，洗手			
提问			
完成时间			
扣分			
总分			

注：1. 操作考核总分 100 分，90 分（含）以上为达标。

　　2. 操作完成时间 3 min，每超时 1 min 扣 1 分

附：鼻咽通气道置入术操作考核提问内容

1. 如何选择合适的鼻咽通气管

测量鼻尖到耳垂长度即为插入深度。

2. 出现鼻腔大量出血的处理

立即终止操作，予以止血，改用气管插管或气管切开建立人工气道。

第 5 节　经气管导管吸痰

一、目的

经气管导管将患者气管内的痰液吸出，以维持呼吸道通畅。

视频 5　经气管导管吸痰

二、用物（图 4-6）

物品名称	数量	物品名称	数量
1. 吸痰管	2 根	4. 手消液	1 瓶
2. 听诊器	1 个	5. 污物罐	1 个
3. 0.9% 生理盐水	1 瓶	6. 护理记录单	

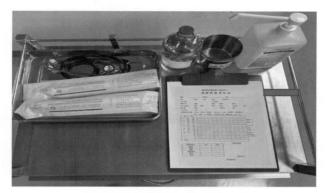

图 4-6　经气管导管吸痰操作用物

三、操作步骤

1. 操作者物品准备齐全，洗手，戴口罩。

2. 患者有吸痰指征（必要时肺部听诊）。

3. 向患者解释操作目的及方法，取得合作。

4. 检查负压吸引装置处于备用状态。

5. 评估呼吸机参数、气管插管型号、插入深度、吸痰管型号、有效期。

6. 调整氧浓度为 100%，持续 2 min。

7. 调节负压吸引器压力 < 150 mmHg。

8. 打开生理盐水瓶盖，打开吸痰管包装，取出无菌手套并展开，右手戴好无菌手套，垫纸置于患者胸前（不污染无菌手套）。

9. 取出吸痰管，与负压吸引装置连接，试吸通畅。

10. 吸痰前，观察患者生命体征、血氧饱和度，确定在正常范围内。

11. 打开呼吸机延长管上的吸痰帽，无负压状态下插入吸痰管。

12. 将吸痰管插至人工气道的远端，遇阻力上提 1 cm，间断负压，左右旋转向上提拉。每次吸痰时间＜ 15 s。操作过程中，观察患者痰液、心率、血压、血氧饱和度。

13. 吸痰完毕，关闭呼吸机延长管上的吸痰帽。分离吸痰管，脱手套，将吸痰管弃于医疗垃圾桶。

14. 冲洗负压吸引器连接管。

15. 消手，继续给予患者 100% 氧气 2 min。

16. 观察患者生命体征，肺部听诊，评价吸痰效果。

17. 安置患者，整理用物。

18. 洗手，记录。

四、注意事项

1. 严格无菌操作，尤其是气管内吸痰，吸痰管每次操作后更换。

2. 应在无负压的状态下插入吸痰管，动作轻柔，防止呼吸道黏膜损伤。

3. 吸痰前后给予呼吸机纯氧 2 min，每次吸痰时间不超过 15 s，防止缺氧。

4. 及时倾倒吸引瓶内痰液，一般不超过 2/3，防止痰液回流损坏机器。

五、评分标准

经气管导管吸痰操作考核评分表

监考人：　　　　　　考核时间：

步骤和操作要求	姓　名				
着装、仪表、举止符合要求					
洗手，戴口罩，物品准备齐全					
患者有吸痰指征（必要时肺部听诊）					
向患者解释，取得合作					
负压吸引装置处于备用状态					
评估呼吸机参数、气管插管型号、插入深度、吸痰管型号、有效期					
调整氧浓度为 100%，持续 2 min					

步骤和操作要求	姓　名				
调节负压吸引器压力＜ 150 mmHg					
打开生理盐水瓶盖，打开吸痰管包装，取出无菌手套并展开，右手戴好无菌手套，垫纸置于患者胸前（不污染无菌手套）					
取出吸痰管，并与负压吸引装置连接，试吸通畅					
吸痰前，观察患者生命体征、血氧饱和度，确定在正常范围内					
打开呼吸机延长管上的吸痰帽，无负压状态下插入吸痰管					
将吸痰管插至人工气道的远端，遇阻力上提 1 cm，间断负压，左右旋转向上提拉。每次吸痰时间＜ 15 s					
操作过程中，观察患者痰液、心率、血压、血氧饱和度					
吸引完毕，关闭呼吸机延长管上的吸痰帽					
分离吸痰管，脱手套，将吸痰管置于污物罐					
冲洗负压吸引器连接管					
消手，继续给予患者 100% 氧气 2 min					
观察患者生命体征，肺部听诊，评价吸痰效果					
安置患者，整理用物					
洗手，记录					
提问					
完成时间					
扣分					
总分					

注：1. 操作考核总分 100 分，90 分（含）以上为达标。

　　2. 操作完成时间 6 min，每超时 1 min 扣 1 分

附：经气管导管吸痰操作考核提问内容

1. 按照无菌技术操作，插管动作轻柔、敏捷。

2. 吸痰前后给予呼吸机纯氧 2 min，每次吸痰时间不超过 15 s，防止缺氧；如痰液较多需要再次吸引，应间隔 3 ～ 5 min。

3. 如患者痰液黏稠，可配合雾化吸入。

4. 吸痰过程中，如患者发生发绀、心率下降等缺氧症状时，应立即停止吸痰。

5. 吸痰时应注意观察患者痰液的性状、颜色及量。

第 6 节　经口气管导管插管术护理配合

一、目的

1. 为患者建立人工气道，便于实施控制或辅助呼吸。

2. 解除呼吸道梗阻，保持气道通畅，为机械通气和呼吸机支持治疗提供条件。

视频 6　经口气管导管
插管术护理配合

二、用物（图 4-7）

物品名称	数量	物品名称	数量
1. 20 ml 注射器	1 个	9. 30 cm 胶布	2 条
2. 气管导管	1 根	10. 纱布	1 块
3. 吸痰管	2 根	11. 垫巾	1 块
4. 一次性喉镜片	1 片	12. 手套	1 副
5. 管芯	1 根	13. 污物罐	1 个
6. 喉镜柄	1 个	14. 负压吸引装置	1 套
7. 牙垫	1 个	15. 喉头喷雾器	1 个
8. 听诊器	1 个		

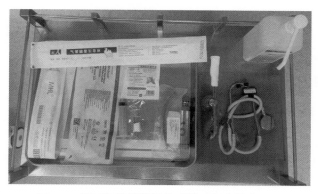

图 4-7 经口气管导管插管术护理配合操作用物

三、操作步骤

（一）操作前准备

1. 操作者洗手、戴口罩。

2. 依次检查吸痰管、气管导管、管芯、牙垫、一次性喉镜片的有效期。

3. 检查并正确安装喉镜片（口述：喉镜亮度正常）。

4. 选择合适的气管导管（口述：一般女性选择 7.0 号，男性选择 7.5 号）。

5. 检查气管导管套囊是否漏气（口述：套囊无漏气）。

6. 检查管芯，将管芯插入气管导管内进行塑形。

（二）插管操作

1. 为患者摆放体位。患者取平卧位头后仰，采用仰面举颏法或双手抬颏法开放气道，保持呼吸道通畅，并进行人工通气。

2. 麻醉医师戴手套。右手将患者上下牙撑开，左手持喉镜从左侧口角进入口腔顺着舌体将镜片放至舌根部，向上提喉镜看到会厌，再向后上方上提可暴露声门。

3. 右手执笔式持气管导管插入口腔使其通过声门进入气管内，嘱麻醉护士拔除管芯，继续推送导管放置合适深度（口述：气管导管距门齿距离为 22 ～ 24 cm），放入牙垫，撤出喉镜。

4. 麻醉护士为气管导管套囊充气。

5.麻醉护士连接麻醉机或呼吸机回路。

6.麻醉医师听诊双肺呼吸音，判断并调整导管至最佳位置。

7.麻醉护士胶布固定导管。

8.整理用物，洗手、记录。

四、注意事项

1.插管过程中注意无菌原则。

2.选择合适的气管导管，管芯塑形时应注意短于气管导管尖端1～1.5 cm。

3.插管前检查插管物品是否齐全，喉镜是否明亮。

4.插管操作时间切勿过长，以免引起严重缺氧和二氧化碳蓄积甚至心搏骤停。

5.插管时不能将患者门齿作为喉镜支点，而应将喉镜水平向上提起。

6.导管套囊充气不可过多，压力保持在15～25 cmH$_2$O，以免压迫气管黏膜。

五、评分标准

经口气管导管插管术护理配合操作考核评分表

监考人：　　　　　　考核时间：

步骤和操作要求	姓　名				
着装、仪表、举止符合要求					
洗手，戴口罩，物品准备齐全					
依次检查吸痰管、气管导管、管芯、牙垫、一次性喉镜片包装及有效期					
打开喉镜片、与镜柄连接（口述：喉镜亮度正常）					
打开气管导管，向套囊内充气，检查是否漏气，打开管芯，插入气管导管内、塑形					
携用物至床旁，核对患者信息，解释					

步骤和操作要求	姓　名				
摆放体位，开放气道，清理呼吸道分泌物					
麻醉医师戴手套，右手打开口腔，左手持喉镜，从左侧口角置入喉镜、顺舌体下滑、前端到达舌根部，上提喉镜，暴露会厌，继续推进 1 cm，暴露声门					
将气管导管沿喉镜凹槽置入口腔，套囊通过声门，麻醉护士配合拔除管芯，继续推进至合适深度（口述：气管导管距门齿的距离为 22 ～ 24 cm），放置牙垫，撤除喉镜					
麻醉护士为气管导管套囊充气、连接麻醉机，麻醉医师观察胸廓起伏、听诊双肺呼吸音，麻醉护士妥善固定					
脱手套，调整麻醉机参数					
整理用物，垃圾分类					
洗手，记录					
提问					
完成时间					
扣分					
总分					

注：1. 操作考核总分 100 分，90 分（含）以上为达标。

2. 操作完成时间 6 min，每超时 1 min 扣 1 分

附：经口气管导管插管术护理配合操作考核提问内容

1. 气管导管合适型号的选择。

2. 喉镜片的连接与检查方法。

第7节　喉罩置入护理配合

一、目的

1. 用于配合麻醉中建立人工气道，减少对患者气道的损伤。

2. 现场急救复苏中作为紧急通气的工具，其效果较面罩好，比气管插管简便，可为抢救赢得时间。

视频 7　喉罩置入护理配合

二、用物（图 4-8）

物品名称	数量	物品名称	数量
1. 一次性喉罩	1 个	6. 垫巾	1 块
2. 利多卡因乳膏	1 支	7. 手套	1 副
3. 注射器	1 个	8. 污物罐	1 个
4. 30 cm 胶布	2 条	9. 手消液	1 瓶
5. 听诊器	1 个	10. 喉头喷雾器	1 个

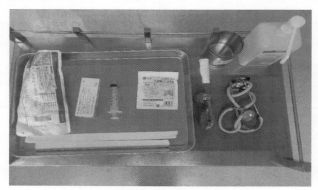

图 4-8　喉罩置入护理配合操作用物

三、操作步骤

（一）操作前准备

1. 操作者洗手、戴口罩。

2. 依次检查一次性喉罩、利多卡因乳膏、一次性手套的包装和有效期。

3. 打开喉罩包装，检查套囊有无漏气，将利多卡因乳膏涂抹于喉罩背面。

（二）喉罩置入操作

1. 携用物至床旁。

2. 为患者取平卧位，头后仰。

3. 麻醉医师戴手套。站于患者头顶处，轻托下颌，用左手的拇指和中指十字交叉撑开口腔，右手执笔式拿住喉罩。

4. 麻醉医师把喉罩的尖端抵住患者的硬腭，使充气囊顺着口腔硬腭进入口腔。

5. 麻醉医师左手拇指顺势下滑，压住舌体，与其他四指同时向上提起下颌，增大喉罩进入的空间，右手同时沿硬腭进一步向前推进喉罩，通过咽腔后，有明显的到位感。

6. 麻醉护士向套囊内适当充气。

7. 麻醉医师用手暂时固定喉罩，麻醉护士连接麻醉机螺纹管辅助通气检查，观察胸廓起伏。

8. 麻醉医师用听诊器听诊双肺呼吸音，呼吸音对称则证明喉罩置入到位。

9. 麻醉护士用胶布固定喉罩。

10. 麻醉护士观察生命体征，记录。

11. 整理用物，洗手。

四、注意事项

1. 放置喉罩时严格无菌操作。

2. 按照患者体重选择喉罩的型号。1 号喉罩用于体重＜ 4 kg 的新生儿，1.5 号喉罩用于体重为 5 ～ 10 kg 的婴儿，2 号喉罩用于体重为 10 ～ 20 kg 的儿童，2.5 号喉罩用于体重为 20 ～ 30 kg 的儿童，3 号喉罩用于体重 30 ～ 50 kg 的成人，4 号喉罩用于 50 ～ 70 kg 的成人，5 号喉罩用于 70 ～ 100 kg 的成人。

五、评分标准

喉罩置入护理配合操作考核评分表

监考人：　　　　　　考核时间：

步骤和操作要求	姓　名				
着装、仪表、举止符合要求					
洗手，戴口罩，物品准备齐全					
检查无菌包，铺无菌治疗盘					
选择合适型号的喉罩，检查有效期及包装					
打开喉罩，检查密闭性，涂抹润滑剂（避免涂在喉罩的开口处）					
携用物至床旁，核对患者信息，摆放体位，开放气道，清除口腔分泌物					
麻醉医师戴手套，左手打开口腔，右手执笔式持喉罩、尖端抵住硬腭、到达软腭后左手拇指按压舌体、其余四指上提下颌，右手推进喉罩直到舌根部					
麻醉护士向套囊内充气（充气量一般为：型号 /2 乘以 10 ml）、检查口唇、妥善固定、连接麻醉机，麻醉医师观察胸廓起伏、听诊双肺呼吸音					
麻醉护士用胶布固定喉罩，观察生命体征					
整理用物，洗手，记录					
提问					
完成时间					
扣分					
总分					

注：1.操作考核总分 100 分，90 分（含）以上为达标。

　　2.操作完成时间 5 min，每超时 1 min 扣 1 分

附：喉罩置入护理配合操作考核提问内容

1. 喉罩置入的位置。

2. 喉罩种类及型号的选择。

第 8 节　有创动脉血压监测护理配合

一、目的

术中有创动脉血压监测能及时、准确反映患者动脉血压的动态变化，可以降低手术风险，提高危重患者的手术成功率以及抢救成功率。

视频 8　有创动脉血压监测护理配合

二、用物（图 4-9）

物品名称	数量	物品名称	数量
1. 肝素钠注射液	1 支	8. 胶布	1 卷
2. 生理盐水 500 ml	1 袋	9. 动脉压力传感器	1 个
3. 生理盐水 100 ml	1 袋	10. 压力袋	1 个
4. 20 ml 注射器	1 个	11. 动脉穿刺敷料包	1 个
5. 套管针	1 个	12. 手消液	1 瓶
6. 碘棉签	1 包	13. 污物罐	1 个
7. 输液贴膜	1 张		

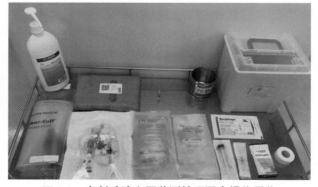

图 4-9　有创动脉血压监测护理配合操作用物

三、操作步骤

1. 操作者洗手戴口罩。

2. 检查肝素钠注射液、生理盐水、动脉测压套组、空针、碘棉签、贴膜等有效期，包装是否完好。常规消毒肝素与生理盐水。

3. 抽取 1 支 12 500 U 的肝素溶入 20 ml 生理盐水中，取 4 ml 注入 500 ml 袋装生理盐水中混匀，将袋装生理盐水置入压力袋内，连接动脉测压套组。压力袋充气加压至 300 mmHg 左右（小儿 150 mmHg），挤压控制阀进行排气，检查管道有无气体。将传感器线与动脉监测导线连接。

4. 核对患者信息，向患者解释操作目的和意义，取得患者合作。

5. 进行 Allen 试验，判断尺动脉血流状态。Allen 试验方法：患者上肢抬高至心脏以上水平，同时压迫其手腕部尺、桡动脉以阻断手部血供，让其做松握拳数次，见患者掌心由于缺血苍白，护士松开尺动脉压迫，患者手掌颜色恢复，根据手掌颜色恢复快慢，判断尺动脉血供情况。Allen 试验判断分 3 级：6 s 内恢复为 1 级，正常；7～14 s 为 2 级，属可疑；大于 15 s 恢复为异常，为 3 级。2 级患者置管应谨慎，3 级患者严禁置管测压。

6. 协助患者取平卧位，将穿刺前臂外展，垫高或夹板固定手腕，使患者腕关节背屈 60°。

7. 检查动脉穿刺敷料包有效期，包装有无破损、潮湿，打开备用。同时打开贴膜、穿刺针，撕 4 条胶布备用。

8. 选择患者桡动脉搏动最明显处作为穿刺置管部位，常规消毒皮肤。

9. 戴无菌手套，铺无菌巾。

10. 麻醉医师将套管针与皮肤呈 30°～ 40°角，沿动脉走行平行进针，针头穿过动脉前壁时有突破坚韧组织的落空感，并有血液呈搏动性涌出，压低穿刺针放低与皮肤呈 10°角，调整穿刺针，使外套管的圆锥口全部进入血管腔，固定针芯，顺针芯置入外套管，拔出针芯，连接带有三通的动脉测压套组管路。

11. 麻醉护士妥善固定。

12. 将动脉压力传感器与动脉导线连接，将传感器位置固定于与心脏水平的位置，调整零点，使传感器与大气相通，按零点校正键，当屏幕上压力线及显示值为零时，使传感器与动脉测压管相通进行持续测压。

13. 整理用物，洗手。

14. 术中持续监测并记录动脉血压。

15. 监测结束，遵医嘱拔除套管针，按压局部至少 5 min，包扎固定。

16. 向患者交代注意事项，整理用物，洗手。

四、注意事项

1. 保持测压管路的畅通。

（1）妥善固定套管针、延长管，防止测压管扭曲及打折。

（2）保持加压袋压力始终在 150 ～ 300 mmHg 左右。

（3）管道内有回血时及时进行快速冲洗，但一次冲洗量不超过 3 ml。

（4）检查测压管路三通开关位置正确。

（5）测压管路的各个接头要衔接紧密，防止测压管脱落或漏液。

2. 患者平卧时零点位置与患者腋中线第 4 肋间在同一水平。体位改变时，应及时调整零点。

3. 患者肢体位置固定要适当，以使波形处于最佳状态。

4. 严格遵循无菌操作原则，动脉穿刺部位应每日消毒，更换敷料。

5. 防止气栓发生。在抽血后及时快速冲洗时严防气泡进入动脉。

6. 局部包扎不宜过紧，以免影响血液循环。

7. 压力传感器灵敏度高，易损坏。使用时应轻拿轻放，避免碰撞。

8. 测压管留置时间一般不超过 7 天，一旦发现感染迹象应立即拔除动脉穿刺套管。

五、评分标准

有创动脉压监测操作考核评分表

监考人： 考核时间：

步骤和操作要求	姓 名					
着装、仪表、举止符合要求						
洗手，戴口罩，物品准备齐全						
依次检查一次性物品有效期及包装						
配制肝素钠盐水 5 U/ml（口述：配制方法）						
连接动脉测压套组，排气，检查气泡，放置压力袋内，充气加压（150 ～ 300 mmHg）						

步骤和操作要求	姓　名				
向患者解释操作目的及意义					
进行 Allen 试验（口述：做 Allen 试验的方法及等级判断）					
摆放体位（前臂伸直，腕部垫高背屈 60°）					
检查动脉穿刺包，准备贴膜、胶布，选择穿刺部位，消毒皮肤，戴无菌手套，铺无菌巾					
麻醉医师穿刺：进针角度与皮肤呈 30°～40°角、见回血后再进入 2 mm，固定针管，退出针芯，麻醉护士连接动脉测压套组，妥善固定					
麻醉护士将动脉传感器与监测导线连接，固定合适位置（腋中线第 4 肋间，与心脏在同一水平面上），归零，进行持续测压					
观察监测波形，整理用物，洗手、记录					
监测结束：停止测压，与监测导线分离，拔除动脉置管，按压针眼 5 min					
交代注意事项，垃圾分类处理					
整理用物，洗手					
提问					
完成时间					
扣分					
总分					

注：1. 操作考核总分 100 分，90 分（含）以上为达标。

　　2. 操作完成时间 15 min，每超时 1 min 扣 1 分

附：有创动脉压监测操作考核提问内容

1. 动脉测压套组管路的正确连接方法。

2. 肝素液的配制方法。

3. Allen 试验方法。

第 9 节 动脉血气标本的采集与分析

一、目的

动脉血气分析可以反映机体的呼吸和代谢状况，是判断机体是否存在缺氧、酸碱失衡和电解质紊乱等的可靠指标，也是临床中在低氧血症和酸碱平衡紊乱的诊断、救治中必不可少的检验项目，在各种危、急、重症患者的诊治以及指导氧疗和机械通气方面具有重要意义。

视频 9　动脉血气标本的采集与分析

二、用物（图 4-10）

物品名称	数量	物品名称	数量
1. 血气分析仪	1 台	6. 动脉固定夹板	1 个
2. 注射盘（包含复合碘伏棉签、无菌棉球、污物罐）	1 个	7. 手套	1 副
3. 一次性动脉采血针	1 根	8. 污物罐	1 个
4. 胶布	1 卷	9. 手消液	1 瓶
5. 动脉穿刺敷料包	1 个		

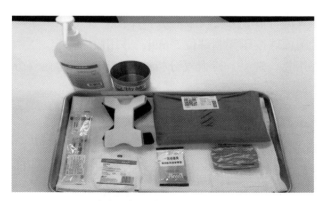

图 4-10　动脉血气标本的采集与分析操作用物

三、操作步骤

1.操作者洗手、戴口罩。

2.检查各无菌物品的有效期，包装是否完好。

3.携用物至床旁。

4.查对患者腕带，向患者解释（非清醒患者无需解释）。

5.遵医嘱选择动脉穿刺部位（常用穿刺部位为桡动脉、股动脉、肱动脉或足背动脉），将手心向上手腕伸直，触摸桡动脉搏动最强处为进针点（股动脉穿刺时患者仰卧位，下肢伸直外展外旋）。使用动脉夹板固定穿刺部位。

6.检查动脉穿刺敷料包，打开，将治疗巾铺于穿刺部位。

7.检查无菌棉球并打开备用。

8.检查采血针并打开备用。

9.消毒穿刺部位直径 5 ~ 6 cm，消毒 2 遍。

10.操作者戴手套。

11.取出采血针，左手示指及中指扪及动脉搏动并固定，右手持采血针从两指之间垂直进针或沿动脉走向与皮肤呈45°进针，针头一旦进入动脉，血液即可进入采血针。

12.取得足够的血量后迅速拔针，将回针帽扣上，嘱第二人将血气标本立即送检。

13.第二人进行血气分析仪采血分析操作。

14.用无菌棉球按压穿刺部位 5 min，并用胶布固定。

15.整理用物，洗手。待血气分析结果打印后，将血气分析结果报告麻醉医师。

四、注意事项

1.严格无菌操作，采血部位严密消毒。

2.采血时严密隔绝空气，采血后立即送检，如不能立即送检，应放置在 0 ~ 4℃冰箱内保存，但最长不得超过 2 h。

3.凝血功能异常患者采血后应延长按压穿刺部位时间，以防血肿形成。

4.血气标本中肝素的浓度为 50 U/ml，若肝素量过少，起不到抗凝作用，肝素量过多则会造成稀释性误差。

五、考核标准

动脉血气标本的采集与分析操作考核评分表

监考人：　　　　　考核时间：

步骤和操作要求	姓 名			
着装，仪表，举止符合要求				
洗手，戴口罩，物品准备齐全				
依次检查无菌物品				
查对患者信息，向患者解释以取得配合				
选择穿刺部位，选择进针点，摆放体位（口述：常用穿刺部位为桡动脉、股动脉、肱动脉、足背动脉）				
消毒穿刺部位（消毒直径 5～6 cm，重复 2遍），检查并打开动脉穿刺敷料包，铺洞巾				
戴手套，取出采血针，取棉球 2～3 个，固定皮肤，进针采血（持采血针垂直或 45°沿动脉走向进针）				
采血标本＞1 ml，回扣针帽，第二人立即送检				
按压穿刺部位＞5 min，胶布固定棉球				
第二人检查血气分析仪功能良好，选择检测标本类型，开始采样				
等待分析结果，打印结果，汇报麻醉医师				
整理用物，洗手，记录				
提问				
完成时间				
扣分				
总分				

注：1. 操作考核总分 100 分，90 分（含）以上为达标。

　　2. 操作完成时间 7 min，每超时 1 min 扣 1 分

附：动脉血气标本的采集与分析操作考核提问内容

1. 常用的穿刺部位和进针点。

2. 动脉血气标本采集的注意事项：

（1）采血时严密隔绝空气，采血后立即送检，如不能立即送检，应放置在 0 ～ 4℃冰箱内保存，但最长不得超过 2 h。

（2）凝血功能异常患者采血后应延长按压穿刺部位时间，以防血肿形成。

（3）血气标本中肝素的最终浓度为 50 U/ml，若肝素量过少，起不到抗凝作用，肝素量过多则会造成稀释性误差。

3. 动脉血气分析各项正常值及临床意义

（1）pH 值（正常值 7.35 ～ 7.45）是血液氢离子浓度的负对数值，反映血液酸碱度情况，但不能反映酸碱失衡的性质。pH 值< 7.35 为酸中毒，pH 值> 7.45 为碱中毒。

（2）动脉血氧分压（PaO_2，吸空气时正常值 90 ～ 100 mmHg）指血液中物理溶解的氧分子所产生的压力。氧的溶解量与肺泡气氧分压有关，PaO_2 可在一定程度上反映肺泡气氧分压（P_AO_2），与肺的通气功能有关。PaO_2 是判断低氧血症和呼吸衰竭的重要指标。

（3）动脉血氧饱和度（SaO_2，正常值 95% ～ 97%）指血液中与氧结合的血红蛋白（Hb）占全部 Hb 的百分比，$SaO_2 = HbO_2 \div (HbO_2 + Hb) \times 100\%$（$HbO_2$ 是氧合血红蛋白）。SaO_2 随氧分压的增高而增高，SaO_2 与氧分压呈 "S" 形曲线关系，称血红蛋白氧离曲线。

（4）动脉血二氧化碳分压（$PaCO_2$，正常值 35 ～ 45 mmHg）指物理溶解在血液中的 CO_2 分子所产生的压力。CO_2 弥散能力强，肺泡与血液之间 CO_2 可以自由弥散，故 $PaCO_2$ 基本上可以反映肺泡气 CO_2 分压，可作为肺通气功能的指标，$PaCO_2 > 45$ mmHg 提示通气不足，$PaCO_2 < 35$ mmHg 提示通气过度。CO_2 溶于水形成 H_2CO_3，H_2CO_3 是碳酸氢盐缓冲对的酸，故 $PaCO_2$ 也是判断酸碱失衡类型的重要指标。$PaCO_2$ 还可用于判断 II 型呼吸衰竭的程度：$PaCO_2 > 50$ mmHg 为轻度呼吸衰竭，> 70 mmHg 为中度呼吸衰竭，> 90 mmHg 为重度呼吸衰竭。

（5）实际碳酸氢根离子（HCO_3^-）（AB）指在隔绝空气情况下测得人

体血浆中 HCO_3^- 的实际含量。标准 HCO_3^-（SB）是指在 $PaCO_2$ 40 mmHg、SaO_2 100% 及 37℃ 条件下所测得的血浆 HCO_3^- 值。AB 和 SB 正常值均为 22 ～ 27 mmol/L。SB 是在 $PaCO_2$ 40 mmHg 条件下测得，消除了呼吸因素的影响，是判断代谢性改变的良好指标。AB 和 SB 的差值可反映呼吸对血浆的影响，若 AB＞SB 则表示有 CO_2 潴留，AB＜SB 则表示 CO_2 排出增加。

（6）二氧化碳总量（$T\text{-}CO_2$，正常值 24 ～ 32 mmol/L）指在隔绝空气情况下测得的存在于血液中各种形式的 CO_2 总含量，包括结合和游离的 CO_2。由于 HCO_3^- 是 CO_2 在血液中存在的主要形式，其他形式存在的 CO_2 量极少，$T\text{-}CO_2$ 值与 HCO_3^- 值接近。

（7）剩余碱（BE，正常值 -3 ～ 3 mmol/L）指在 $PaCO_2$ 40 mmHg、SaO_2 100%、温度 37℃ 条件下，用酸或碱将血浆滴定至 pH ＝ 7.40 时所需要的滴定酸或碱的总量。用酸滴定为正值，所需酸量越大，BE 正值越大，表示血液中碱量越多；用碱滴定为负值，所需碱量越大，BE 负值越大，表示血液中酸量越多。BE 消除了呼吸因素的影响，是反映代谢性酸碱失衡的良好指标，还可以用于临床上计算补碱量。

（8）血浆电解质含量：直接测定血浆中钾（K^+）、钠（Na^+）、钙（Ca^{2+}）、镁（Mg^{2+}）、氯（Cl^-）离子等电解质的含量。正常值：血钾 3.5 ～ 5.5 mmol/L，血钠 135 ～ 145 mmol/L，血钙 1.25 ～ 1.5 mmol/L，血镁 1.25 ～ 1.5 mmol/L，血氯 102 ～ 107 mmol/L。

第 10 节　中心静脉穿刺置管护理配合

中心静脉穿刺置管术是重要的临床麻醉技术，特别对于危重患者的麻醉是至关重要的一项操作。其临床应用广泛，不仅可以满足快速输液输血的特殊需求，还可用于测定中心静脉压（CVP），进而指导容量治疗等。

临床常用的中心静脉穿刺置管的径路有经颈内静脉、经锁骨下静脉和经股静脉三种。目前普遍采用超声技术辅助定位。颈内静脉穿刺置管的部位非常便于麻醉医师

视频 10　中心静脉穿刺置管护理配合

实施操作，且该部位相对不易造成血肿、血气胸、感染及深静脉血栓等风险。另外，颈内静脉置管位置接近于上腔静脉入右心房处，可较为准确地反映 CVP，也便于实施置入漂浮导管（Swan-Ganz 导管）的操作。麻醉护士应熟练掌握中心静脉穿刺置管的护理配合，以协助麻醉医师提升中心静脉穿刺置管的成功率，降低相关并发症的发生率。本节操作流程以颈内静脉穿刺置管的护理配合加以详述。

一、目的

通过实施中心静脉穿刺置管，可以为患者提供长期的可快速大量补液的静脉通道；监测中心静脉压力；为置入 Swan-Ganz 导管或临时起搏器提供通道；静脉内给予高浓度或刺激性药物等。

二、用物（图 4-11）

物品名称	数量	物品名称	数量
1. 中心静脉导管套装	1 套	6. 超声仪	1 台
2. 静脉穿刺敷料包	1 个	7. 耦合剂	1 瓶
3. 安尔碘消毒液	1 瓶	8. 一次性超声探头隔离套	1 个
4. 免洗手消液	1 瓶	9. 无菌手套	1 副
5. 记号笔	1 支		

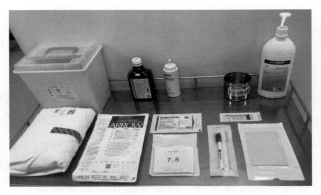

图 4-11　中心静脉穿刺置管护理配合操作用物

三、操作步骤

1. 查对静脉穿刺敷料包的有效期，包布有无潮湿破损，确认后打开并放置于患者头端的治疗车上，便于麻醉医师取用。

2. 遵医嘱选择合适型号的静脉导管套装，查对有效期及包装有无破损。为麻醉医师逐一打开无菌手套、缝线、刀片等无菌物品，打开包装的过程中注意无菌操作，注意不要跨越或触及无菌区。

3. 检查消毒液有效期，为操作医师倒取适量消毒液，消毒范围上至下颌角，下至乳头水平，内侧过正中线，外侧至腋前线，保证穿刺点至消毒区外缘距离至少 15 cm。消毒次数要符合消毒液的说明要求。

4. 为操作医师打开中心静脉导管套装，检查套装内相关物品是否齐全。

5. 麻醉护士在医师操作过程中注意观察患者生命体征变化，尤其是在操作医师放置导引钢丝及置入导管时容易造成前端刺激心脏，引起心律失常等，及时与操作医师沟通，并遵医嘱配合处理。清醒患者应注意患者主诉及反应，进行必要的沟通交流。

6. 操作医师确认将导管正确放置到位后，回抽导管内血流通畅，则协助医师连接输液装置，连接时注意无菌原则，避免接口进入气体。连接好输液装置后将液体取下低置，确认中心静脉导管回血正常，遵医嘱调节滴速。协助操作医师用无菌透明贴膜固定导管，防止脱出。

7. 协助患者取舒适体位，整理用物，注意锐器及污染物分类放置。

8. 完成所有操作后洗手，监测，记录。

四、注意事项

1. 注意保暖，避免过度暴露，安全护理，防坠床。

2. 应严格遵守无菌原则。

3. 应注意观察心电监测，一旦出现心律失常，应及时提示操作医师，必要时遵医嘱进一步处理。

4. 输液装置排气完全，导管、三通及输液通路连接紧密防止松开和气体进入。

5. 调节滴速，及时关注液体余量，避免液体走空或液体倒流。

6. 穿刺口如有渗血及时更换敷料并报告医师，同时对穿刺部位进行压迫止血，压迫时注意避免压力过高，尤其是在颈部压迫时有引起颈动脉压力感受器反应，导致心率减慢甚至心搏骤停的可能。术前应关注患者凝血系统情况。

7. 导管固定要牢固，定期检查导管深度避免导管脱出或推入。

8. 执行医疗用物分类，做好职业防护。

五、评分标准

中心静脉穿刺置管护理配合操作考核评分表

监考人：　　　　　　　　考核时间：

步骤和操作要求	姓　名				
着装、仪表符合要求，评估					
洗手，戴口罩，物品准备齐全					
核对患者信息，连接心电监护，摆放体位：去枕平卧、头偏向一侧、床头降低12°～15°					
检查静脉穿刺敷料包，按无菌技术要求打开					
检查中心静脉导管有效期，逐个打开无菌手套、缝线、刀片等					
配合操作医师倒取适量消毒液，以穿刺点为中心消毒（穿刺点至消毒区外缘距离＞15 cm）					
打开中心静脉导管包装，核对耗材是否齐全					
配合操作医师操作，过程中观察生命体征，注意患者主诉与反应					
置管成功后麻醉护士检查回血，连接输液装置、调节滴速、妥善固定、标注日期					
协助患者取平卧位，整理衣被，交代注意事项					
整理用物，洗手，记录					
提问					

步骤和操作要求	姓　名				
完成时间					
扣分					
总分					

注：1. 操作考核总分 100 分，90 分（含）以上为达标。

　　2. 操作完成时间根据医师完成情况而定

附：中心静脉穿刺置管护理配合操作考核提问内容

1. 颈内静脉置管深度？

14 ～ 18 cm。

2. CVP 正常值？

4 ～ 12 cmH$_2$O。

第 11 节　全身麻醉诱导护理配合

全身麻醉是麻醉药作用于中枢神经系统并抑制其功能，使患者全身疼痛消失的麻醉方法。全身麻醉是目前临床麻醉最常用的方法。因麻醉药物对中枢神经的控制可控、可逆、也无时间限制，患者清醒后不留任何后遗症，较局部和阻滞麻醉更舒适和安全，适用于身体各部位的手术。

视频 11　全身麻醉
诱导护理配合

全身麻醉分为麻醉诱导期、麻醉维持期、麻醉苏醒期。麻醉诱导期即为麻醉镇痛、镇静、肌松三类药物的初步运用期和气管插管的完成，也包括通气道、喉罩等其他人工通气装置的置入；麻醉维持期是各种麻醉药物的血药浓度趋于平稳的时期，麻醉的重点在于各种支持治疗，如补血、补液、抗心律失常、抑制不良反射、维持良好的通气状态和处理各种突发事件等；麻醉苏醒期需要尽可能快地排出各种麻醉药物，使患者意识、呼吸恢复，直至拔除气管导管，患者自主呼吸平稳，能准确回答医护人员的提问。麻醉护士应熟悉全身麻醉各个时期的麻醉要点，熟练掌握麻醉诱导配合技术，协助麻醉医师安全高效地完成麻醉。

一、目的

为接受全麻的患者提供安全有效的身心护理，配合麻醉医师高质量地完成麻醉诱导过程，密切监测患者生命体征变化，及时发现不良反应及并发症，为其提供及时有效的护理配合。

二、用物（图 4-12）

物品名称	数量	物品名称	数量
1. 麻醉机	1 台	10. 牙垫	1 个
2. 监护仪	1 台	11. 口咽通气道	1 个
3. 喉镜	1 套	12. 胶布	1 卷
4. 气管导管	1 根	13. 简易呼吸器	1 个
5. 导芯	1 根	14. 面罩	1 个
6. 10 ml 注射器	1 个	15. 润滑剂	1 支
7. 吸痰管	2 根	16. 听诊器	1 个
8. 负压吸引器	1 套	17. 困难气道车（备用）	1 台
9. 无菌吸痰罐	1 个		

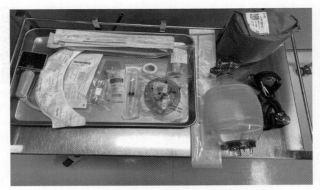

图 4-12　全身麻醉诱导护理配合操作用物

三、操作步骤

（一）麻醉诱导前护理

1. 检查麻醉仪器设备。

2. 检查麻醉诱导所需耗材。

3. 核对患者信息。询问禁食水时间及用药情况。

4. 检查患者口腔鼻腔，摘下活动性义齿。

5. 遵医嘱备好所需药物。

6. 向患者解释麻醉过程及配合方法，约束患者避免坠床。

7. 检查患者静脉输液通道通畅。

8. 为患者连接监护仪，测量生命体征并记录。

9. 置患者平卧位，可枕 10 cm 薄枕，调整手术床高度，使患者颜面与麻醉医师剑突平齐。

（二）麻醉诱导护理配合

1. 给予患者面罩吸氧 2 ～ 3 min，氧流量 6 ～ 8 L/min。

2. 遵医嘱查对后准确给药。

3. 协助麻醉医师开放气道（仰面抬颌法）。

4. 协助麻醉医师充分暴露声门。

5. 待麻醉医师将气管导管置入声门 1 cm，协助拔出管芯。

6. 导管置入目标深度后协助放置牙垫，连接麻醉机，麻醉医师确认导管位置，麻醉护士向气囊充气。

7. 胶布固定气管导管。

8. 麻醉护士遵医嘱调节呼吸参数。

9. 动态观察患者生命体征，发现异常及时报告并遵医嘱处理。

10. 观察患者呼吸道情况，及时清除呼吸道分泌物。

11. 协助外科医师为患者摆放手术体位时，注意保护气管导管，防止脱出。

12. 医疗废弃物分类处理，洗手，在《麻醉记录单》上记录插管型号、途径、时间、深度、通气参数及用药情况。

四、注意事项

1. 遵医嘱抽药时，严格执行"三查七对"制度。

2. 确保仪器性能良好，配件齐全、合适，检查喉镜性能良好，光源明亮。

3. 了解患者术前禁食和用药情况。

4. 遵循标准预防操作原则，传染性疾病或疑似患者应准备防护围裙和护目镜。

5. 操作前检查气管导管套囊有无漏气，管芯塑形时长度较气管导管前端短 2～3 cm，以防插管时损伤气道黏膜。

6. 接触气管黏膜的物品需达到高水平消毒。传染病患者使用一次性喉镜片。

7. 气管导管固定要牢靠，防止脱管。

8. 若突然听到患者发出声音或看到患者两腮部肌肉颤动，应及时检查导管气囊是否漏气。当麻醉机反复出现低压或低通气量报警应警惕导管气囊破裂的可能。

9. 插管过程中监测患者生命体征、SpO_2 及病情变化，发现异常立即报告麻醉医师，出现心搏骤停应立即协助行心肺复苏。

10. 机械通气患者应注意观察呼吸机是否正常工作，各项参数是否合理。注意观察导管有无移位、气囊是否漏气。

11. 及时清理患者呼吸道分泌物。

12. 气管导管螺纹管妥善固定，防止压迫气管导管。

五、评分标准

全身麻醉诱导期护理配合操作考核评分表

监考人： 考核时间：

步骤和操作要求	姓　名				
着装、仪表符合要求					
洗手、戴口罩					
检查麻醉仪器设备，连接螺纹管和面罩					
检查麻醉所需耗材					
查对患者信息，询问禁食水时间、术前用药情况，检查口鼻					
遵医嘱准备药品					

步骤和操作要求	姓　名				
解释麻醉过程及配合方法，适当约束患者，检查输液通道					
连接监护，测量、记录生命体征，为患者摆放插管体位					
面罩纯氧吸入					
遵医嘱用药，观察体征变化					
协助麻醉医师开放气道，暴露声门，拔导芯，充气囊，放牙垫，确定位置，固定，连接麻醉机，调整呼吸参数					
观察生命体征变化，及时吸痰					
协助摆放手术体位，妥善固定各种管路					
医疗废弃物处理，洗手，记录					
提问					
完成时间					
扣分					
总分					

注：1. 操作考核总分 100 分，90 分（含）以上为达标。

　　2. 每漏做一项扣除 2 分

附：全身麻醉诱导期护理配合操作考核提问内容

1. 气管导管和喉镜片的选择

气管导管的型号取决于气管内径：成人常用 7.0 mm、7.5 mm、8.0 mm，插管深度一般为 21 ～ 24 cm；2 ～ 12 岁的小儿导管选择计算公式：导管型号 ＝（年龄 /4 ＋ 4）mm，插管深度 ＝（年龄 /2 ＋ 12）cm。成年患者常用 2 ～ 3 号弯镜片，儿童常用 1 ～ 2 号弯镜片，婴儿常用 0 ～ 00 号弯镜片或直镜片。

2. 确定导管进入主气管的方法

（1）挤压胸部时，气管导管口有气流溢出。

（2）人工呼吸时，可见双侧胸廓对称起伏，听诊双肺可闻清晰对称的肺泡呼吸音。

（3）若使用透明导管，吸气时管壁清亮，呼气时可见明显的"白雾"样变化。

（4）患者如有自主呼吸，连接麻醉机后可见呼吸囊随呼吸涨缩。

（5）监测呼气末二氧化碳分压（PetCO$_2$），有 PetCO$_2$ 图形和数字则确认无误。

3. 气囊充气合适的检查方法

用听诊器放在患者颈部、喉及气管部位，给气囊充气直到气囊周围完全不漏气，即听不到呼气时气过水声即为充气到位。

第 12 节　椎管内麻醉护理配合

椎管内麻醉是临床最常用的麻醉方式之一，是将麻醉药物注入椎管内的蛛网膜下腔或硬膜外腔，主要使脊神经根受到阻滞，致该神经根支配的相应区域产生麻醉作用。根据局麻药物注入部位的不同，可分为硬膜外腔阻滞麻醉（含骶管阻滞麻醉）、蛛网膜下腔麻醉（又称脊麻或腰麻）以及蛛网膜下腔-硬膜外腔联合阻滞麻醉（又称腰硬联合

视频 12　椎管内麻醉护理配合

麻醉）。相对全麻而言，椎管内麻醉具有操作及用具简单，对全身影响较小，镇痛效果确切，以及较为经济等优势，目前仍为临床广泛应用。

临床操作过程中除了需要麻醉医师娴熟的操作技术外，还需要麻醉护士的密切配合、共同协作，才能更好地保障患者麻醉期间的安全。因此麻醉护士应具有高度的责任心和熟练的业务能力，做好麻醉医师椎管内麻醉操作的配合工作。

一、目的

配合麻醉医师实施椎管内麻醉穿刺及置管操作等，使局麻药液注射到硬膜外腔或蛛网膜下腔，从而在相应阻滞区域产生麻醉效果，满足手术或镇痛的需要。在麻醉期间观察监测指标及患者状况，及时发现并汇报异常情况，协助麻醉医师进行处理，降低患者出现意外的概率及并发症的发生率，提高手术麻醉的安全性。

二、用物（图 4-13）

物品名称	数量	物品名称	数量
1. 麻醉机	1 台	6. 一次性硬膜外穿刺包	1 个
2. 监护仪	1 台	7. 安尔碘消毒液	1 瓶
3. 盐酸利多卡因	1 支	8. 免洗手消毒液	1 瓶
4. 盐酸罗哌卡因	1 支	9. 常备急救药	
5. 生理盐水 500 ml	1 瓶	10. 气管插管物品	

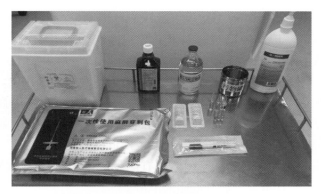

图 4-13　椎管内麻醉护理配合操作用物

三、操作步骤

1. 物品准备：麻醉护士检查麻醉机、监护仪、局麻药品、急救药品、气管插管物品等是否处于备用状态。查看静脉通路是否通畅。

2. 与麻醉医师共同核对患者身份、手术部位、手术方式、术前禁食水、过敏史等相关信息。

3. 洗手，为患者连接多功能监护仪，监测心电图、无创血压和脉搏血氧饱和度。

4. 为患者鼻导管或面罩吸氧，向患者解释操作目的，缓解其紧张情绪，告知其如何配合操作，避免在操作过程中随意咳嗽或移动身体等。

5. 遵医嘱抽取麻醉药物，认真执行三查七对，抽好的药液应注明药名和浓度（单位剂量），保留药品安瓿与操作医师行二人核对。

6.检查一次性硬膜外穿刺包（或腰麻包）的有效期及包装有无破损，并打开外包装置于无菌操作台上备用。

7.协助患者摆放体位 体位摆放时应注意保护患者安全，防止坠床。并注意保护患者的隐私及保暖。

（1）硬膜外腔阻滞麻醉：穿刺体位有侧卧位及坐位两种，临床上常采取侧卧位。与操作医师共同协助患者翻身侧卧，嘱患者双下肢屈曲，双手抱膝，大腿贴近腹部，头尽量屈向胸部，使腰背部向后弓成弧形，使棘突间隙充分张开便于穿刺。注意使患者背部与操作床面垂直，并尽量与床边缘平齐。麻醉护士站于患者腹侧，辅助患者保持体位，并保护患者防止坠落。选择坐位时，嘱患者坐于操作床上，膝关节处于床缘，双小腿自然下垂，双上肢抱于胸前，并低头弓腰。麻醉护士站在患者对面，双手扶握患者双肩，适当用力抵住患者，避免其向前倾倒。

（2）骶管阻滞麻醉：穿刺体位有侧卧位及俯卧位两种，临床上主要采取侧卧位，侧卧体位摆放同硬膜外腔阻滞麻醉。俯卧位穿刺应注意放置体位垫，使患者处于较为舒适，可较长时间配合的状态。

（3）蛛网膜下腔麻醉：穿刺体位有侧卧位及坐位两种，临床上多选用侧卧位，体位摆放同硬膜外腔阻滞麻醉。

（4）蛛网膜下腔-硬膜外腔联合阻滞麻醉：穿刺体位有侧卧位及坐位两种，临床上多选用侧卧位，体位摆放同硬膜外腔阻滞麻醉。

8.协助医师选取穿刺部位

（1）硬膜外腔阻滞麻醉：一般选取支配手术范围中央的脊神经相应椎间隙作为穿刺点。

（2）两骶角连线的中点即为骶管阻滞麻醉穿刺点。

（3）蛛网膜下腔麻醉：成人可选择 L2～3 及以下腰椎间隙穿刺，此处蛛网膜下腔较宽，且脊髓也于此处形成终丝。小儿需在 L3～4 及以下腰椎间隙穿刺。

（4）蛛网膜下腔-硬膜外腔联合阻滞麻醉：单点穿刺常选用 L2～3 或 L3～4 棘突间隙进行穿刺；两点穿刺需根据手术部位先选择一椎间隙

行硬膜外腔穿刺置管，然后再选择 L2 ～ 3 或 L3 ～ 4 棘突间隙进行穿刺。目前此麻醉方式主要应用于成人。

9. 配合穿刺点消毒 麻醉医师打开一次性硬膜外穿刺包（或腰麻包），注意无菌操作，麻醉护士倒适量消毒液至消毒盒内。麻醉医师消毒穿刺点周围皮肤，消毒范围两边至腋中线，头侧和尾侧消毒边缘距穿刺点 15 cm 以上。骶管阻滞麻醉区域消毒应注意最后再消毒会阴区域。

10. 穿刺操作配合 操作医师穿刺过程中，麻醉护士应协助其密切观察患者生命体征和意识状态。发现异常情况应及时向主责麻醉医师汇报。尤其是在注射局麻药物过程中注意观察患者反应，警惕出现局麻药毒性反应。硬膜外腔阻滞麻醉操作完毕需协助操作医师固定硬膜外腔导管，固定导管时注意避免打折，朝向头端摆管，粘贴导管时注意避开脊椎棘突及肩胛骨，以免患者平卧时压闭导管。患者变动体位时注意保护导管，避免硬膜外腔导管脱出。操作完毕后清理用物，注意利器及污染物分类放置。

11. 遵医嘱测定麻醉平面 椎管内麻醉阻滞平面测定对于决定患者是否能开始实施手术至关重要，因此需要准确地进行阻滞平面测定。需根据应用的局麻药起效时间，决定测定平面的时间。椎管内麻醉的阻滞平面会因局麻药物对神经纤维的阻滞作用时间不同，而形成一定的阻滞顺序。正常出现阻滞的顺序为：血管舒缩神经纤维→寒冷刺激→温感消失→对不同温度的辨别→慢痛→快痛→触觉消失→运动麻痹→压力感觉消失→本体感觉消失。由此可见，最快捷的测定阻滞平面的方法即为用酒精或碘伏棉签等测定寒冷刺激反应。平面测定完毕后洗手并完善记录。

12. 协助术中管理 硬膜外阻滞麻醉需根据手术时长，遵医嘱适时通过硬膜外腔导管追加局麻药物。在麻醉医师注药过程中，护士应严密观察患者反应，发现异常应立即停止注入，同时向责任麻醉医师汇报，遵医嘱行相应处理。

13. 术后处理及访视 术后随访时应注意穿刺部位有无出血、渗出等，按需及时更换辅料。如遇到异常情况，应及时告知主责麻醉医师。

四、注意事项

1. 实施椎管内麻醉的患者常出现血压下降和心率减慢等生命体征变化。都必须常规监测心电图、无创血压和脉搏血氧饱和度。由于操作医师常位于患者的背面，不便对患者状况进行观察，因此操作过程中麻醉护士应更加注意密切观察患者的意识、呼吸以及循环状况，发现问题应及时向操作医师进行汇报，必要时遵医嘱应用血管活性药物进行处理。

2. 椎管内麻醉的成功实施离不开良好的操作体位，体位摆放时应注意按照操作步骤中的要求进行。操作前充分与患者交流沟通，告知摆放体位的重要性，以及如何配合摆放体位。对于患者有肢体外伤、骨折等情况，不便自行配合体位者，可遵医嘱使用镇静、镇痛等麻醉药物后由医护人员协助其摆放穿刺体位。

3. 椎管内麻醉操作过程中患者可能会出现腰背部疼痛不适，或突然出现下肢麻木及触电样异感。麻醉护士应主动与患者沟通交流，告知其可能出现的异常感觉，并及时获取患者主诉信息，遵医嘱予以追加镇静、镇痛等麻醉药物处理，使患者能够配合穿刺操作。遇到穿刺操作不顺利时，应主动关心患者，稳定患者情绪，尽量避免其主动拒绝操作配合。

4. 椎管内麻醉常需使用较大剂量的局麻药物，血管内误注或注射部位局麻药液吸收过快等，均可造成患者出现局麻药毒性反应，应予以重视。

5. 大量局麻药物误注入蛛网膜下腔会造成全脊麻，使患者出现广泛的感觉和运动神经阻滞，甚至全部脊神经及脑神经都被阻滞。全脊麻是非常严重的椎管内麻醉并发症，患者呼吸和循环系统都会发生明显改变。如考虑发生全脊麻，应立即配合麻醉医师建立人工气道控制通气，并通过加速补液及使用血管活性药物等维持循环稳定。如发生心搏骤停，应立即配合进行心肺复苏。

6. 恶心和呕吐是椎管内麻醉较为常见的并发症，常伴随低血压时出现，尤其是产科患者更易出现，麻醉过程中应注意监测循环状况，发生恶心呕吐时注意及时吸引，避免患者出现误吸。对于反应强烈的患者可遵医嘱给予止吐药物处理。

7. 呼吸抑制主要是由于阻滞平面过高引起。麻醉过程中应注意给予患者鼻导管或面罩吸氧，必要时遵医嘱配合加压面罩辅助通气或建立人工气道控制通气。

8. 椎管内血肿是实施椎管内麻醉后非常罕见的一种并发症，一旦出现而又未及时处理，则后果严重。临床表现为在 12 h 内出现严重背痛，短时间后即出现肌无力及括约肌功能障碍，最后发展到完全性截瘫。该并发症的转归主要是看能否及时发现和及时处理。因此，椎管内麻醉应术后尽早访视患者，访视时应关注是否有椎管内血肿发生的表现，比如麻醉平面减退缓慢或反而阻滞平面增加等。发现异常及时通知主责麻醉医师。在 8～12 h 内行手术减压处理，患者的神经功能多数可恢复良好。

9. 严格无菌操作，注意患者术前是否有全身感染迹象，以及按时消毒更换伤口敷料等可很大程度降低感染发生的概率。椎管内麻醉穿刺口术后需无菌敷料覆盖，24 h 后去除敷料，观察穿刺口无红肿、疼痛及渗出等即可。如留置硬膜外腔导管进行术后镇痛治疗，则需注意观察穿刺口敷料，必要时予以消毒更换处理。硬膜外腔导管留置时间不宜过长，避免增加感染机会。访视发现穿刺口有异常则及时向麻醉医师汇报，并配合积极处理。

10. 如行硬膜外腔麻醉穿刺时发生刺破硬脊膜，则术后 12～72 h 患者可能因脑脊液压力降低而出现头痛。一般嘱患者去枕平卧 2～3 日，积极补液治疗处理即可缓解。必要时向麻醉医师汇报，再行进一步处理。

11. 脊髓或神经损伤是极为少见的并发症，一般在操作时即可发现，如术后访视中发现患者阻滞区域感觉或运动异常情况，则应及时向麻醉医师汇报，可请神经内科会诊，进一步诊治处理。

12. 尿潴留是椎管内麻醉可能发生的并发症，一般椎管内麻醉需常规行导尿处理，术后待麻醉平面消除后再拔除导尿管，并观察患者排尿是否正常。硬膜外腔导管拔除困难是硬膜外腔阻滞麻醉中较少见的情况，发生时避免暴力处理，可使患者变换体位后再尝试拔管，如仍有困难或出现异常情况，需向主责麻醉医师汇报再遵医嘱处理。

五、评分标准

椎管内麻醉护理配合操作考核评分表

监考人： 考核时间：

步骤和操作要求	姓 名				
着装、仪表符合要求、评估					
洗手，戴口罩，物品准备齐全					
核对患者信息、手术部位、手术方式、禁食水时间、过敏史					
向患者解释操作目的，为患者正确连接心电监护（心电图、血压、血氧饱和度）					
遵医嘱为患者吸氧，并调节氧流量，告知注意事项					
遵医嘱抽药，贴标签，三查七对，二人核对					
检查一次性硬膜外包有效期及包装，打开，置于无菌操作台上					
协助患者摆放体位，注意保暖及保护隐私					
口述"侧卧位"与"坐位"时的操作体位					
选择穿刺部位，配合穿刺点消毒（口述消毒范围）					
保持患者正确体位，观察患者生命体征					
操作完毕，协助患者取平卧位、盖好衣被					
测定麻醉平面并记录					
协助术中管理，遵医嘱追加麻醉药物					
操作完毕，整理用物、洗手					
提问					
完成时间					
扣分					
总分					

注：1. 操作考核总分100分，90分（含）以上为达标。

2. 操作完成时间15 min，每超时1 min扣1分

附：椎管内麻醉护理配合操作考核提问内容

1. 椎管内麻醉定义及分类

将麻醉药物注入椎管的蛛网膜下腔或硬膜外腔，脊神经根受到阻滞使该神经根支配的相应区域产生麻醉作用，统称为椎管内麻醉。根据注入位置不同，可分为蛛网膜下腔阻滞麻醉（又称脊麻或腰麻）、硬膜外腔阻滞麻醉、腰硬联合麻醉、骶管阻滞麻醉。

2. 椎管内麻醉对机体的影响

（1）椎管内麻醉阻滞交感神经后，使血管床容积增大，回心血量减少，心排血量下降，因而容易引起低血压。低血压的发生率与下降幅度，与交感神经节前纤维被阻滞的平面有关，感觉阻滞平面在 T12 以下者，血压下降发生率较低，平面愈高，发生率愈高。因此，椎管内麻醉前应先进行静脉输液扩容。

（2）椎管内麻醉对通气的影响取决于阻滞平面，低位脊麻对通气影响不大，随着阻滞平面上移，肋间肌麻痹广泛，便可能引起通气不足，当阻滞平面上达颈部时，由于膈神经被阻滞，可发生呼吸停止。此外，高位脊麻因减少回心血量，肺动脉压下降，肺血容量减少，肺泡无效腔增大，可使 PaO_2 降低，而 $PaCO_2$ 仅轻度上升。支配支气管平滑肌的交感神经纤维来源于 C4～5 脊段，脊麻平面过高，有可能诱发支气管痉挛。

（3）腰骶段的交感神经阻滞后，尿道括约肌收缩，而逼尿肌松弛，可产生尿潴留。故腰骶段阻滞麻醉，一般需留置导尿管 1～2 天。

第 13 节　神经阻滞麻醉护理配合

神经阻滞麻醉是将局麻药物注入神经干、丛、节的周围，阻断冲动传导，使其所支配的区域产生镇痛及肌松作用的麻醉方法。神经阻滞麻醉方法只需通过局部注射，即可产生较大区域的麻醉效果，而无显著全身影响，对于实施四肢手术以及头颅、躯干等部位表皮的镇痛，都具有很大的麻醉优势。但该麻醉方法也有引起严重并

视频 13　神经阻滞
麻醉护理配合

发症的可能，故操作时必须熟悉局部解剖，了解穿刺针进针路径需要经过的组织，以及附近的血管、脏器和体腔等情况。

　　常用的神经阻滞部位有，头面部神经、颈丛、臂丛、肋间神经、椎旁间隙、腹直肌鞘、腹横筋膜间隙、腰丛、髂筋膜间隙、股神经、股外侧皮神经、闭孔神经、隐神经、骶丛及坐骨神经等。由于神经阻滞麻醉具有良好确切的镇痛效果、并发症少等优点以及近些年神经刺激仪和超声技术的普及，所以临床上开展神经阻滞麻醉的例数在不断增多。麻醉护士也越来越多地参与到神经阻滞麻醉的配合过程中，对提升工作效率和提高麻醉质量都起到了积极的作用。神经阻滞的适应证主要取决于手术范围、手术时间、患者的精神状态及合作程度，只要手术部位局限于某一或某一些神经干（丛）所支配的范围，并且一次阻滞时间能满足手术的需要，均可成为神经阻滞的适应证。神经阻滞既可单独应用，也可与其他麻醉方法，如基础麻醉、全身麻醉等联合应用。另外神经阻滞对于进行围术期镇痛治疗等也非常适用。但是穿刺部位有感染、肿瘤、严重畸形致解剖变异、有凝血功能障碍、对局麻药过敏、不能或拒绝穿刺配合以及既往有过电击伤或相关神经功能损伤等病史的患者，应视为神经阻滞的禁忌证。

一、目的

　　配合麻醉医师将一定量局麻药液注射到相应外周神经干附近，通过阻断神经冲动的传导，使该部位神经支配的区域产生麻醉效果，满足手术或镇痛的需要。在麻醉过程中观察各项监测指标及患者病情变化，及时发现异常并汇报特殊情况，尽量减少患者发生意外的概率，降低麻醉并发症的发生率，提高手术麻醉的安全性。

　　刺激仪原理：神经刺激仪的工作原理为通过电流刺激混合神经，引发相应的肌肉收缩，并以此作为神经定位的标志。神经刺激仪通过将小电流脉冲经外周神经阻滞针传导，进而确定针尖附近的神经位置。当带有电流的针尖接近神经干时，该神经所支配的肌群即产生有节律的收缩运动，在这种情况下，针尖并未接触到神经干，因而不易造成神经损伤。

二、用物（图 4-14）

物品名称	数量	物品名称	数量
1. 麻醉机	1 台	11. 安尔碘消毒液	1 瓶
2. 监护仪	1 台	12. 记号笔	1 根
3. 神经刺激针	1～2 根	13. 软尺	1 个
4. 神经刺激仪	1 台	14. 超声	1 台
5. 一次性注射器	若干	15. 耦合剂	1 瓶
6. 生理盐水 100 ml	1 袋	16. 无菌手套	1 副
7. 一次性超声探头隔离套	1 个	17. 消毒包	1 个
8. 免洗手消毒液	1 瓶	18. 常用急救药品	
9. 2% 盐酸利多卡因注射液	1 支	19. 常用插管物品	
10. 盐酸罗哌卡因注射液	1 支		

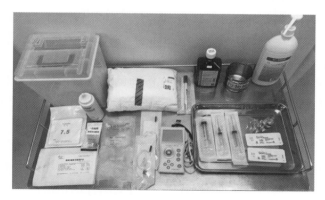

图 4-14　神经阻滞麻醉护理配合操作用物

三、操作步骤

1. 检查物品准备：监护仪、气管插管物品、神经刺激仪等是否处于备用状态。如需使用超声，则将超声仪器放置于操作医师的对侧，超声屏幕朝向操作医师，连接超声电源，准备好要使用的探头（常用高频线阵探头或低频突阵探头）。

2. 洗手，遵医嘱查对并抽取配制局麻药液，贴好标签，与操作医师行二人核对。

3. 为患者连接多功能监护仪，给予鼻导管或面罩吸氧。查看静脉通路是否通畅。

4. 常规行术前三方核查，尤其是手术部位，向患者解释操作目的并嘱咐患者配合。

5. 遵医嘱给予患者镇静、镇痛等麻醉药物。

6. 神经阻滞护理配合：因神经阻滞种类较多，下面以常用的腰丛＋坐骨神经阻滞（后路法）配合为例说明。

（1）协助患者摆侧卧位，患侧肢体在上，屈髋 $30° \sim 50°$，屈膝 $90°$，健侧下肢伸直，两下肢间可垫一薄海绵垫增加患者舒适度，充分暴露背部和臀部操作区域。将患者身体前侧的床档拉上固定好，安排专人在此看护。为患者垫好头圈，询问体位是否舒适。固定体位后告知患者勿随意挪动身体，有不适感及时告知麻醉医师。

（2）协助麻醉医师进行定位：用记号笔标出骨性标记的体表位置，用软尺进行测量并标记穿刺点。腰丛＋坐骨神经阻滞常用标记点有 L4 棘突、髂后上棘、股骨大转子、坐骨结节和骶管裂孔。

（3）查看消毒液有效期，为操作医师倒取适量消毒液，对两处穿刺点进行常规消毒并铺洞巾。消毒范围为以穿刺点为中心，半径至少 15 cm 区域。消毒次数需符合消毒液的说明要求。

（4）协助麻醉医师抽吸局麻药并再次核对，注意无菌操作。

（5）如使用超声，需协助麻醉医师套装一次性超声探头隔离套。一手执超声探头手柄，探头面朝上，涂抹适量耦合剂，由操作医师将一次性超声探头隔离套自上而下套入，协助固定该无菌套的末端，操作过程应注意无菌原则。

（6）遵医嘱选取合适型号神经刺激针（常用型号 D120），查看有效期，打开外包装递给操作医师。麻醉护士打开神经刺激仪电源，查看神经刺激仪工作状态是否正常。在患者同侧肢体远端粘贴电极并与刺激仪连接，频率设置为 $1 \sim 2$ Hz，将电流刺激强度调至 1 mA。遵医嘱根据肌肉刺激反应逐渐减少电流强度，一般 0.3 mA 时仍有肌肉微弱收缩可以注入局麻药。注药前先回抽，无回血再注药，以防局麻药液入血。注药过程中麻醉护士应密切关注患者意识状态及生命体征。

（7）如麻醉医师选择在神经阻滞部位置管，便于术中追加局麻药物及术后镇痛治疗，则需协助其用无菌敷料固定导管，将导管外接口用无菌辅料包包裹后，固定于不影响患者体位摆放的位置。术毕查看置管位置，并根据需要拔出导管或安置镇痛泵。

（8）整理用物。协助患者取平卧位，用寒冷刺激反应方法测定神经阻滞区域麻醉效果，查看阻滞区域是否全面。

7. 洗手，记录。

四、注意事项

1. 注意不同局麻药液的配制。神经阻滞麻醉中经常需要使用多种不同浓度的局麻药液，准备前应与麻醉医师沟通，遵医嘱配制所需浓度的局麻药液。根据需要的浓度和剂量，选择合适浓度的局麻药原液进行配制。如需要配制 0.4% 的罗哌卡因 50 ml，则选用 1% 的盐酸罗哌卡因 10 ml×2 支，用 30 ml 生理盐水稀释至总量 50 ml 即可。注意稀释药液时应先抽取足量生理盐水，再抽取备好的局麻药原液。配制完成后及时粘贴标签，注明配制药液的名称及浓度或剂量。

2. 操作全程注意观察患者意识状态及生命体征变化，如发现异常应立即汇报并配合积极处理。

3. 术毕再次测定神经阻滞区域，向患者解释局部麻醉效果可能持续的时间，及需继续禁食水时间。

4. 进行术后随访。神经阻滞置管进行术后镇痛的患者，术后随访时应注意穿刺部位有无出血、渗出、血肿等，按需及时更换辅料，镇痛完毕后尽早拔除导管，消毒后用敷料粘贴穿刺口。如遇到异常情况，应及时告知主责麻醉医师。

五、评分标准

神经阻滞麻醉护理配合操作考核评分表

监考人： 考核时间：

步骤和操作要求	姓 名				
着装、仪表符合要求					
洗手，戴口罩，物品准备齐全					
遵医嘱配置药品，贴标签，二人核对					
携用物至床旁，解释，核对患者信息、手术部位					
为患者连接心电监护（心电图、血压、血氧饱和度），吸氧，检查静脉输液通路					
协助患者摆放体位，注意保暖及保护隐私					
协助医师进行穿刺点定位，倒取适量消毒液、					
打开一次性超声隔离套并包裹超声探头，涂抹耦合剂					
检查并打开神经刺激针，连接神经刺激仪，打开刺激仪电源开关，检查仪器工作状态、					
在患者同侧肢体粘贴电极，调节频率为 $1\sim2$ Hz、电流刺激强度为 1 mA，遵医嘱调节电刺激强度，观察肌群运动情况、					
注药过程中密切观察患者生命体征，谨防局麻药入血反应					
协助医师妥善固定置入导管					
协助患者取平卧位，测定区域阻滞效果					
整理衣被，交代注意事项					
操作完毕整理用物，洗手，记录					
提问					
完成时间					
扣分					
总分					

注：1. 操作考核总分 100 分，90 分（含）以上为达标。

2. 操作完成时间 15 min，每超时 1 min 扣 1 分

附：神经阻滞麻醉护理配合操作考核提问内容

1. 神经刺激仪的工作原理

刺激仪的工作原理为通过电流刺激混合神经，引发相应的肌肉收缩，并以此作为神经定位的标志。神经刺激仪通过将小电流脉冲经外周神经阻滞针传导，进而确定针尖附近的神经位置。当带有电流的针尖接近神经干时，该神经所支配的肌群即产生有节律的收缩运动，在这种情况下，针尖并未接触到神经干，因而不易造成神经损伤。

2. 如何配制 0.4% 浓度的罗哌卡因药液

如需要配制 50 ml，则选用 1% 的盐酸罗哌卡因 10 ml×2 支，用 30 ml 生理盐水稀释至总量 50 ml 即可。注意稀释药液时应先抽取足量生理盐水，再抽取备好的局麻药原液。配制完成后及时粘贴标签，注明配制药液的名称及浓度或剂量。

3. 腰丛＋坐骨神经阻滞（后路法）体位如何摆放

协助患者摆侧卧位，患侧肢体在上，屈髋 30°～50°，屈膝 90°，健侧下肢伸直，两下肢间可垫一薄海绵垫增加患者舒适度，充分暴露背部和臀部操作区域。将患者身体前侧的床档拉上固定好，安排专人在此看护。

第 14 节　气管导管拔除

一、目的

气管导管拔除是将患者的气管导管通过口腔或鼻腔拔出气管内的一种操作方法。

视频 14　气管导管拔除

二、用物（图 4-15）

物品名称	数量	物品名称	数量
1. 无菌吸痰罐	1 个	4. 吸痰管	数根
2. 生理盐水 500 ml	1 瓶	5. 简易呼吸器	1 个
3. 负压吸引器装置	1 套	6. 清洁纱布	1 块

物品名称	数量	物品名称	数量
7. 10 ml 注射器	1 个	10. 医疗垃圾桶	1 个
8. 开瓶器	个	11. 免洗手消液	1 瓶
9. 污物罐	1 个		

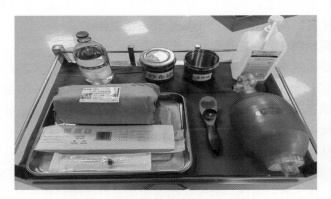

图 4-15　气管导管拔除操作用物

三、操作步骤

1. 操作者洗手，戴口罩。

2. 检查无菌吸痰罐有效期及外包装有无潮湿破损，打开包布，取出无菌吸痰罐。

3. 检查生理盐水有效期，按无菌操作法倒入吸痰罐内约 200 ml 生理盐水。

4. 检查吸痰管型号及有效期。携用物至患者床旁。

5. 向患者解释操作目的，以取得合作。

6. 检查负压吸引装置性能。

7. 将吸痰管内的手套分离至顶端撕开取出，双手将手套打开，左手拿一角，右手戴手套，将垫纸放于患者嘴角下方。

8. 取出吸痰管与吸引气管连接，打开负压调节 80 ～ 120 mmHg，从吸痰罐内吸少量盐水湿润。

9. 确认患者生命体征平稳，可以进行吸痰操作。在无吸力状态下将吸痰管平稳迅速放入气管导管内（吸痰管放入长度比气管导管长 1 ～ 2 cm），左手拇指按住侧孔，右手持管慢慢旋转向上退出，每次吸引不超过 10 ～ 15 s。

10. 气管导管内痰液吸干净后，揭开固定气管导管的胶布，再吸净口腔内的分泌物。

11. 将吸痰管缠绕与右手与吸引管分离，冲洗吸引管，关闭负压，右手手套反转脱去的同时将吸痰管包裹。

12. 将简易呼吸器与气管导管连接，嘱患者深吸气同时膨肺数次，用注射器回抽气囊内的气体，嘱患者张嘴，迅速拔出气管导管和牙垫，放在避污纸上，嘱患者有效咳嗽（图 4-16）。

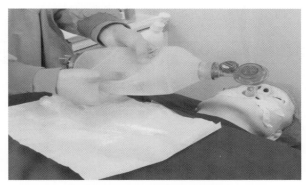

图 4-16　气管导管拔除膨肺操作

13. 撤掉颌下垫巾，用纱布擦净口角分泌物，为患者吸氧。

14. 观察患者生命体征。

15. 整理用物，洗手记录。

四、注意事项

1. 拔管前评估气道和常见问题。

2. 拔管前严格掌握拔管指征，床旁备好急救物品。

3. 拔管前给予患者较高浓度氧流量，吸氧 3 ～ 5 min，以减少低氧血症的发生可能。

4.拔管时严密观察患者生命体征，出现严重的拔管反应时立即呼叫医师来处理。

5.拔管后协助患者有效咳嗽，叩背，排痰，避免术后肺不张的发生。

五、评分标准

气管导管拔除操作考核评分表

监考人：　　　　　考核时间：

步骤和操作要求	姓　名				
着装、仪表、举止符合要求，评估拔管指征					
洗手，戴口罩，物品准备齐全					
检查无菌吸痰罐，准备 0.9% 氯化钠溶液，打开瓶盖，倒入吸痰罐内约 200 ml，注明开启时间					
选择合适型号吸痰管，检查有效期					
携用物至床旁，核对患者信息，解释操作目的，检查吸引装置性能					
打开吸痰管，右手戴手套，避污纸垫于颌下，吸痰管与负压吸引管连接、打开负压、调节负压 80 ～ 120 mmHg，润滑吸痰管前端					
确认患者生命体征平稳，可以吸痰。无吸力下放入吸痰管、左手拇指按侧孔、右手旋转提拉退出（口述：吸痰管进入长度比气管导管长 1 ～ 2 cm，每次吸痰不超过 15 s，连续吸痰不超过 3 min）					
揭开胶布，吸口腔内痰液					
吸痰管与吸引器分离，将吸痰管缠绕在右手上，包裹已污染的吸痰管，污染物置于垫巾上，冲洗吸引器皮管，关闭负压					
简易呼吸器与气管导管连接，嘱患者吸气，膨肺 2 ～ 3 次，观察生命体征					

步骤和操作要求	姓　名				
回抽套囊内空气，拔出气管导管，嘱患者有效咳嗽，吸氧，观察生命体征					
撤掉垫巾，清洁颌面部污迹，整理用物，垃圾分类					
洗手，记录					
提问					
完成时间					
扣分					
总分					

注：1. 操作考核总分 100 分，90 分（含）以上为达标。

　　2. 操作完成时间 7 min，每超时 1 min 扣 1 分

附：气管导管拔除操作考核提问内容

1. 吸痰顺序

先吸气管内分泌物，再吸口腔、鼻腔的分泌物。

2. 吸痰管插入深度

经鼻 20 ～ 25 cm；经口 14 ～ 16 cm，气管切开套管插管 10 ～ 20 cm，经气管导管插管 10 ～ 25 cm，原则上应超过气管导管长度 1 ～ 2 cm 为宜。

第 15 节　常用麻醉体位护理

施行麻醉前，麻醉护士应协助麻醉医师摆好患者体位，以利于各种麻醉操作的顺利进行，同时减少不必要的裸露，保护患者的皮肤及机体功能。

一、目的

麻醉护士协同麻醉医师共同安置患者体位，以保证患者呼吸道通畅，维持循环系统的稳定，便于麻醉医师

视频 15　常用麻醉体位护理

操作，尽量避免神经损伤或骨突出部位皮肤受压。

二、用物（图 4-17）

物品名称	数量	物品名称	数量
1.各种体位垫	若干	4.头圈	1个
2.各种体位架	若干	5.脚圈	2个
3.约束带	4～5条		

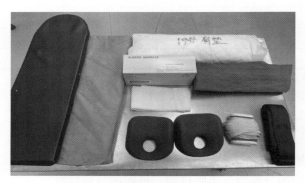

图 4-17　常用麻醉体位护理操作用物

三、操作步骤

1. 全麻气管插管去枕仰卧位　全身麻醉诱导期常用体位。有利于开放气道，暴露声门，便于气管插管操作。

操作步骤：使患者仰卧，头后仰，抬高下颌。双上肢靠近体侧，如动脉置管则为一侧上肢垫支臂板，固定上肢。

2. 椎管内麻醉穿刺侧卧位　为椎管内麻醉穿刺患者摆放的体位。

操作步骤：与操作医师共同协助患者翻身侧卧，嘱患者双下肢屈曲，双手抱膝，大腿贴近腹部，头尽量屈向胸部，使腰背部向后弓成弧形，使棘突间隙充分张开便于穿刺。注意使患者背部与操作床面垂直，并尽量与床边缘平齐。麻醉护士站于患者腹侧，辅助患者保持体位，并保护患者防止坠落。

3. 中心静脉穿刺头低脚高位 为患者进行中心静脉穿刺时摆放的体位。

操作步骤：患者麻醉后，麻醉护士为患者去枕平卧，头转向对侧。将床头调低 12°～ 15°，使其成为头低脚高位。口述：变换头位时注意保护患者人工气道，避免打折或脱出。

四、注意事项

1. 安置患者仰卧位时应使患者舒适，能下喉镜即可，不应过度头后仰。颈椎损伤患者不得搬动患者头部。

2. 椎管内穿刺侧卧位时，应使患者腰背弯曲，使患者背部与操作床面垂直，尽量双膝往胸部跪，充分拉开棘突间隙，以利于定位和穿刺。麻醉护士要站于患者腹侧，扶住患者双肩，保护患者安全。

3. 在俯卧位全麻下手术时，应特别注意呼吸道的管理，气管插管不宜过浅，导管的固定一定要牢靠，避免导管脱出或发生导管扭折。

4. 在改变体位的前后都要听诊以确保气管导管位置正确。麻醉期间应监测有效通气量、气道压、$P_{ET}CO_2$ 及 SpO_2，如发生通气不足、气道压过高或氧合障碍，应迅速查明原因，如是否发生导管脱出、过深或扭折，或因患者的体位发生改变而严重限制胸廓的扩张等。此外，麻醉和手术期间，应经常检查患者的体位有无变化、支撑点是否改变、有无压迫易损部位或器官（如眼球）等，以免发生严重并发症。

五、评分标准

常用麻醉体位护理操作考核评分表

监考人：　　　　　考核时间：

步骤和操作要求	姓 名			
着装、仪表、举止符合要求				
洗手，戴口罩，物品准备齐全				
全麻气管插管去枕仰卧位：患者去枕，头后仰，抬高下颌				
收拢双上肢靠近体侧（口述：如动脉置管则为一侧上肢垫支臂板）				

续表

步骤和操作要求	姓　名				
椎管内麻醉穿刺：侧卧位；协助患者翻身侧卧、双下肢屈曲，双手抱膝，大腿贴近腹部，头曲向胸部，腰背部向后弓成弧形，患者背部与操作床面垂直，与床边缘平齐。麻醉护士站于患者腹侧保护患者防止坠落					
中心静脉穿刺：头低脚高位；患者麻醉后，麻醉护士为患者去枕平卧，头转向对侧。将床头调低 12°～15°，使其成为头低脚高位					
保持各种管路通畅，排放有序，标识清楚					
检查全身骨突处、眼耳口鼻是否受压					
洗手，记录					
提问					
完成时间					
扣分					
总分					

注：1. 操作考核总分 100 分，90 分（含）以上为达标。

　　2. 每漏做一项扣除 2 分

附：麻醉体位护理操作考核提问内容

椎管内麻醉穿刺置管体位摆放要点

与操作医师共同协助患者翻身侧卧，嘱患者双下肢屈曲，双手抱膝，大腿贴近腹部，头尽量屈向胸部，使腰背部向后弓成弧形，使棘突间隙充分张开便于穿刺。注意使患者背部与操作床面垂直，并尽量与床边缘平齐。指导手术医师站于患者腹侧，辅助患者保持体位，并保护患者防止坠落。

第 16 节　留置鼻胃管操作术

一、目的

供给不能经口进食的患者流质食物、水分及药物。适用于昏迷、口腔疾患、食管狭窄、食管气管瘘、拒绝进食的患者，以及早产儿、病情危重的婴幼儿和某些手术或肿瘤患者。

视频 16　留置鼻胃管操作术

二、用物（图 4-18）

物品名称	数量	物品名称	数量
1. 垫巾	1 块	7. 胶布	1 圈
2. 胃管	1 根	8. 听诊器	1 个
3. 石蜡油	1 支	9. 负压引流瓶	1 个
4. 注射器	1 个	10. 医疗垃圾桶	1 个
5. 纱布	2 块	11. 免洗手消液	1 瓶
6. 棉签	1 包	12. 手套	1 副

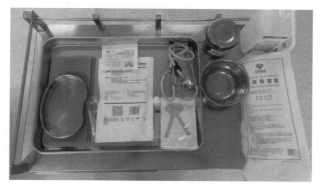

图 4-18　留置鼻胃管操作用物

三、操作步骤

1. 查对床号、姓名，向患者解释操作目的，以取得合作。
2. 摆体位，协助患者取坐位、半坐位或平卧头后仰位。

3. 取垫巾放患者胸前，弯盘放倾下垫巾上（坐位时由患者或他人协助持盘）。

4. 右手示指分别按压两侧鼻翼查看鼻腔是否通畅。

5. 取棉签蘸水，清洁双鼻腔。

6. 插胃管

（1）戴清洁手套。

（2）测量置入胃管长度，由鼻尖经耳垂至胸骨剑突下，为 45～55 cm。

（3）取液状石蜡油润滑胃管前端。

（4）左手取纱布托住胃管，右手持胃管前端沿一侧鼻孔缓缓插入，直至鼻咽部时嘱患者做吞咽动作（如为昏迷患者应将其头部抬高并略向前倾），将胃管向下送至所量长度。

（5）取 10 ml 注射器连接胃管，抽吸胃内容物，抽出胃液证明在胃中，也可将听诊器放在剑突下，用注射器向胃内注入 10 ml 空气，如能听到气过水声，也可证明胃管在胃中，置管即完成。

7. 固定胃管

（1）取 5 cm 长胶布 1 条，将胶布一端从中间剪开 3 cm 交叉固定于胃管上，另一端固定于鼻尖部。

（2）取 2 cm 长胶布 1 条，贴于鼻尖胶布上，再取 2 条 5 cm 长胶布固定于耳背及贴于耳垂上。

8. 连接负压引流瓶，保持负压状态，用曲别针固定。

9. 取下弯盘及垫巾，脱手套。

10. 协助患者取舒适卧位，整理床单位。

11. 垃圾分类处理。

12. 洗手，记录。

四、注意事项

1. 插管动作应轻柔，避免损伤食管黏膜。

2. 食管静脉曲张的患者不宜置入胃管。

3. 置管过程中如患者发生呛咳、呼吸困难、发绀等表示胃管被错误置入气管内，应立即将胃管拔出，待患者休息片刻后再重新置入。

五、评分标准

留置胃管护理操作考核评分表

监考人：　　　　　　　考核时间：

步骤和操作要求	姓 名				
着装、仪表、举止符合要求					
洗手，戴口罩，物品准备齐全					
查对床号、姓名，向患者解释操作目的					
协助患者取平卧头后仰位					
胸前置垫巾弯盘					
检查、清洁鼻腔					
戴手套测量胃管长度					
润滑胃管前端					
插管至鼻咽部时嘱患者做吞咽动作					
确定胃管位置					
固定胃管					
连接、固定引流瓶，保持负压状态					
脱手套，整理床单位，垃圾分类					
洗手，记录					
提问					
完成时间					
扣分					
总分					

注：1. 操作考核总分 100 分，90 分（含）以上为达标。

　　 2. 操作时间 5 min，每超时 1 min 扣 1 分

附：留置胃管护理操作考核提问内容

1. 胃管是否在胃内的检查方法

取 10 ml 注射器连接胃管，抽吸胃内容物，抽出胃液证明在胃中；也可将听诊器放在剑突下，用注射器向胃内注入 10 ml 空气，如能听到气过水声，也可证明胃管在胃中，置管即完成。

2. 昏迷患者如何提高置管成功率

胃管置入鼻咽部时，应将昏迷患者头部抬高并略向前倾。

第 17 节 心电监护

一、目的

视频 17　心电监护

监测患者生命体征，观察病情变化，为制订治疗、护理方案提供客观资料。

二、用物（图 4-19）

物品名称	数量	物品名称	数量
1. 床旁监护仪	1 台	5. 污物罐	1 个
2. 心电监护导联线	若干	6. 护理记录单	1 份
3. 电极片	1 包	7. 笔	1 支
4. 纱布罐	1 个	8. 免洗手消液	1 瓶

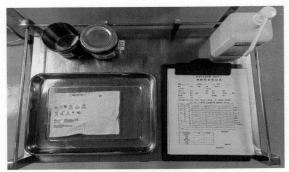

图 4-19　心电监护操作用物

三、操作步骤

1. 操作者洗手、戴口罩。

2. 携用物至床旁，查对患者床号、姓名。

3. 固定监护仪，接通电源，打开监护仪电源开关。

4. 连接电极片与心电监护导联线。

5. 解开患者衣扣，清洁放置电极片部位皮肤，将电极片按照正确的位置贴于患者相应部位。

6. 将监测血压袖带按照测量血压的要求正确系于患者上臂（避免与静脉通路同侧）。

7. 将无创血氧饱和度指夹夹在患者示指末端（勿在测血压同侧）。

8. 根据患者情况，选择心电监测导联，调节心电示波适宜波幅，打开各项监测项目报警开关，设定各监测项目报警线（考核时需报出各监测项目的上下限：心率 60 ～ 100 次 / 分，血压收缩压 90 ～ 140 mmHg，舒张压 60 ～ 90 mmHg，呼吸 12 ～ 24 次 / 分，血氧饱和度 95% ～ 100%）。

9. 选择血压监测方式（自动或手动），如选择自动，应设定测量间隔时间，为患者测量血压。

10. 检查监护仪工作状态，观察患者各项监测指标并记录。

11. 向患者交代注意事项。（×××，心电监测给您接上了，可以随时监测您的心率、血压、呼吸和氧饱和度，您的手不要随意碰这些导线，以免影响数值。）

12. 遵医嘱停止监测，向患者解释说明。（×××，您的病情已稳定，不需要再监测了，我把这些导线撤了。）关闭监护仪电源开关，依次撤离各种监测导联线及电极片。

13. 清洁患者皮肤，整理患者衣服盖被，协助患者取舒适卧位。

14. 整理用物，洗手。

四、注意事项

1. 皮肤清洁不彻底导致电极固定不良或脱落，操作时应正确安放电极位置，必要时用酒精使皮肤脱脂（对酒精过敏者可用清水），减少皮肤电阻，电极应与皮肤密切接触，出汗时应擦干净。

2. 防止皮肤对电极片过敏或长时间使用造成皮肤损伤。手术时间过长患者应注意更换电极片，特别是老年患者，皮肤易过敏且防御能力较差，应根据不同情况及时按需更换。揭除电极片时动作要轻柔，用湿纱布擦净表面皮屑及油脂，如需长期监护应适当更换粘贴部位。较长的导联线要合理约束，防止压于身下或与皮肤摩擦。

3. 心电监护仪出现错误报警。监护仪报警时先查看报警原因，再有针对性检查报警故障来源，然后处理相应的问题。常见误报警原因如下：

（1）各参数上、下限调整不合适。上限设置过低，下限设置过高均可出现频繁报警。

（2）心肌梗死急性期及高血钾患者，由于感知线同时感知 R 波及 T 波而误报使心率高一倍。

（3）由于外界干扰或肌肉震颤误报不规则心律。

（4）安置起搏器者，由于感知线同时感知起搏信号及 R 波而误报使起搏心率高一倍。

（5）电极片过敏者，由于人为刺激电极片周围，屏幕上出现形似心室颤动而误报。

误报警处理：

（1）密切观察病情；根据患者病情适当调节高低限报警值。

（2）报警值的设置：若为窦性心律，上下限一般设置为患者的正负20%；如室上性心动过速、室性心动过速的患者，根据发作时心率的次数来设置心率的上限，由监护仪设置的＞120 次 / 分调至＞150 次 / 分；房室传导阻滞、病态窦房结综合征患者根据血流动力学改变下限调至35 ～ 50 次 / 分；心房纤颤患者上限调至 100 次 / 分以上，并将不规则心率、心律报警关掉，以免造成误报警及无效报警。

4. 信号跟踪不到脉搏，屏幕上无血氧饱和度和脉率值。碰到此类情况时应：

（1）密切观察患者病情。

（2）使患者保持体位不动或将传感器移到活动少的肢体，使传感器牢固，必要时更换传感器。

（3）对患者注意保暖。

（4）血氧饱和度监测时间过长可换另一手指测量。

（5）尽量避免同侧手臂测血压。

五、评分标准

心电监护操作考核评分表

监考人： 　　　考核时间：

步骤和操作要求	姓　名			
着装、仪表符合要求				
洗手，戴口罩，物品准备齐全				
携用物至床旁，查对患者信息，解释操作目的，协助摆放舒适体位				
固定监护仪，接通电源，打开开关				
检查电极片，注明开启时间，解开衣扣，清洁皮肤，正确贴放电极片				
连接心电导联线、血压计袖带、血氧饱和度（口述：注意事项）				
选择心电导联，调节心电示波波幅，选择测压方式（自动或手动），调节测压间隔时间（5 min）				
口述并调节各监测项目报警限值				
检查监护仪工作状态，观察各项监测指标				
交代注意事项，整理衣被				
停止监测，关闭电源，依次撤离导联线，撤除电极片，清洁皮肤				
整理患者衣物，协助取舒适卧位				
整理用物，洗手，记录				
提问				
完成时间				
扣分				
总分				

注：1. 操作考核总分 100 分，90 分（含）以上为达标。

　　2. 操作完成时间 5 min，每超时 1 min 扣 1 分

附：心电监护操作考核提问内容

1. 使用 5 导联时各电极片的正确贴合位置？

心电监护仪导联线的 5 个颜色分别连接的位置是：

白线（RA）：右锁骨中线与第 2 肋间之交点

黑线（LA）：左锁骨中线与第 2 肋间之交点

红线（LL）：左下腹

绿线（RL）：右下腹

棕线（C）：胸骨右缘第 4 肋间

2. 心电监护仪各项监测指标的正常值？

心电监护仪可以监测心率、血压、呼吸、血氧饱和度、脉搏。心率的正常值是 60 ～ 100 次 / 分，呼吸的正常值是 12 ～ 24 次 / 分，血压正常值是收缩压 90 ～ 140 mmHg，舒张压 60 ～ 90 mmHg，血氧饱和度正常值是大于 95% ～ 100%。

第 18 节　体腔体温监测法

一、目的

全麻患者术中及术后易出现体温异常状况，使用具有体温监测功能的多参数监护仪及耗材，可连续、实时监控患者体温，为患者术中及术后的生命体征监控提供准确的体温信息，有助于诊断疾病、判断病情和观察疗效。

视频 18　体腔体温
监测法

二、用物（图 4-20）

物品名称	数量	物品名称	数量
1. 床旁监护仪	1 台	4. 纱布	1 块
2. 一次性体温探头	1 个	5. 污物罐	1 个
3. 润滑油	1 瓶	6. 一次性手套	1 副

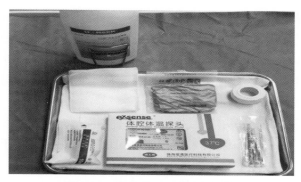

图 4-20　体腔体温监测操作用物

三、操作步骤

1. 操作者洗手、戴口罩。

2. 评估患者状态，确定所需测温的部位（如鼻咽、食管、直肠）。本操作以经鼻咽监测为例。

3. 选取合适型号的一次性体温探头，查看外包装有无破损，是否在有效期内，打开备用。

4. 检查润滑油和小方纱的包装及有效期，打开包装，充分润滑体温探头置入体腔的部分。

5. 戴检查手套，测量体温探头置入长度（口述：一般置入深度为同侧鼻翼至耳垂的距离）。将体温探头轻柔置入（口述：置入部位为将温度探头经下鼻道放置到软腭后侧的鼻咽部）

6. 胶布妥善固定。

7. 将体温探头插头与监护仪连接插头连接，注意接口对位应正确，检查监护仪上是否显示测温信息。

8. 洗手，记录。

四、注意事项

1. 经鼻咽监测　一般置入深度为同侧鼻翼至耳垂的距离，置入部位为将温度探头经下鼻道放置到软腭后侧的鼻咽部。该部位为临床麻醉中常用的测温部位。鼻咽温可间接反映脑部温度，能够迅速反映体温的变化。

2. 经食管监测 温度探头经口或鼻，放置到食管内心脏水平，即食管下 1/3 处。成人放在甲状软骨下 15 ～ 20 cm 处，小儿可根据公式 10 ＋ 2× 年龄 /3（cm）计算出放置至甲状软骨下的深度。在体外循环等温度变化剧烈的状况下，食管是最理想的体温测量部位。食管温近似中心温度，能够迅速反映出心脏部位的温度。

3. 经直肠监测 探头应通过肛门置于直肠深部，成人插入 6 ～ 10 cm，小儿插入 2 ～ 3 cm。该操作清醒患者亦可耐受，可广泛用于临床，但其变化迟于中心温度的变化，即反映体温变化较慢。

4. 使用前仔细查看监护仪的体温监护模块中温度显示部分，检查开关是否呈关闭状态，若为关闭状态则将监护仪上体温监测开关打开即可；同时认真检查连接线接口是否松动，如有松动，则将各接口端重新连接好。妥善固定测温部位的体温探头，避免探头位置移动造成温度显示不准确。

5. 探头置入体腔时，均可能导致黏膜损伤等，严重时可造成出血，故操作应轻柔。有出血倾向、鼻出血史或食管静脉曲张、食管溃疡、食管损伤等特殊情况患者，应酌情选择合适的体温监测方法及部位。

6. 全麻气管插管条件下，若探头放置深至咽喉部，则鼻温可受气流温度的影响。测量食管温度时，若探头位置较浅，位于食管上部，则可受气道气流温度的影响；开胸手术暴露食管，温度可能受室温的影响，如探头位置过深，则影响测量的准确性，同时易造成黏膜的损伤、出血。

7. 根据监测体温的变化趋势，及时汇报并积极调整保温治疗措施，避免对体温过度调控的情况出现。

五、评分标准

体腔体温操作考核评分表

监考人：　　　　　　考核时间：

步骤和操作要求	姓　名			
着装、仪表符合要求，了解监测意义				
洗手，戴口罩，物品准备齐全				
检查一次性体温探头、润滑油、小方纱，润滑体温探头				

步骤和操作要求	姓 名				
正确测量置入长度（口述：一般置入深度为同侧鼻翼至耳垂的距离）					
置入动作轻柔、到位（口述：置入部位为将温度探头经下鼻道放置到软腭后侧的鼻咽部）					
固定牢靠					
连接体温探头与监护仪接头					
检查监护仪显示数据，再次检查体温探头连接处					
洗手，记录					
提问					
完成时间					
扣分					
总分					

注：1. 操作考核总分 100 分，90 分（含）以上为达标。

2. 操作完成时间 5 min，每超时 1 min 扣 1 分

附：体腔体温监测操作考核提问内容

体腔体温常用监测部位及放置位置

（1）经鼻咽监测：一般置入深度为同侧鼻翼至耳垂的距离，置入部位为将温度探头经下鼻道放置到软腭后侧的鼻咽部。

（2）经食管监测：温度探头经口或鼻，放置到食管内心脏水平，即食管下 1/3 处。成人放在甲状软骨下 15 ～ 20 cm 处，小儿可根据公式 10 + 2× 年龄 /3（cm）计算出放置至甲状软骨下的深度。

（3）经直肠监测：探头应通过肛门置于直肠深部，成人插入 6 ～ 10 cm，小儿插入 2 ～ 3 cm。

第19节 麻醉深度脑电双频指数（BIS）监测

一、目的

调整合适麻醉深度，降低术中知晓的发生率，减少麻醉药物用量，缩短苏醒、拔管时间和转出恢复室时间，提高整体麻醉质量，进而为患者节省医疗费用。

视频19　麻醉深度脑电双频指数（BIS）监测

二、用物（图4-21）

物品名称	数量	物品名称	数量
1. BIS™ 监护设备	1台	4. 酒精纱布罐	1个
2. 一次性脑电传感器	1个	5. 污物罐	1个
3. BIS™ 监护导线	1根	6. 免洗手消液	1瓶

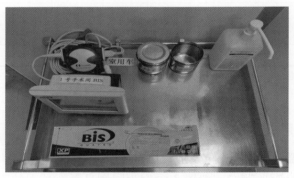

图4-21　麻醉深度（BIS）监测操作用物

三、操作步骤

1. 操作者洗手、戴口罩。

2. 用酒精纱布擦拭额部（标准探头位置）皮肤并晾干（对酒精过敏者用清水擦拭）。

3. 选择合适型号传感器，检查有效期及外包装是否破损。

4. 将传感器斜贴于额部。具体位置如下：选择任意一侧额部贴放（双通道BIS传感器为两侧对称性贴放）。

1 号电极贴在额部中央鼻根上方约 2 英寸（5 cm）处。

3 号探头贴在与 4 号同侧的眼角和发际线中间位置（太阳穴处）。

4 号探头贴于任意一侧眉弓上方与眉平行。

2 号电极顺方向贴放。

5. 按压传感器探头的四周，以保证良好地贴合皮肤。

6. 分别按压 1 号、2 号、3 号、4 号探头各 5 秒钟，确保探头与皮肤接触良好。

7. 连接 BIS 电源，打开电源开关。将传感器接头与缆线连接起来，注意接口方向，确保完全吻合。

8. 查看监测仪屏幕显示各探头接通（提示 pass），正常显示 BIS 值，待数值稳定后，洗手并记录。

9. 患者清醒后，遵医嘱停止 BIS 监测。注意先关闭监测仪，断开传感器与缆线连接，轻柔揭下传感器，用干纱布清洁患者前额电极贴放位置。

10. 操作完毕，洗手并做好记录。

四、注意事项

1. 因环境温度等因素造成电极片粘贴不牢固。具体处理措施如下：酒精纱布擦拭后一定待额部晾干再贴放传感器电极；调整手术室温度在 24 ～ 26℃，湿度 50% ～ 55%，避免温度过高或过低，影响传感器电极的黏附力。

2. 监测无数值。贴电极片前应先用酒精（对酒精过敏者改用清水）做好额部的清洁工作，安放传感器位置要准确、牢固，注意不要让两个电极部位的导电膏粘在一起，以免形成电桥。通常 BIS 电极片可以连续使用 24 h，如中途不显示数值，可在电极上涂抹少量的耦合剂，以促进信号传导。

3. 若出现监测数值与临床情况不符，应在麻醉中严密监测患者生命体征和病情变化，监测期间如果 BIS 值过低或过高都要引起重视，结合临床实际情况及时遵医嘱处理。BIS 值显示异常，应注意观察信号质量指数（SQI）变化（SQI 范围为 0 ～ 100%，SQI 大于 15% 则出现 BIS 值，SQI 越高，BIS 准确性越好）；排查传感器电极位置是否良好，是否有肌电（EMG）活动干扰，尤其是体温过低患者，在苏醒期寒战时更易出现肌电干扰；部分麻醉药物可能造成 BIS 值不能准确反映麻醉深度的状况，如应用氯胺酮。

4. 避免传感器放置位置影响术区消毒。传感器标准位置如在术区，影响到手术消毒等，可选择颅骨部位的术区外进行传感器的安放。有研究表明，枕部放置传感器与额部标准位置比较，BIS 值有明显差异，但同时 BIS 值有良好的相关性。

五、评分标准

麻醉深度脑电双频指数（BIS）监测操作考核评分表

监考人：　　　　　　考核时间：

步骤和操作要求	姓　名				
着装、仪表符合要求，了解监测意义					
洗手，戴口罩，物品准备齐全					
清洁操作部位（口述：对酒精过敏者用清水擦拭）					
选择 BIS 电极，检查有效期、包装					
正确粘贴电极并口述部位					
逐个按压电极以保证良好贴合					
连接 BIS 监测仪电源，打开开关，与监测电极连接					
检查监测仪显示数据，再次检查电极连接处					
洗手，正确记录监测数值					
停止监测，关闭检测仪、断开连接处、揭除电极、清洁皮肤					
整理用物，洗手					
提问					
完成时间					
扣分					
总分					

注：1. 操作考核总分 100 分，90 分（含）以上为达标。

　　2. 操作完成时间 5 min，每超时 1 min 扣 1 分

附: 麻醉深度脑电双频指数 (BIS) 监测操作考核提问内容

BIS 传感器具体贴合位置

传感器应斜贴于额部。具体位置如下: 选择任意一侧额部贴放 (双通道 BIS 传感器为两侧对称性贴放)。

1 号电极贴在额部中央鼻根上方约 2 英寸 (5 cm) 处。

3 号探头贴在与 4 号同侧的眼角和发际线中间位置 (太阳穴处)。

4 号探头位于任意一侧眉弓上方与眉平行。

2 号电极顺方向贴放。

第 20 节　麻醉机的使用

一、目的

麻醉机使用前需进行常规检查, 应确认麻醉机功能正常, 保证其在使用过程中正常工作, 从而保障患者安全。

视频 20　麻醉机的
使用

二、用物 (图 4-22)

物品名称	数量	物品名称	数量
1. 麻醉机	1 台	5. 听诊器	1 个
2. 螺纹管	1 根	6. 护理记录单	1 份
3. 人工模 (拟) 肺	1 个	7. 笔	1 根
4. 一次性呼吸囊	1 个	8. 手消液	1 瓶

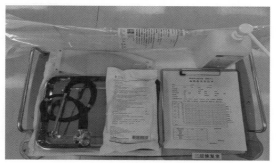

图 4-22　麻醉机的使用操作用物

三、操作步骤（以 OMEDA 麻醉机为例）

1. 接通电源（交流电源指示灯亮）和气源、氧源、氧化亚氮（笑气）源。

2. 安装好钠石灰罐。

3. 打开总开关。

4. 检查一次性螺纹管和一次性呼吸囊有效期，检查包装有无破损。打开外包装，正确连接螺纹管、呼吸囊，检查呼吸回路有无漏气。

（1）手控：调整"手动 / 机械通气"开关至"手动通气"，调节氧气流量计为最小流量，调节"APL 阀"至 30 cmH₂O，堵住呼吸回路 Y 型接口，将气囊与手动气囊连接口连接牢固，按"快速充气阀"，观察气道压力表指针，当气道压达到 30 cmH₂O 并在 10 秒钟不回落表示密闭正常。

（2）机控：调整"手动 / 机械通气"开关至"机械通气"，调节氧气流量计为最小流量，将模拟肺与呼吸回路 Y 型接口连接，按"快速充气阀"使风箱充满，在 6 ～ 8 次呼吸后风箱每次都能达到顶部表示密闭正常。

5. 测试流量计：在全流量范围内调节所有气体的流量，确认浮标平稳运转，流量计的刻度玻璃管完整无损，并验证流量和报警的正确变化。

6. 检查监测仪（包括 CO_2 曲线图、气体分析监测仪、呼吸容量监测仪和压力监测仪），校准并设置报警限值。

7. 上述检查完成后，可进行使用。

8. 遵医嘱设置呼吸参数，调整氧流量。

9. 为患者连接麻醉机，观察患者胸廓起伏、听诊双肺呼吸音、观察患者生命体征。

10. 再次检查各管道、套囊有无漏气，设置参数是否正确。

11. 整理用物，洗手，记录。

四、注意事项

1. 不同种类的气源（氧气、氧化亚氮、空气）有英文和不同颜色的标志，应仔细核查，确保不接错气源。

2. 检查麻醉机供气压力是否正常，中心供氧管道供气压力表正常时，工作压力约 0.3 ～ 0.4 MPa，压缩氧气筒压力表正常时，工作压力约 0.3 MPa。

3，检查安全互锁装置正常，因上游挥发罐中药物会污染下游挥发罐联锁装置，该装置保证只允许使用一个挥发罐。

4. 实施低流量麻醉（总流量＜ 1 L/min）可节省麻醉药用量，提供更佳的气道湿化、暖化，减少废气对环境的污染。

5. 呼末二氧化碳采样管或探头应放置于人工鼻后面，防止患者呼出气中水汽进入采样管，导致传感器失灵，监测不准确。

6. 麻醉机上的氧电池是一次性耗材，使用一段时间后氧浓度监测的数值不准确或完全无法监测，应定期更换和校正。

7. 术后将一次性呼吸回路管道从机器上取下丢弃，呼末二氧化碳采样管或探头放好，保持其干燥。

五、评分标准

麻醉机的使用操作考核评分表

监考人：　　　　　　考核时间：

步骤和操作要求	姓　名				
着装、仪表、举止符合要求					
洗手、戴口罩，物品准备齐全					
连接电源、空气源、氧气源，打开总开关					
检查一次性螺纹管、一次性呼吸囊，打开包装，正确与麻醉机连接					
手控：调至"手动通气"模式、将"APL"阀调整 30 cmH$_2$O、封闭螺纹管"Y"形接口、按快速充气阀、观察气道压力指针（压力达到 30 cmH$_2$O 保持 10 秒不回落）					
机控：调至"机械通气"模式、将模肺与螺纹管"Y"字接口连接、按"快速充气阀"、6 ～ 8 次呼吸后风箱可到达顶端					
调节流量计、验证流量和报警的正确变化					
检查监测仪，校准报警限制					

续表

步骤和操作要求	姓　名				
检查麻醉机工作状态、管路连接是否漏气					
遵医嘱调节潮气量、呼吸频率、吸气时间、氧浓度、吸呼比、PEEP 值					
取下模肺，螺纹管与患者气管导管连接，观察胸廓起伏，听诊双肺呼吸音					
妥善固定螺纹管，摆放适宜体位					
整理用物，洗手，记录					
提问					
完成时间					
扣分					
总分					

注：1. 操作考核总分 100 分，90 分以上为达标。

　　2. 操作完成时间 5 min，每超时 1 min 扣 1 分

附：麻醉机的使用方法操作考核提问内容

使用过程中常见问题有哪些？如何进行处理？

1. 常见问题

（1）钠石灰未及时更换。

（2）挥发罐不慎混用麻醉药。

（3）呼吸回路活瓣故障。

（4）麻醉机使用过程中漏气。

（5）机控呼吸出现故障。

（6）气道压力过高。

2. 处理措施

（1）钠石灰部分或全部失效会导致 CO_2 重复吸入、$P_{ET}CO_2$ 升高，严重 CO_2 蓄积时可引起心律失常、循环紊乱和苏醒延迟等。单靠颜色、使用时间、是否发热均不能精确判断钠石灰是否完全失效，吸入气 CO_2 浓

度监测可及时准确地判断钠石灰的使用状况。一旦发现有 CO_2 复吸，应及时更换钠石灰。

（2）不同的麻醉药挥发特性不同，专药专用，才能保证浓度准确输出，加药时须仔细核对，将麻醉药加入专用挥发罐。若不慎混用麻醉药，挥发罐要送原厂维修。

（3）回路活瓣故障有卡瓣和无功能两种情况：吸气回路活瓣卡瓣时呼吸机无法给患者送气，呼气回路活瓣卡瓣时患者呼气无法排出，肺处于充气膨胀状态，易导致容量伤和气压伤；吸气和呼气回路活瓣单向流动作用故障时，会有 CO_2 重复吸入，因此在麻醉机工作过程中应注意检查单向阀是否处于正常工作状态。

（4）麻醉机使用过程中持续漏气可有低压力报警、低潮气量报警、低 $P_{ET}CO_2$ 波形，机控呼吸中风箱不能到达顶部，应检查麻醉机漏气的原因，可能为呼吸回路漏气、喉罩漏气、气管导管套囊处漏气、支气管和肺组织漏气等。及时查找原因并进行处理。

（5）如果手控呼吸正常，机控呼吸风箱升降幅度极小，可重新转换一次"手动通气/机械通气"开关，若多次转换无改善，可能开关失灵或呼吸机内部故障，及时联系工程师进行检修。同时须有备用的通气设备如人工呼吸囊，在应急时保证其可正常使用。

（6）气道压力过高的处理原则是快速发现原因，进行相关处理。常见原因有气管导管插入过深、导管打折、呼吸道痰液堵塞、支气管痉挛、气腹压力过高、体位压迫等。如果未找到明确原因，可能压力监测仪有故障，须找工程师检修。废气排出口不能连接普通的呼吸回路软管，一旦软管扭曲或塌陷，会使回路内压力升高，呼吸机将报警并不能工作。

第 21 节　呼吸机的使用

一、目的

辅助患者进行人工通气，改善患者通气状况。

视频 21　呼吸机的使用

二、用物（图 4-23）

物品名称	数量	物品名称	数量
1. 呼吸机	1 台	5. 听诊器	1 个
2. 一次性螺纹管	1 根	6. 免洗手消液	1 瓶
3. 人工模肺	1 个	7. 笔	1 支
4. 污物罐	1 个	8. 记录单	

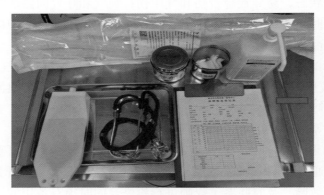

图 4-23　呼吸机的使用操作用物

三、操作步骤

情景模拟：以 Drager Evita4 呼吸机为例，患者潮气量 500 ml，呼吸频率 12 次 / 分，氧浓度 40%。

（一）操作前准备

1. 操作者洗手，戴口罩。

2. 连接电源、氧源、压缩空气源，打开呼吸机开关，进行呼吸机自检评估。

3. 检查螺纹管的有效期，包装有无破损。

4. 打开螺纹管，将螺纹管两端分别与呼吸机的进气口和排气口正确连接。

5. 将模肺与螺纹管 Y 字口连接，观察呼吸机工作状态。

6. 检查模肺气囊充气、放气情况，检查各管路（氧气管道、空气管道、螺纹管）连接是否有漏气。

（二）操作流程

1. 根据医嘱选择通气模式（一般选择 SIMV 模式）。

2. 确定机械通气的呼吸频率（f）、潮气量（TV）及氧浓度（F_iO_2）

3. 口述：根据患者病情确定 PEEP 值。

4. 设置呼吸机报警参数（每分通气量、呼吸频率、氧浓度）。

5. 取下模肺，将螺纹管道末端与患者气管导管紧密连接。

6. 观察患者胸廓起伏、听诊双肺呼吸音、观察患者生命体征。

7. 再次检查各管道、套囊有无漏气，设置参数是否正确。

8. 整理用物，洗手，正确记录恢复室记录单。

四、注意事项

（一）参数的调节与设置：

1. 吸入氧浓度 一般设置 40% ～ 100%

2. 呼吸频率 一般设置 12 ～ 20 次 / 分。

3. 潮气量 成人 8 ～ 12 ml/kg，小儿 5 ～ 8 ml/kg。

4. 吸呼比（I：E） 一般为 1：（1.5 ～ 2）。

5. 了解呼吸灵敏度与呼气末正压（PEEP）的设置

（二）呼吸机使用过程中常见原因及处理

1. 呼吸机运转突然停止 原因：停电、保险丝烧断主机停止工作、电源插头脱落等。处理：更换呼吸机、接好呼吸管路、维持适当氧气压力。

2. 呼吸机压力高限报警 原因：痰堵、气道痉挛、气管导管位置不当、躁动或屏气、咳嗽、呼吸机管道受压或扭曲、气道压力高限设置过低。处理：及时彻底吸痰、应用解痉平喘药、解除管路打折受压、恢复导管正确位置、适当应用镇静剂、正确设置压力高限。

3. 呼吸机气源报警 原因：空气、氧气压力不足、接口不紧或脱开、管道打折受压、配件进水或失灵。处理：检查气源压力、接紧各管路接口、避免管道打折、更换配件。

4. 每分通气量低限报警 原因：管路衔接不紧或破损、气囊漏气或注气不足、湿化器密封不严潮气量低限设置过高、反复高限报警。处理：有破损及时更换、气囊重新充气，必要时更换导管、连接好呼吸机管路、盖紧湿化器盖、解除呼吸机管道受压或扭曲、及时吸痰，保持呼吸道通畅、正确设置报警限。

5. 每分通气量高限报警 原因：病情所致呼吸急促、潮气量设置过高、吸气次数设置过高、潮气量高限设置过低等。处理：观察临床症状、解除呼吸急促原因、正确设置呼吸机各参数。

6. 气道压力高限报警 原因：痰液黏稠或痰痂堵管，人工气道或呼吸机管路扭曲、受压，患者咳嗽、喘憋、屏气，气道压力高限报警设置过低等。处理：对症处理，及时为患者清除分泌物，解除管路扭曲及压迫，重设报警限值。

7. 每分通气量低限报警 原因：呼吸管路脱开、衔接不严密、管道破损、气管导管气囊漏气、患者连续咳嗽、通气量低限报警设置过高等。处理：认真检查各管道接口，迅速连接好脱落的管道。对躁动不安，意识不清者应加强护理，妥善固定好呼吸机管道，必要时予约束带约束患者。同时重设报警限值。

五、评分标准

呼吸机的使用操作考核评分表

监考人：　　　　　　　　考核时间：

步骤和操作要求	姓　名				
着装、仪表、举止符合要求					
洗手，戴口罩，物品准备齐全					
连接电源、空气源、氧气源，打开总开关，观察呼吸机通过自检					
检查螺纹管，与呼吸机进气口、出气口连接，Y 字接口连接模肺，检查呼吸机工作状态					
检查各通气管路是否漏气，待机					

步骤和操作要求	姓　名				
选择通气模式，调节潮气量（口述：成人为 8 ～ 10 ml/kg；儿童为 5 ～ 8 ml/kg）、呼吸频率（口述：12 ～ 20 次 / 分）、吸气时间、氧浓度（40% ～ 100%）、吸呼比（1 : 1.5 ～ 2）、（口述：根据患者病情调节呼气末正压值）					
设置报警参数限值					
取下模肺，螺纹管 Y 形接头与患者气管导管连接，观察胸廓起伏，听诊双肺呼吸音					
再次检查各管路是否漏气，核对呼吸机参数设置是否正确，观察生命体征					
整理用物，洗手，记录					
提问					
完成时间					
扣分					
总分					

注：1. 操作考核总分 100 分，90 分（含）以上为达标。

　　2. 操作完成时间 4 min，每超时 1 min 扣 1 分

附：呼吸机的使用操作考核提问内容

1. 使用呼吸机过程中如何进行人工气道保护？

将螺纹管与气管导管妥善连接，使用螺纹管支架固定螺纹管，避免牵拉导致呼吸机管路脱出、移位或扭曲，密切观察呼吸机运转。

2. 使用呼吸机过程中生命体征观察项目有哪些？

意识状态、心率、呼吸、血压、血氧饱和度的变化，有无喘息、憋气，自主呼吸与呼吸机是否同步。

3. 使用呼吸机过程中电源突然中断该如何处理？

有自主呼吸患者立即脱开呼吸机，给予吸氧，不能脱机者立即应用简易人工呼吸器保证通气，同时迅速排除故障或通知相关人员进行检查。

第 22 节 镇痛泵配液及使用方法

一、目的

通过镇痛泵自动输注药液到患者体内，达到止痛目的。

二、用物（图 4-24 ）

视频 22 镇痛泵配液及使用方法

物品名称	数量	物品名称	数量
1. 一次性镇痛泵	1 个	7. 砂锯	1 个
2. 50 ml 无菌注射器	1 个	8. 碘伏棉签	1 包
3. 100 ml 生理盐水	1 袋	9. 无菌棉球	1 包
4. 镇痛药、止吐药	若干	10. 免洗手消液	1 瓶
5. 托盘	1 个	11. 锐器盒	1 个
6. 垫巾	1 块		

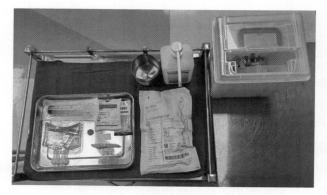

图 4-24 镇痛泵配液操作用物

三、操作步骤

（一）用物准备

1. 操作者洗手、戴口罩。

2. 查对药液和生理盐水有效期及质量，有无沉淀、浑浊、絮状物、变色等不能使用等现象。

3. 检查一次性镇痛泵、50 ml 注射器及相关无菌物品的有效使用期及包装是否完整。

4. 打开 50 ml 注射器外包装。

5. 抽吸生理盐水至要求的刻度。

6. 将药液抽吸至注射器内（弹、锯、消、掰）

7. 抽毕药液混匀，并排尽注射器内空气，将保护帽套在针头上，针筒放在原注射器包装内。

8. 请二人查对后，弃去空安瓿。

（二）操作步骤

1. 注药

（1）确认一次性镇痛泵流速及储液范围，打开包装。

（2）注药前关闭滑动夹。

（3）打开注药口小帽，将注射器与注入口连接，将药液缓慢注入储液囊。

（4）注药过程中要观察储液囊是否漏液，并且注意药液不超过所标刻度。

（5）注药后将小帽重新拧紧在注药口上。

（6）在镇痛泵的标签上注明患者病区、住院号、姓名、药物名称、剂量、浓度等信息。

（7）打开滑动夹，等待排气。

（8）待排气完后，取下输液泵控制阀卡子，关闭滑动夹，检查有无气泡。

2. 使用

（1）携用物至患者床旁，核对患者信息并解释。

（2）选择离静脉穿刺点最近的三通接口，连接镇痛泵，将三通方向拧至 PCA 泵入方向，打开镇痛泵滑动夹。

（3）固定镇痛泵，储液囊应与流速控制器在等高位置，不宜将 PCA 挂高。

（4）整理用物，洗手。

（5）镇痛泵使用过程需要定期巡视患者，及时观察不良反应。

四、注意事项

1. 严格无菌操作技术。

2. 遵医嘱配置准确浓度的镇痛泵药液，并在镇痛泵上贴标签。

3. 镇痛泵应连接在离静脉穿刺点最近的三通接口上，以免药液被稀释。

4. 储液囊应与流速控制器在等高位置，不宜将镇痛泵挂高。

5. 镇痛泵连接好并在床旁固定牢固，保持管道通畅，防止折叠、扭曲；当患者翻身时必须将镇痛泵随之移动并固定到适当的位置，防止镇痛泵脱离或摔坏。

6. 当患者咳嗽、翻身等剧烈活动引起疼痛时，请不要随意按压镇痛泵，只有当患者疼痛剧烈时才能按镇痛泵，而且不能连续按压，按压间隔时间为 8 min 以上才有止痛效果，按压镇痛泵频率不要太频繁，否则会引起麻醉镇痛药过量导致的并发症，患者会出现恶心、呕吐等症状。

7. 使用过程中应加强观察、随访，术后 72 h 内麻醉护士每日疼痛访视，记录镇痛评分、各项生命体征、药物不良反应及副作用等。

8. 注意检查镇痛泵装置，及时排除各类操作问题，如止痛泵三通方向连接不对，滑动夹关闭导致药液未输入，止痛泵破损，漏气，给药按钮失灵，患者家属误把止痛泵挂高导致药液流速加快。

9. 心理护理：患者经常错误理解 PCA 能完全根除疼痛，应向患者解释 PCA 是设法使其疼痛缓解至能够忍受的程度。且患者往往担心用药过量，护士应向其说明有关 PCA 固有的安全特征，使其放心。

五、评分标准

镇痛泵配液及使用操作考核评分表

监考人：　　　　　考核时间：

步骤和操作要求	姓　名			
着装、仪表、举止符合要求				
操作者洗手、戴口罩，物品准备齐全				

步骤和操作要求	姓　名				
检查药液、生理盐水、一次性镇痛泵、50 ml 注射器的有效期及性质					
检查并配置药液，正确抽吸药液（弹、锯、消、掰）、混匀、排气、套针帽					
二人核对					
确认镇痛泵流速及储液范围，打开包装，关闭滑动夹，打开注药口，注入药液					
观察储液囊是否漏液，关闭注药口，贴标签（注明姓名、病区、住院号、药品名称、剂量、浓度等）					
打开滑动夹，排气，打开流速控制器					
携用物至床旁，核对，解释					
再次检查有无气泡，打开三通帽，与镇痛泵连接，打开镇痛泵滑动夹					
固定镇痛泵，储液囊与流速控制器同高					
交代注意事项，定期巡视患者，观察不良反应					
整理用物，洗手					
提问					
完成时间					
扣分					
总分					

注：1. 操作考核总分 100 分，90 分（含）以上为达标。

2. 操作完成时间 10 min，每超时 1 min 扣 1 分

附：镇痛泵配液及使用操作考核提问内容

1. 静脉输液完毕继续使用镇痛泵如何处理

当液体输毕需继续使用镇痛泵时，护士应用肝素液封管，将静脉留置针固定好，使三通处于开放状态，保持静脉通路通畅。

2.使用镇痛泵常见并发症有哪些

恶心、呕吐、呼吸抑制、皮肤瘙痒、尿潴留、睡眠障碍等。若患者出现上述症状时应立即通知医师予以处理。

第23节　血栓弹力图监测

一、目的

全面、快速、准确反映出患者凝血全过程，为临床治疗提供理论支持，以便于对患者进行更好的治疗。

视频23　血栓
弹力图监测

二、用物（图4-25）

物品名称	数量	物品名称	数量
1. TEG 监测设备	1 套	4. 5 ml 空针	1 个
2. 高岭土试剂杯	1 个	5. 免洗手消液	1 瓶
3. 肝素酶杯	1 个	6. 手套	1 副

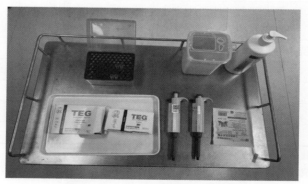

图 4-25　血栓弹力图监测操作用物

三、操作步骤

（一）操作前准备（以 TEG 非抗凝测试操作流程为例加以说明）

1.根据患者要进行的测试，对试剂进行复温，保证 30 min 以上复温时间。

2. 打开电脑及 TEG 主机的"POWER"键，电脑桌面上双击 TEG 图标进入 TEG 专用分析软件。

3. 下拉菜单中输入用户名和密码，点击 OK，弹出选择操作者对话框。

4. 点击 Temporary Operator（选中变成蓝色），点击 Logo，进入 TEG 主界面。

5. 点击右上角 TEG 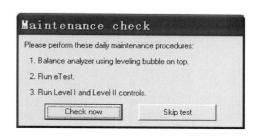 图标，进入操作界面。弹出对话框。

6. 查看 TEG 主机顶部水平仪，将水平仪内的气泡至于中央。若不在中央，可以调节主机底部三个支脚。

7. 点击 Check now，进入 eTest 界面。将测试杆移到 test 位置，每个通道分别运行 eTest 测试，出现"eTest value is OK"表明测试通过后，点击 Done，弹出对话框，把测试杆移回 Load 位置，点击确定。

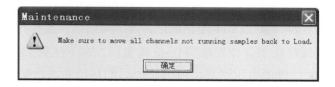

注意：如果不通过可以使用调节笔，调节通道后对应的 BASE 旋钮，增减基线值，使测试通过。

8. 测试通过后即可执行上杯操作：将杯架沿着杯杆往下滑到平台上。测试杆必须位于 Load 位置。将杯架滑到杯杆上部，将一只手放在分析仪顶部，另一只手按住杯架底部的按钮，按压三次，确保金属针已经插入杯盖。将杯架往下滑到杯杆一半时，两手扶住杯架，用大拇指将杯子压回杯槽中，上杯完成。

9. 选择患者名字或建立新病历：在工具栏上点击"Case" ，选择 Add case，点击"Done"输入入患者 ID 号以及姓名，点击"Done"。

（二）操作流程

1. 操作者洗手，戴口罩及手套。

2. 抽取所需检测患者静脉血样 2 ml。

3. 选定样品类型（K 或 KH；K 为高岭土试剂杯，KH 为高岭土＋肝素酶试剂杯），将高岭土试剂瓶盖摘下，向瓶中注入 1 ml 血样。盖上瓶盖后上下颠倒 5 次。注意不要剧烈摇晃。

4. 打开高岭土瓶盖，吸取 360 μl 血样，沿杯内壁向杯中缓缓注入，上升杯架至顶端；此项测试请确保血样在 4 min 之内上机运行。

5. 选择一通道，选定样品类型（K 或 KH），在下拉菜单中选定患者名字，填写简单说明。

6. 将 Lever 杆移到 Test 位置。选中加样的通道，按下"Start" 或 F10。

7. 其他通道按相同步骤进行。

8. 点击 Done 回到 TEG 主界面，查看描记图形。

9. 双击描记图形小图可以最大化图形，直到 MA 值参数值两面没有星号表示描记已经结束，可以停止。

10. 点击 Stop 或 F11 停止描记，弹出对话框，选择"是"

11. 将测试杆从 Test 位置移回 Load 位置后，向下压到 Eject 位置，下滑杯架至台面，再用力压到底，弹出使用后的杯子。取出扔至医疗垃圾袋中。

12. 选中描记后的图，点击 Detail，选择 Sample，点击 Date 查看报告结论，将此结论对照《血滴图中英文对照》，将结论填写至 Reported 处，填写出报告者，填写日期。

13. 点击 Report 图标，勾选 Clot 及选择 All tests，点击 Continue，

再点击 Print 打印报告。

14. 操作者摘手套，洗手，记录。

15. 无须使用仪器时按 Power 键关机，并对仪器进行擦拭消毒。

四、注意事项

1. 装杯时注意请勿触碰杯子和针的接触面。

2. 此项测试请确保血样在 4 min 之内上机运行。

3. 请勿在 Test 位置上进行装杯。

4. eTest 结束后，一定要将 Lever 杆移回 Load 位置。

5. 质控测试为确保检验仪器测试结果准确的重要依据，建议每 24 h 做一次质控测试，以确保此设备测量结果准确。

五、评分标准

血栓弹力图监测操作考核评分表

监考人：　　　　　　考核时间：

步骤和操作要求	姓　名				
着装、仪表符合要求，了解主要指标的意义					
物品准备齐全、试剂复温 30 min 以上					
打开电脑，打开 TEG 主机，进入 TEG 专用软件					
调节主机水平仪，测试操作通道，调至备用状态					
上杯操作：测试杆位于 "load" 位置，将试剂杯置于杯架上，一手固定分析仪，一手将杯架推至顶端，按压杯架底部 2～3 次，将杯架下滑至 1/2 处，拇指按压杯体至杯槽内					
洗手，戴口罩，戴手套					
选定样品类型（K 或 KH），打开高岭土试剂杯盖，注入血液 1 ml，盖杯盖，上下混匀 5 次					

续表

步骤和操作要求	姓　名				
打开高岭土杯盖，抽取 360 uL 血液，沿试剂杯内壁缓慢注入（不能有气泡），将试剂杯推至顶端					
将测试杆调至 "Test" 位置，选中测试通道、按下开始键					
选择添加病例，输入患者信息，点击 "case" 确定					
点击测试通道，选择患者姓名，填写说明（或略过）					
点击 "TEG" 回到主界面，查看描记图形，双击查看大图					
描记结束点击 "Stop"，将测试杆调至 "Load" 位置，下压测试杆使杯盖落下，将杯架下拉至底端，弹出使用后的杯体，取出试剂杯，放入医疗垃圾桶					
选中已完成的描记图，点击 "详情"，选择 "Sample""Date"，查看报告结论，打印报告，关机					
整理用物，洗手，记录					
提问					
完成时间					
扣分					
总分					

注：1. 操作考核总分 100 分，90 分（含）以上为达标。

2. 取样至开始操作的时间为 4 min，全部完成时间 45 min

附录：血栓弹力图监测操作考核提问内容

1. 机器显示异常提示，如何处理

发现机器故障后应立即致电工程师，如在运行停止情况下则立即备份数据库，重启软件；如果遇到紧急情况请尽量保留所有数据，等待工

程师解决。

2. 操作不慎，造成图像混乱，如何处理

一旦出现图像混乱应重新操作，同时尽量避免以下几种常见问题。①盛血杯未放到反应池底部，造成图形头部混乱，应立即将盛血杯放入反应池后向下按紧。②开始时未松开调节螺丝，造成图形无头，操作者应记好螺丝的开关方向，血及石蜡油放好后立即松开螺丝。③关机时画笔停点距中线较远，再开机时画笔抖动剧烈，无法描出 r 值，操作结束时应等画笔接近中线再关机。④放入图纸量需适中，以转动图纸时压纸板能自由活动为宜，以免放入图纸过多将画笔抬起致使图形中间断裂。

3. 操作过程中机器震动会造成什么后果

运行期间如机器震动则会影响图形形状和参数结果，工作状态时突然一次震动使 R 值未成直线（或有小毛刺），反复的震动将造成图形边缘锯齿状。操作过程中应将 TEG 监测仪置于平稳不易触及的位置，避免任何因素的大小震动。

第 24 节　术中自体血回输

一、目的

利用血液回收装置，将患者体腔积血、手术中失血及术后引流血液进行回收、抗凝、滤过、洗涤等处理，然后回输给患者，以达到充分利用血液资源，抢救生命及保障部分临床大手术的顺利开展。

视频 24　术中自体血回输

二、用物（注意：不同品牌设备用物准备不同）（图 4-26）

物品名称	数量	物品名称	数量
1. 自体血回收机	1 台	5. 血液抗凝剂	若干
2. 储血装置	1 套	6. 生理盐水	若干
3. 洗血装置	1 套	7. 免洗手消液	1 瓶
4. 负压吸引装置	1 套		

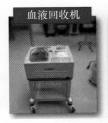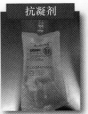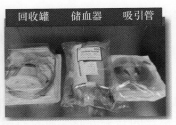

图 4-26　术中自体血回输操作用物

三、操作步骤（注意：**不同品牌的设备操作流程不同，需严格按照生产厂家的使用说明进行操作**）

1. 操作者洗手，戴口罩。

2. 备好操作所需设备、耗材和相关药品。

3. 连接自体血回输机电源。

4. 开机进行自检，查看机器是否性能良好，处于备用状态。

5. 按照不同血液回收机的要求安装一次性耗材。

6. 按照血液回收机的要求准备血液抗凝剂，如血液保存液 ACD 或肝素。

7. 顺时针旋转离心杯，将离心杯安装到位。

8. 点击"松夹"，按颜色标识将三根管道置入卡槽，卡槽灯亮，进入工作状态。

9. 将 Y 形吸引管一端置于手术野并与吸引头连接，吸引管另外一端与抗凝剂袋连接，血液回收瓶与负压吸引器连接。

10. 回收的血液达到一定量，大约 3/4 袋时，点击"进血"，将血液回收到离心杯内。

11. 出现"血层"图标时，点击"清洗"，进行洗血，直至离心杯出水口清洗液透明清亮后，点击"排空"。

12. 将洗好浓缩的血液排至储血袋中。

13. 需要输注时按输血常规进行输注，并及时记录。

14. 输注过程中需严密观察患者有无不良反应，出现异常情况及时处理。

15. 操作完毕后点击"松夹"，取下所有耗材，取出离心杯，按照医用废弃物守则和程序处理机器耗材。

16. 用消毒剂清洗机器。

17. 洗手。

四、注意事项

1. 严格把握血液回收适应证和禁忌证。

2. 术中回收处理的血液不得转让给其他患者使用。

3. 血液在储血器内存放时间不应超过 6 h。

4. 术中常规回收处理的血液因经洗涤操作，其血小板、凝血因子、血浆蛋白等基本丢失，故应根据回收血容量补充血小板和凝血因子。

5. 术中快速回收处理的血液未做洗涤时，含大量抗凝剂，应给予相应的拮抗剂。

6. 对回收处理的血液回输时必须使用符合标准的输血器。

五、评分标准

术中自体血回输操作考核评分表

监考人：　　　　　　考核时间：

步骤和操作要求	姓　名				
着装、仪表、举止符合要求					
洗手、戴口罩					
备好操作所需设备、耗材和相关药品					
连接自体血回输机电源，开机进行自检，查看机器是否性能良好，处于备用状态					
按照不同血液回收机的要求安装一次性耗材					
按照所操作血液回收机的要求准备血液抗凝剂					
安装离心杯、三根管路，卡槽灯亮					
将 Y 形吸引管一端置于手术野并与吸引头连接，吸引管另外一端与抗凝剂袋连接，血液回收瓶与负压吸引器连接					
回收的血液达到 3/4 袋时，将血液回收到离心杯内，进行洗血，直至清洗液清亮					

续表

步骤和操作要求	姓　名				
洗好浓缩的血液排至储血袋					
按输血常规输血，输注过程中需严密观察患者有无不良反应					
操作完毕后关闭电源，取下耗材，按照医用废弃物守则和程序处理机器耗材					
用消毒剂清洗机器，洗手					
提问					
完成时间					
扣分					
总分					

注：操作考核总分100分，90分（含）以上为达标

附：术中自体血回输操作考核提问内容

1. 术中自体血回输适应证

（1）预计失血量为患者估计血容量的15%以上（大约为600～750 ml以上）的患者。

（2）对血液进行常规交叉配血的手术。

（3）患者为稀有血型或有多种抗体，难以获得异体血者。

（4）因道义、宗教或其他原因拒绝异体输血、同意术中自体血回输的患者。

2. 术中自体血回输禁忌证

（1）血液流出血管外超过6 h。

（2）血液被污染，例如菌血症、败血症患者。

（3）流出的血液大量溶血，患有镰状细胞贫血。

（4）长期抗生素治疗无效者。

（5）怀疑流出的血液含有癌细胞。

3. 术中自体血回输优越性

（1）避免因输注同种异体血液或血液成分而导致感染性疾病的危险性。

（2）防止因抗红细胞、白细胞和血小板或蛋白抗原产生同种异体免疫作用引起的溶血、发热、过敏反应和移植物抗宿主病（GVHD）等免疫性输血反应。

（3）减少有创操作，不需同种异体输血前的多项检测试验，节约患者费用。

（4）避免异体输血配型失误造成的医疗事故。

（5）解决了稀有血型患者、特殊宗教信仰患者的输血问题。

（6）在一定程度上缓解了血液供应的紧张状态。

4. 自体血回输的常见并发症

自体血回输的常见并发症有凝血障碍、血红蛋白血症、高氯性酸中毒、低蛋白血症等。

第 25 节　纤维支气管镜使用护理配合

一、目的

经患者口腔或鼻腔插入纤维支气管镜（纤支镜），作为引导进行气管或支气管插管，还可以直接窥视气管、支气管及肺的病变部位，对呼吸系统疾病进行各种诊断和治疗性操作。

视频 25　纤维支气管镜使用护理配合

二、用物（图 4-27、图 4-28）

物品名称	数量	物品名称	数量
1. 纤支镜	1 条	9. 听诊器	1 个
2. 石蜡油	1 瓶	10. 吸引装置	1 套
3. 无菌纱布	1 块	11. 吸痰管	1 根
4. 污物罐	1 个	12. 气管导管	1 根
5. 清洁纱布罐	1 个	13. 免洗手消液	1 瓶
6. 酶洗液纱布罐	1 个	14. 胶布	2 条
7. 干棉签	1 包	15. 呼吸囊	1 个
8. 手套	2 副		

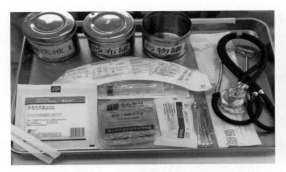

图 4-27　纤支镜使用护理配合操作物品

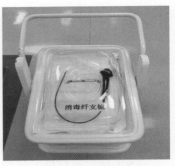

图 4-28　纤支镜使用护理配合操作物品

三、操作步骤

1. 护士洗手、戴口罩。

2. 从专用软式内镜存放柜里取出合适型号的纤支镜，放置于纤支镜专用推车清洁层内，注意妥善放置镜头，避免取用过程中镜头晃动造成损坏，连同纤支镜光源车一起推至患者床旁备用

3. 连接电源，取出纤支镜，连接光缆线，旋转光源按钮，可见光束立即通过光缆传入镜身，检查其性能良好、吸引器装置处于备用状态后，可先关闭光源悬挂于光源车上备用。

4. 检查石蜡油包装有无破损，是否在有效期内，并打开包装备用。

5. 检查无菌纱布和气管导管包装有无破损，是否在有效期内，并打开包装，将石蜡油均匀涂抹在无菌纱布及气管导管套囊部分（注意勿触及纱布及气管导管内包装），放置于操作台上备用。

6. 检查手套包装有无破损，是否在有效期内，戴手套，用石蜡油纱布均匀润滑纤支镜镜头前段（入体腔部分），同时检查纤支镜镜头视野内有无黑点和缺损。

7. 护士协助患者取合适体位，一般为仰卧位，头部正位，略后仰，如有活动假牙则提前取下假牙。若为清醒的慢诱导患者，需提前告知患者检查中若有不适请做手势，切忌说话或用手强行拔出纤支镜，全身放松，平静呼吸。

8. 选择经鼻插入前，护士需提前用棉签清洁鼻腔并行黏膜表面麻醉。

9. 用纤支镜引导插管前，护士需协助医师将润滑好的气管导管套在纤支镜上并妥善固定好。

10. 操作前护士为患者充分吸净口、鼻腔内的分泌物，保持气道通畅。操作医师洗手、戴手套，镜子置入过程中需动作轻柔。清醒患者见声门时，可嘱其张口呼吸，同时护士可鼓励患者，分散其注意力。

11. 纤支镜置入合适位置后，护士协助医师将气管导管送入患者气管内，及时将导管套囊充气，避免血液及分泌物误吸，并妥善固定导管。

12. 协助医师听诊呼吸音，判断插管位置是否合适。在整个操作过程中，护士应密切观察患者生命体征，如果出现面色苍白、口唇发绀、脉搏异常、血压明显升高或降低时，应立即报告医师，停止操作并进行相应处理。

13. 医师结束操作后，护士应使用清洁纱布对患者面部进行擦拭。使用酶洗液纱布对纤支镜进行初步擦拭处理，并稳妥放置于纤支镜专用推车污染层里等待进一步消毒。

14. 护士洗手、整理用物，记录。

四、注意事项

1. 取用过程中过度扭曲、旋转及打折。

过度弯曲、扭转或打折是造成视野中盲点增加以及镜身损坏的主要原因，因此在取用过程中应注意轻拿轻放，防止过度弯曲、扭转，切忌动作过猛，放入专用推车时不可强行打折。操作者在操作过程中必须按顺序进行，当纤支镜送入曲度较大的管腔时，一定要技术熟练，对准开口，直视下慢慢送入。使用结束后及时关闭光源，将纤支镜妥善悬挂于专用推车上。

2. 患者脉搏氧饱和度下降。

患者在纤支镜检查过程中可能出现脉搏氧饱和度下降，应注意镜身充分润滑，操作轻巧，减少对气道的刺激，尽量缩短操作时间，间断吸引分泌物，同时预防性吸氧，慎用镇静药物，也可减少血氧饱和度的下降。如果出现低氧血症，须立即停止检查，充分吸氧，及时改善患者的缺氧。

3. 目镜或物镜视物不清。

目镜模糊可能为表面有水蒸气，用镜头纸蘸去目镜表面水蒸气视野即可清晰。物镜模糊可因口、鼻腔或气管内分泌物污染，经吸引、清除分泌物后仍不清晰时，应退出纤支镜清洁镜头后再次插入。

4. 使用后保养不及时，消毒不彻底。

纤支镜为昂贵医疗设备，完善的消毒制度及使用后的保养十分重要，每例患者使用后均应立即按流程预处理、清洗、消毒、冲洗干燥，并垂直悬挂于专用存放柜内。

五、评分标准

纤支镜的使用护理配合及预处理操作考核评分表

监考人：　　　　　　　考核时间：

步骤和操作要求	姓 名				
着装、仪表符合要求					
洗手，戴口罩，物品准备齐全					
选取合适型号纤支镜，置于专用车内					
携用物至床旁，连接电源，打开开关，调节亮度					
检查液状石蜡油、无菌纱布，将石蜡油涂抹在纱布上					
正确连接纤支镜与光源，检查吸引器功能，润滑前端，检查镜头成像系统					
协助患者取仰卧位，头后仰（口述：有义齿者取出。若为清醒患者则做好解释，取得配合。）					
调节适宜光源、将气管导管固定在纤支镜上					
清洁口、鼻腔分泌物（经鼻插者需要提前进行表面麻醉）					
医师轻柔置入，护士嘱患者张口呼吸，协助医师将气管导管推进，听诊呼吸音，判断导管位置，妥善固定					

续表

步骤和操作要求	姓 名				
观察生命体征					
操作结束抽吸生理盐水，用酶洗液纱布擦拭纤支镜，分离纤支镜，置于污染车内					
关闭电源开关，清洁光纤					
整理用物，洗手					
提问					
完成时间					
扣分					
总分					

注：1. 操作考核总分 100 分，90 分（含）以上为达标。

2. 操作完成时间 8 min，每超时 1 min 扣 1 分

附：纤支镜的使用配合及预处理操作考核提问内容

纤支镜的消毒（灭菌）流程

（1）预处理：软式内镜使用后应当立即用含有酶洗液的湿纱布擦去外表面污物。

（2）侧漏：清洗消毒前应进行侧漏实验。

（3）水洗：流动水下反复冲洗，用纱布反复擦洗镜身及操作部位，纱布一用一换。

（4）酶洗：每清洗一条内镜后应更换酶洗液。

（5）消毒与灭菌：清洗后使用清洗消毒剂进行清洗消毒或进行灭菌处理。

（6）冲洗：流动水冲洗并用纱布清洗内镜的外表面，反复抽吸清水冲洗各管道。

（7）干燥：用纱布擦拭内镜的外表面，吹干各孔道的水分。

（8）储存：消毒后的内镜储存于洁净柜内，悬挂时注意弯角固定钮应置于自由位。

（9）每日监测消毒液的浓度并做好记录，洗消机在更换消毒液时应彻底刷洗。

第 26 节　麻醉科常用药物及推荐配制方案

一、目的

麻醉前根据病情遵医嘱做好麻醉药品准备，确保药品准备齐全、无菌操作、标识清晰、稀释准确，并严格执行二人核查制度，确保给药各环节的安全。

视频 26　麻醉科常用药物及推荐配制方案

二、用物（图 4-29）

物品名称	数量	物品名称	数量
1. 麻醉药车	1 台	8. 药品标签	若干
2. 治疗盘	1 个	9. 污物罐	1 个
3. 无菌治疗巾	1 块	10. 胶布	1 卷
4. 无菌注射器	若干	11. 100 ml 生理盐水	1 袋
5. 碘棉签	1 包	12. 麻醉药品	若干
6. 无菌棉球	1 包	13. 免洗手消液	1 瓶
7. 砂锯	1 个		

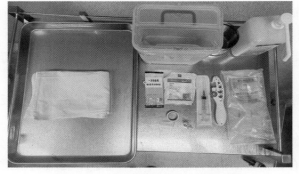

图 4-29　麻醉常用药物配制操作用物

三、操作步骤

1. 操作者洗手，戴口罩。

2. 铺无菌治疗盘。

3. 检查药品有效期及质量（有无沉淀、浑浊、絮状物、变色等）。

4. 遵医嘱逐个抽取稀释所需药品。

（1）取安瓿轻弹其颈端，使药液流至体部。

（2）用砂锯划安瓿颈部。

（3）用碘棉签消毒安瓿颈部。

（4）取无菌棉球垫于安瓿颈部并折断。

（5）检查药液内有无玻璃碎屑。

5. 选取合适型号注射器，查看有效期及包装是否完好，打开外包装，取出注射器正确安装。

6. 抽取药液。

7. 口述：部分需要稀释的药品遵医嘱抽取。

8. 排尽注射器内空气，套好针头保护帽。

9. 将抽好的药品贴上相应标签，填写剂量，注意勿遮挡名称和剂量。

10. 进行两人核对。

11. 核对无误后放置治疗盘无菌垫巾内备用。放置时注意将血管活性药与镇静镇痛及肌肉松弛剂分开放置，以免混淆。

麻醉常用药品种类

药品名称	常用药物代表
血管活性药	盐酸艾司洛尔注射液，乌拉地尔注射液，尼卡地平注射液，硫酸阿托品注射液，盐酸麻黄碱注射液，去氧肾上腺素注射液，去甲肾上腺素注射液，盐酸多巴胺注射液等
吸入麻醉药	七氟烷，异氟烷，地氟烷
镇静药	丙泊酚注射液，咪达唑仑注射液，盐酸右美托咪定注射液，依托咪酯脂肪乳注射液，氟哌利多注射液

药品名称	常用药物代表
镇痛药	1. 阿片类：注射用盐酸瑞芬太尼，枸橼酸舒芬太尼注射液，枸橼酸芬太尼注射液，盐酸哌替啶注射液，盐酸吗啡注射液 2. 非甾体类：注射用帕瑞昔布钠，氟比洛芬酯注射液，注射用盐酸丙帕他莫，注射用氯诺昔康
肌肉松弛剂	罗库溴铵注射液，顺苯磺酸阿曲库铵注射液，米库氯铵注射液，琥珀酰胆碱注射液
止吐药	盐酸昂丹司琼注射液，注射用盐酸托烷司琼
激素类	地塞米松磷酸钠注射液，甲泼尼龙琥珀酸钠注射液
胶体血浆代用品	琥珀酰明胶注射液，羟乙基淀粉 130/0.4 氯化钠注射液，羟乙基淀粉 130/0.4 电解质注射液
止血药	尖吻蝮蛇毒血凝酶注射液，氨甲环酸氯化钠注射液
胃黏膜保护剂	注射用盐酸埃索美拉唑钠

麻醉常用药品推荐配制方案

名称	规格	抽取方法	稀释后剂量
丙泊酚注射液	200 mg/20 ml	20 ml 空针原液抽取	10 mg/ml
咪达唑仑注射液	5 mg/5 ml	5 ml 空针原液抽取	1 mg/ml
罗库溴铵注射液	50 mg/ml	5 ml 空针原液抽取	10 mg/ml
依托咪酯脂肪乳注射液	10 mg/10 ml	10 ml 空针原液抽取	1 mg/ml
硫酸阿托品注射液	0.5 mg/1 ml	1 ml 空针原液抽取	0.5 mg/ml
盐酸麻黄碱注射液	30 mg/1 ml	5 ml 空针稀释至 5 ml	6 mg/ml
盐酸肾上腺素注射液	1 mg/1 ml	稀释至 100 ml 盐水中	10 μg/ml
盐酸去氧肾上腺素注射液	10 mg/1 ml	稀释至 100 ml 盐水中为 0.1 mg/1 ml，从中抽取 1 ml 稀释至 10 ml	10 μg/ml
注射用盐酸瑞芬太尼	2 mg 粉剂	50 ml 空针稀释至 50 ml 泵入	40 μg/ml
枸橼酸舒芬太尼注射液	50 μg/1 ml	10 ml 空针稀释至 10 ml	5 μg/ml
盐酸哌替啶注射液	100 mg/2 ml	10 ml 空针稀释至 10 ml	10 mg/ml

名称	规格	抽取方法	稀释后剂量
丁卡因粉剂	50 mg 粉剂	5 ml 空针稀释至 2.5 ml	20 mg/ml
肝素钠	12 500 U	20 ml 空针稀释至 625 U/ml，抽取 4 ml 肝素钠注入 500 ml 盐水中	5 U/ml

四、注意事项

1. 容易出错药品主要是药品安瓿形状相似和抽取剂量相同的药品。严格按照三查七对原则执行各项操作，且必须二人查对，可最大程度避免此类情况的发生。

2. 建立完善的标识制度，每抽取一种药液后及时将药品标签贴上，并写好药品名称和剂量。

3. 定期对麻醉医护人员进行药品管理培训。应完善药品管理制度，强化用药安全意识，加强药物知识和信息培训，提高麻醉护士的用药知识，对麻醉安全更有保障。

五、评分标准

麻醉科常用药物及推荐配制方案操作考核评分表

监考人：　　　　　　考核时间：

步骤和操作要求	姓　名				
着装、仪表符合要求					
洗手，戴口罩，物品准备齐全					
打开无菌治疗巾，铺无菌治疗盘					
检查药品有效期及性状					
遵医嘱逐个抽取稀释所需药品（弹、锯、消、掰）：①轻弹瓶颈使药液流至体部，②用砂锯划安瓿颈部，③用碘伏消毒安瓿颈部，④取无菌棉球垫于安瓿颈部并折断，⑤检查药液有无碎屑					

步骤和操作要求	姓　名				
选择合适的注射器，并检查有效期，取出后正确安装					
抽取药液（口述：部分需要稀释的药液按医嘱抽取）					
排尽注射器内空气，套好针头保护帽，放在无菌治疗盘垫巾内					
正确选择药品标签，填写剂量，并贴在注射器上					
二人核对					
口述：血管活性药物与麻醉药品分开放置					
整理用物、洗手					
提问常见药品种类及推荐配置方案					
完成时间					
扣分					
总分					

注：1. 操作考核总分 100 分，90 分（含）以上为达标。

2. 操作完成时间 10 min，每超时 1 min 扣 1 分

附录：麻醉科常用药物及推荐配制方案操作考核提问内容

操作过程中常见的护理问题及护理措施

（1）药品品种及剂量错误：容易出错药品主要是药品安瓿形状相似和抽取剂量相同的药品。严格按照三查七对原则执行各项操作，且必须二人查对，可最大程度避免此类情况。

（2）药品标签贴错：建立完善的标识制度，每抽取一种药液后及时将药品标签贴上，并写好药品名称和剂量。

（3）药品准备不齐全：定期对麻醉医护人员进行药品知识培训。科室完善药品管理制度，强化用药安全意识，确保麻醉用药安全。

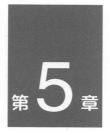

各专科麻醉护理

（张 欢 涂淑敏 马小蓓 邢雪燕 谢湘菡
刘筱璨 马燕利）

第1节 神经外科手术麻醉护理

一、脑生理

正常情况下，脑氧耗占全身总氧耗的 20%。基于相对高氧耗和低氧储备，阻断脑灌注 10 s 即可导致意识丧失。大多数情况下，如果 3～8 min 内脑血流没有恢复，脑细胞将发生不可逆损伤。脑血流量（cerebral blood flow，CBF）随脑代谢率的变化而变化。成年人总的脑血流量平均为 750 ml/min（占心排血量的 15%～20%）。脑血流量低于 10 ml/（100 g·min）时，脑组织将发生不可逆的损伤。脑灌注压（CPP）是平均动脉压（MAP）与颅内压（ICP）或中心静脉压（CVP）（两者取压力较高者）之差。CPP 正常值为 80～100 mmHg。在正常人群，当 MAP 在 60～160 mmHg 范围内变化时，CBF 相对恒定。超出此范围时，脑血流量将随血压变化而变化（图 5-1）。平均动脉压高于 150～160 mmHg 可使血脑屏障受损，导致脑水肿和脑出血。脑血流量还受 $PaCO_2$、体温等外源性因素影响。

颅内容积相对固定，由脑组织（占 80%）、血（占 12%）和脑脊液（占 8%）组成。为了避免颅内压的增加，其中任何一种成分容积的增加都会以其他成分容积的减少为代价。甘露醇可以增加血浆渗透压，且不透过血脑屏障，常用于降低颅内压。持续且严重的颅内压增加可以导致脑疝的发生[1]。

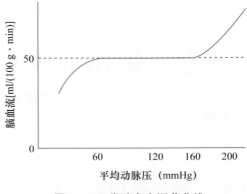

图 5-1　正常脑自身调节曲线

二、神经外科手术的麻醉护理

（一）麻醉前准备与护理

1. 了解患者的意识状态、病情、合并基础疾病、术前检验检查结果的情况及本次拟行手术方式，运用护理程序制订个体化的麻醉护理方案并逐步实施。

2. 检查麻醉机、监护仪、微量泵等麻醉用仪器设备的状况；检查气管插管用物是否齐全，备好吸引器。根据麻醉医师要求准备保证气道通畅及应对困难气道所需的设备。根据麻醉医师医嘱，准备麻醉药品、急救药品，抽取药物后必须贴药品标签并注明剂量。

3. 向患者介绍手术室环境并解释麻醉的特点、体位以及需要配合的内容。需要气管插管的患者应检查有无活动性牙齿或义齿（术前应摘下）。

4. 连接监护仪器，密切观察患者的意识状态、生命体征、瞳孔等变化，并记录于麻醉单上。

5. 检查患者术前用药情况（名称、用量、方法）、备血及禁食、禁饮情况。

6. 正确执行手术安全核查，共同确认患者身份、手术部位、手术方式、知情同意等内容。

7. 准备消毒物品，选择型号合适的静脉留置针并结合手术部位选定静脉输液的部位。根据医嘱进行液体治疗，注意三查七对。

8. 确定手术体位并准备必要的体位固定装置，注意进行体温保护。

（二）麻醉期间监测与护理

1. 配合麻醉医师完成各项麻醉操作，给药操作严格执行三查七对，给药前向麻醉医师复述药物名称、浓度、剂量、用法，无误后方可执行给药。用药毕，及时将用药情况记录在麻醉记录单上。

2. 麻醉期间做好生命体征、出入量、循环及呼吸等各项参数监测，麻醉护士应密切观察患者生命体征及各项监测数据，结合手术进程、手术不同阶段的特殊要求及患者的反应报告麻醉医师，按照医嘱用药，调整患者的生理状态，减少和消除伤害性刺激的发生，使患者能够顺利完成手术。麻醉期间持续进行体温保护。

3. 麻醉护士在麻醉期间将每隔 5 min 测定的心率、血压、脉搏、脉搏氧饱和度等各项数据与手术重要步骤、输液、输血、用药及患者反应和表现联系起来，详细记录在麻醉单上。定期统计并准确记录出入量。

4. 体位 脊髓手术常采用侧卧位或俯卧位[2]。应先在仰卧位下行麻醉诱导和气管插管，之后将患者转为侧卧位或俯卧位。在转变体位过程中注意颈部保持中立位。若变为俯卧位，头部可以偏向一侧（不能超过患者颈椎的正常活动范围）或保持面部朝下，由软垫托住或使用头架固定，如预计手术时间较长，可以用头架固定以免面部受压。双臂舒适地束缚于体侧，或使双臂伸展、肘关节弯曲（避免肩关节过度外展）。

5. 在保持手术体位及改变体位过程中应注意保护患者肢体避免损伤，注意眼睛保护避免角膜擦伤或受压，保护患者皮肤避免压力性损伤，做好管路护理，气管插管、呼吸管路、输液管路及监测线路均妥善固定。患者转换为俯卧位时可能并发低血压需严密监测。俯卧位期间尤其注意定期检查面部受压皮肤并确保眼睛、鼻子、耳朵没有受压[1]。

（三）麻醉苏醒期护理

1. 苏醒期麻醉护士应守护在患者床旁，迅速、适当应对躁动并遵医嘱给予药物处理，将患者卧位固定稳妥，防止坠床、呼吸管路、输液管路脱出、引流管拔出等意外情况发生。

2.保证患者通气充分，血流动力学稳定且符合拔管指征的情况下，应遵医嘱早期拔管以减少气管内导管引起的不适和刺激，拔管后继续吸氧。气管拔管过程中要注意监测血氧饱和度、血压、心率变化，遵医嘱给予相应的拮抗药物；吸痰动作要轻柔，减少刺激。长时间俯卧位可导致气道和面部水肿，可造成术后气道梗阻，应严密监测。

3.警惕恶心、呕吐的发生并防止反流误吸，若患者出现呕吐先兆（频繁吞咽），应立即将其头偏向一侧、降低床头，使呕吐物容易排出，及时吸引，防止误吸。

4.警惕舌后坠引起的气道梗阻，当打鼾时可托下颌，必要时置入口咽或鼻咽通气道。

5.检查各类导管的情况，包括胃管、引流管、尿管、引流瓶等。

6.如患者未能彻底清醒，应在恢复室观察，待苏醒满意后方可送回病房[1, 3]。

（四）转送患者的护理

1.患者尚未清醒或有麻醉并发症者，送至麻醉后恢复室继续监测；患者术后需监测治疗者应送重症监护病房；患者已清醒，病情稳定一般情况好者可送回普通病房。

2.转送患者过程中应注意监测患者生命体征、通气情况等，备好抢救药物、抢救设备、仪器、氧气等，防止意外发生。

3.注意气管导管、输液管路、测压管路、各种引流管、导尿管等要妥善固定，防止脱落。

4.与恢复室、重症监护病房或普通病房的护士交接，注意监测患者的呼吸、循环情况[3]。

（五）麻醉结束后的护理

1.整理麻醉药物、麻醉用品及仪器设备。

2.处置医疗废物。

3.将本次麻醉所用药物、一次性用品等计入相应账目。

4.手术后回访患者，了解有无麻醉后并发症如肺部并发症、恶心、呕吐等发生，并给以治疗和护理[3]。

（六）麻醉恢复期护理

管理重点包括严格的神经系统监测和血流动力学监测、气道管理和充分氧合、控制癫痫发作、管理体温和血糖、降低脑氧耗、控制脑灌注压和预防脑水肿等。

1. 术后仍要给予患者一段时间的氧气吸入，严密的血流动力学监测，针对高血压和低血压等及时汇报麻醉医师处理，必要时遵医嘱进行容量复苏。

2.（同本节"（三）麻醉苏醒期护理"）

3. 加强生命体征监测和病情观察，以利于尽早发现问题并及时通知外科医师处理。例如，血肿通常出现在手术后的前6个小时内，特别是在后颅窝手术或急诊开颅术。脑动脉瘤血管介入治疗除严密的神经系统监测外，还应评估介入部位的局部出血情况，并检查下肢灌注，检查介入通路末端是否有脉搏、颜色变化（苍白）和温度[4]。

参考文献

［1］王天龙，刘进，熊利泽.摩根临床麻醉学.6版.北京：北京大学医学出版社，2020：409-575.
［2］郭曲练，姚尚龙.临床麻醉学.4版.北京：人民卫生出版社，2016.
［3］刘保江，姚储璋.麻醉护理学.北京：人民卫生出版社，2013：183-190.
［4］尚游，傅强主译.麻省总医院术后监护管理手册.北京：人民卫生出版社，2020：75-93.

第2节　五官科手术麻醉护理

眼科手术的麻醉护理

一、手术特点和对麻醉的要求

眼科手术范围虽然比较局限，但手术操作精细，眼睑区血管神经分布丰富，眼球感觉十分灵敏，所以眼科手术的麻醉不仅要求保持患者充分安静合作，镇痛完全，眼轮匝肌和眼外肌松弛，眼球固定在正中位不动，以利于手术操作及术后恢复，同时要注重维持眼内压稳定以及警惕眼球手术操作时引起的眼心反射。

（一）眼压

正常眼内压约 16 ± 5 mmHg，围手术期应保持眼内压接近正常水平。眼内压慢性升高将干扰眼内血供和角膜代谢，可引起角膜混浊和视网膜血流减少；慢性眼内压降低将增高视网膜脱离和玻璃体出血的发生率。手术中的眼内压升高，不仅会导致眼内血供减少，而且有发生眼内容物脱出的危险，严重时甚至引起失明。手术后的眼内压持续升高则有可能导致手术失败。房水形成与排出之间的正常平衡遭受干扰时，可影响眼内压。正常时房水经前房角、小梁网，再经巩膜静脉窦，排入巩膜外静脉系统，然后流至海绵窦或颈内、外静脉系统。房水排出受阻是引起眼内压升高的主要原因。某些药物的扩瞳作用，可导致前房角变窄而影响房水排出。咳嗽、屏气、情绪激动或使劲用力均可导致静脉压升高，可影响房水排出。眼球受压（如面罩压迫），眶内肿瘤或眼外肌收缩等也可引起眼内压升高。

（二）眼心反射

眼心反射是由强烈牵拉眼肌（尤其是眼内直肌），或扭转、压迫眼球所引起的一种三叉神经-迷走神经反射，表现为心动过缓、过早搏动、二联律、交界性心律和房室传导阻滞，甚至引起心脏停搏，常见于眼肌手术、眼球摘除术和视网膜剥离修复手术过程中。如存在手术前患者焦虑不安、全麻过浅、缺氧、高 CO_2 血症以及应用拟胆碱药等使迷走神经紧张性增高的因素，则容易持续或反复出现眼心反射。

二、麻醉前准备及麻醉用药

（一）麻醉前访视与准备

眼疾患者因视力障碍或已失明，术前常紧张焦虑，术中不易安静合作，这样将影响手术疗效。为争取患者配合，应作好术前访视工作，适当解释，消除顾虑，取得信任。这对局麻下手术的老年患者尤为重要。

眼科疾病本身一般不致危及患者生命，但眼科手术仍有一定的死亡率，主要与患者合并的内科疾病和麻醉处理上的问题有关。此外，有些眼科疾病实质上是全身性疾病在眼部的一种表现，如高半胱氨酸尿、马凡（Marfan）综合征、重症肌无力、甲状腺功能亢进、糖尿病和高血压等疾病，都可能引起眼部病变，而需要手术治疗。眼科患者的另一特点是老年人和小儿占相当大的比例。老年人常合并动脉硬化、心脏病、高血压、糖尿病和慢性呼吸系统疾病；小儿则可能合并先天性疾病。眼科医师常因注意力过多地集中在眼部病理变化而对这些全身性并存疾病重视不足。因此，麻醉医师有必要在术前访视中作重点了解，并对病情作适当估计并评估患者的全身情况，不能因手术范围小而放松警惕。另外，患者近期使用的眼科局部用药或全身用药都可能对麻醉及手术产生影响，应充分了解这些药与麻醉药物以及围术期的其他治疗用药可能出现的相互作用，以及这些药可能出现的不良反应。

（二）麻醉前用药

1. 目的

（1）使患者充分安静，消除患者对手术的恐惧、焦虑和紧张心理，取得更好的配合，提高麻醉的安全性。

（2）提高痛阈，增加止痛作用，加强麻醉效果。

（3）避免恶心呕吐，减少腺体分泌。

2. 常用药物

（1）镇静催眠药：常用药有咪达唑仑、地西泮及苯巴比妥等。

（2）止痛药：舒芬太尼、芬太尼及吗啡等阿片类药物用药后可出现呼吸缓慢、瞳孔缩小等副作用，故眼内手术禁用。

（3）抗胆碱药：常用药有阿托品及东莨菪碱等。

（4）止吐药：中枢性止吐药有氯丙嗪、甲氧氯普胺等。抗组胺药有苯海拉明及异丙嗪等。

三、麻醉选择

一般眼外手术和简单的眼内手术，如眼睑成形术、晶体摘除、脉络膜角膜移植、周围性虹膜切除、巩膜灼漏术等，均可在局部浸润和球后视神经阻滞下完成，尤其适用于老年人和危重患者。局部麻醉（局麻）

对眼内压影响小，术后发生恶心呕吐少。但局麻可能引起局麻药中毒，球后神经阻滞有可能引起眼球后出血、注射到眼球内及心律失常等，均应重视预防。此外，局麻手术的成败与患者配合程度有关，小儿、语言障碍及精神异常患者往往很难获得满意的配合，不宜选用。

眼科显微手术及复杂的眼内手术，如视网膜脱离修补术、玻璃体切开或关闭术、角膜移植术和复杂眼外伤修复术等，具有手术难度大、手术时间长、操作精细等特点，要求保持患者和眼球绝对平静不动，局麻常难以满足要求，应选择全身麻醉（全麻）。

眼科手术选用全麻，应考虑手术的特殊要求，警惕麻醉药物和麻醉操作对眼内压的影响，警惕眼心反射的发生并保持手术野平静。全麻药对眼内压的影响各不相同。凡作用于间脑的全麻药，均有可能降低眼内压，如硫喷妥钠及其他巴比妥类药物作用间脑，并松弛眼外肌，可改善房水排出，使眼内压降低。氯胺酮增高眼外肌张力，使眼内压升高，还可引起眼球震颤、复视和增加交感神经张力，故不应选用。氟烷、安氟烷、异氟烷和氧化亚氮的降低眼内压的幅度与它们对中枢抑制深度、血压下降、眼外肌松弛和改善房水排出等多种因素有关。静注琥珀胆碱可使眼内压升高 7 mmHg，持续约 5 min，所以不宜应用于眼内压高、开放性眼外伤和近期做过眼内手术的患者。

四、麻醉操作及麻醉护理注意事项

（一）监护下麻醉管理

局麻手术中，为使患者安静合作，常使用镇静药，但要谨防药物过量，否则不仅会抑制呼吸、循环，引起下颌松弛，造成呼吸道部分梗阻，同时也会使患者丧失定向和自控能力，反而干扰手术操作。为此，必须慎重使用镇静药，宁可分次小剂量用药，边观察、边用药，以调节到能满足手术要求的适当镇静水平为安全，禁忌一次大量用药。手术中因头部被无菌单覆盖，麻醉医师不能直接靠近面部。为此，术中要注意维持呼吸道通畅；气管插管要固定稳妥，麻醉机与呼吸回路及气管导管的连接必须确切稳定；术中要严密观察血压、脉搏、呼吸和肤色，在胸前置听诊器及应用 ECG 监测心率与心律。如出现眼心反射，应立即暂停手术，静脉注射阿托品 0.07 mg/kg，全麻患者应适当加深麻醉，确保呼吸道通畅，维持足够的每分通气量，必要时对眼部肌肉加用局部浸润麻醉。

（二）全身麻醉

气管插管操作要求轻巧，避免呛咳、屏气和躁动。麻醉期间应避免一切能使眼内压升高的因素，如血压急剧波动超过一定范围可影响眼内压，缺氧和二氧化碳蓄积均可升高眼内压。眼科麻醉中保证足够的有效气体交换是麻醉管理的重要内容。苏醒期要避免患者躁动、呛咳和呕吐，因此，拔除气管内导管和吸引气管内分泌物等操作要注意动作轻柔，避免刺激过大。术毕前 20 min 静脉注射小剂量氟哌利多有较强的镇吐和镇静作用。在吸入全麻时，也可利用患者的自主呼吸吸入适量全麻药，待加深麻醉后再拔管，拔除气管导管后应将头转向健侧。

（三）局部麻醉

眼科患者常用的眼内用药，如去氧肾上腺素（苯福林）、肾上腺素、阿托品、环戊通等散瞳药，或碘解磷定、毒扁豆碱等缩瞳药，吸收后均可能产生全身反应。完整的眼结膜对药液吸收较慢，但经鼻泪管流入鼻腔，黏膜吸收迅速，易产生全身作用。病眼及眼手术后对药液的吸收速度增加。眼内用药的浓度较高，有些药仅用 1 ～ 2 滴即可超过全身用药的最大量，可引起血流动力学改变，对合并高血压和冠心病等患者是十分有害的。所以眼内用药的浓度与用量应加以控制。此外，眼内滴药后要压迫眼内眦部位片刻，以防止药物流入鼻泪管进入鼻腔而加速吸收。

耳鼻喉科手术的麻醉护理

一、手术特点和对麻醉的要求

耳鼻喉科手术的范围涉及头颈和颜面部，其解剖结构复杂，且有多种生理功能，对维持生命活动有十分重要的关系。手术部位多在腔隙深部，术野小，操作困难，有些还十分精细。为保证手术顺利进行，麻醉处理有其特殊性。以往耳鼻喉科手术多在局麻下进行，但随着耳鼻喉科手术的发展，手术范围扩大，难度增加，显微外科技术也已在耳鼻喉科应用，目前要求在全麻下进行手术的比例正在不断增加。耳鼻喉科手术麻醉有以下几个特点：

（一）麻醉与手术医师共同合用同一气道

为确保气道通畅，在麻醉与手术全程，要防止口鼻咽喉区域的血、脓和其他分泌物吸入肺内。在耳鼻喉科手术时，麻醉人员接近气道较为困难，当手术在鼻、咽、喉或气管内进行时，既要保证手术安全，又要考虑不影响手术操作。麻醉期间保持气道通畅和保证足够的气体交换量是此类手术麻醉处理的关键。手术操作和体位改变可能致气管导管扭曲或改变位置。术中如果发生气管导管脱出声门或向远端滑入一侧支气管，可能发生气道梗阻、单侧肺通气或肺不张。鼻、咽、喉手术时，病变部位的脓液、手术出血以及分泌物等都可能积聚在咽喉部，进入胃或被吸入肺内。为防止咽喉部积聚的液体进入气道，常用咽腔纱条填塞，这不仅可因局部刺激而引起患者不适，甚至可引起血压升高，对老年人和呼吸功能障碍患者可影响其通气功能甚至引起心律失常。咽腔填塞可促使积聚在咽喉部的液体进入胃内，但也使得对失血量难以正确估计。

（二）病变累及气道影响气道通畅

无论是先天性解剖异常，还是感染、肿瘤、损伤和异物等均可造成气道狭窄、梗阻。由于肿瘤向气道内生长或由邻近部位压迫气道，以及气道组织创伤、出血、水肿、脓肿形成或解剖畸形等，均可引起不同程度的气道梗阻。气道部分梗阻后临床上可出现呼吸困难、呼吸频率增加、发绀、出汗、心动过速、高血压和喘鸣。由于病变累及气道增加了麻醉处理的困难和麻醉手术的危险性，但这取决于气道梗阻的程度。手术操作和吸入全麻药对喉部的直接刺激，以及咽喉部血液、分泌物积聚或其他反射性因素也可使支配喉头的迷走神经兴奋性增强，从而诱发喉痉挛，以致不同程度地阻塞气道及影响通气，故应注意防治。

（三）诱发心律失常

耳鼻喉科手术时为减少手术野渗血，常在局麻药液中加用肾上腺素，肾上腺素常可诱发心律失常，因此术中要加强监测和注意预防，对麻醉药的选择和肾上腺素的使用量及浓度均应加以限制。颈动脉窦受舌咽神经分支支配，在喉手术或颈淋巴结清扫手术时，如压迫颈动脉窦或结扎颈外动脉时，都可能引起颈动脉窦反射，出现血压下降和心动过缓，老年人及动脉硬化患者尤易发生此反射，应注意预防。

（四）中耳压力改变

中耳和鼻窦都是人体内与外界相通、但无气体交换的腔隙。中耳通过咽鼓管间歇性地与外界相通，鼻窦开口于鼻腔。当病变阻塞这些腔隙的开口时（如咽鼓管闭塞），则这些腔隙内压力就不能与外界相平衡。

二、麻醉前访视和麻醉前用药

（一）麻醉前访视

耳鼻喉科择期手术患者，多数为年轻人，健康状况良好，但合并全身性疾病者也并非少见，尤以老年人更为多见。因此，仍应重视术前访视工作。例如，喉癌患者常有长期吸烟史，不少患者可合并慢性阻塞性肺疾病或心血管疾病。在术前访视中应特别重视病变累及气道的情况。从病史、查体、检验检查等了解病变范围和气道阻塞程度。病史中要重视呼吸困难、气短、声嘶、吞咽困难、喉损伤史及近期头颈放射治疗或手术史。对曾施行过气管插管全麻的患者，要了解上次气管插管的操作经过以及其成败经验。查体时应了解鼻腔、口腔和头颈部情况，观察有无气道梗阻和呼吸异常。间接喉镜检查、视频喉镜检查及咽喉部 CT 检查可了解喉部活动情况、病变部位。肺功能检查和动脉血气分析有助于了解呼吸功能障碍类型及其严重程度。对鼻出血和扁桃体术后出血患者，要正确估计失血量，由于血液可咽入胃内，以致失血量常易估计偏低，此种患者术前可能存在低血容量和血液误吸从而影响呼吸功能。慢性鼻出血患者可能合并全身疾病，如高血压、白血病、恶液质以及应用抗凝药如双香豆素或阿司匹林等。要重视对其既往史、家族史的询问，以及肝功能和凝血功能检查。

（二）麻醉前用药

阿片类药因能抑制喉部保护性反射，以致在鼻咽和喉手术后有可能导致误吸血液入肺，故不主张应用；对中耳和内耳手术，此类药引起恶心呕吐的风险较高，也不宜应用。镇静药中最常用地西泮 0.15 mg/kg 术前

90 min 口服，此药有抗焦虑及镇静作用。小儿地西泮用量为 0.1 mg/kg。对气道梗阻患者，镇静药的使用应慎重，用量应减少，气道严重梗阻的患者应禁用。对扁桃体手术后出血的患者，应待患者进入手术室后根据具体情况选择术前用药。术前肌注阿托品可减少呼吸道分泌物，对全麻或局麻患者均适用。

三、麻醉选择

（一）局部麻醉

局麻受手术范围、时间和局麻药用量的限制，一般仅适用于时间短、操作简单的手术及能够配合的患者。对手术范围广、难度大或精细的显微外科手术，因要求患者头部长时间固定在特定位置，并保持不动，不宜选用局麻。内耳手术可涉及前庭而引起恶心、呕吐、眼球震颤和头痛，局麻亦无法有效控制。咽喉部手术因存在喉头反射及迷走神经、舌咽神经刺激，单纯局麻也难以完成。小儿和紧张焦虑的患者，采用局麻难以良好配合操作。但是局麻毕竟对全身干扰少，呕吐误吸的可能性小，局麻药液中加用肾上腺素可减少手术野渗血，有利于手术操作。保留意识可望手术中取得患者配合，如手术中可随时了解鼓室成形术时的听力改善，喉手术中可观察声带活动，以及在中耳手术时识别面神经是否受损伤等，这些均是选用局麻的优点。

（二）全身麻醉

全麻的优点是不受手术范围和时间的限制，气管插管可控制气道，防止血液和脓液误吸。但因需行气管插管，可能与手术相互干扰。此外，手术操作也常妨碍气管插管的固定与通畅度。插管方式与插管途径的选择应以患者张口情况、咽部梗阻情况及手术要求而定，对估计插管困难患者，不能贸然选用快速诱导插管，常以选用清醒插管或用吸入全麻诱导为好，在保持自主呼吸的条件下作盲目插管或用喉镜显露明视插管，有时需借纤维光导喉镜或气管镜作引导插管，有些患者在上述方法不能成功时需作气管切开。全麻维持通常采用静吸复合全麻或者全凭静脉全麻。为减少某些耳鼻喉科手术区域出血，除局部用肾上腺素和保持头抬高 15°外，有时还需施行控制性降压术，如采用加深麻醉或静脉滴注硝普钠或硝酸甘油等方法。

四、几种常见手术的麻醉处理及护理要点

（一）耳部手术

耳部手术不与麻醉共用气道，麻醉管理和保持气道通畅一般无特殊性。耳廓、外耳道等短小手术可在局麻下完成。听小骨重建、镫骨切除、鼓室成形、乳突切除、面神经减压或迷路切开等手术，常需用全麻。显微外科手术要求手术野清晰，术野局部常需用肾上腺素，必要时需施行控制性降压术。术中为配合术者防止面神经受损，应保留自主呼吸，这样可保留肌颤搐反应，以便于及时识别。事实上耳科手术并不要求良好的肌松，甚至可不用肌松药，仅靠吸入全麻药维持即可。

（二）鼻腔和鼻窦手术

鼻腔和鼻窦手术多数可在局麻下完成，但有些手术如鼻窦恶性肿瘤根治术、鼻出血止血或鼻咽纤维瘤摘除等较复杂手术，仍需全麻。这些手术出血量大，术中要正确估计失血量，监测血流动力学改变，及时补充血容量，保持静脉输血输液途径通畅，同时要防止血液流入气管。为防止血液误吸入肺内，需经口腔插入气管导管或作后鼻孔纱布填塞，术后吸尽鼻咽部积血后，再取出填塞物或拔管。鼻腔出血时，血液可能咽入胃内，因此在全麻诱导期或拔管后需警惕呕吐及误吸。全麻可用静吸复合全麻或全凭静脉全麻。麻醉性镇痛药的用量应控制，防止过量，否则术后气道保护性反射受到抑制，易致血液误吸。

（三）扁桃体摘除术

有挤切术和剥离法两种，前者操作迅速、反应轻，即使是儿童也可不用麻醉；剥离法一般可在注射利多卡因局麻下完成，如果在咽后壁喷雾利多卡因，则要避免喷入气管，以期保留良好的咳嗽反射，必要时术中还要辅以适量镇静药。儿童施行扁桃体摘除术常需全麻，采用气管插管全麻有利于气道管理和保持气道通畅，但要警惕导管扭曲或移位。气管插管全麻时还可随时加深麻醉和辅助呼吸。扁桃体手术结束后要求气道保护性反射迅速恢复，当吸清咽后部血液、观察无活动性出血时才能

拔管，拔管后应取侧卧头低体位，以保证分泌物及时引流至口外，防止潴留在咽部而刺激声门或误吸入肺。对扁桃体术后出血患者的麻醉处理，重点在术前纠正低血容量，并注意吸氧。全麻要按饱胃患者处理，诱导时间要短，尽早气管插管以控制气道，在气管插管时压迫环状软骨，以防止胃内积血呕出引起误吸。

（四）全喉切除术

全喉切除术的特点是：手术范围广、部位深、可能已有气道部分梗阻，术前施行放射治疗者可加重气道梗阻，并可存在喉水肿、牙关紧闭、组织纤维化、喉及会厌固定等，这些情况可能增加气管插管的难度。对气道严重梗阻或静息时有喘鸣的患者，术前应充分评估病变位置、范围和程度，然后再决定麻醉方式。有些患者可能需先做气管切开，然后再经气切套管吸入全麻药。中度气道狭窄患者于全麻诱导后可能加重梗阻。全麻过程中应维护气道通畅，术中需保留自主呼吸，当切除喉头时可先将导管退到声门上方，继续供氧，待喉头切除后再插管入气管。手术操作如压迫颈动脉窦可能引起心动过缓和低血压，严重时可致心脏停搏，应注意监测，一旦发生应立即暂停手术，并行颈动脉窦周围封闭。此外，要警惕颈部大静脉破裂时可能发生气栓，一旦发生，局部立即用湿纱布加压，以防止空气继续进入和止血，并将患者置于头低左侧卧位；气栓量大时，应置入心导管至右心房抽吸空气。喉癌患者常有多年吸烟史并合并阻塞性通气功能障碍，术前需作肺功能检查，并给予有效治疗。

（五）内镜检查及内镜手术

直接喉镜检查和支气管镜检查除用于声音嘶哑、喘鸣、咯血和咳痰等症状的病因诊断外，也用于行声带息肉摘除、气管异物取出和乳头状瘤电灼等治疗。其麻醉主要困难在于麻醉与手术共用同一气道，相互干扰，要求围术期维持足够的肺泡气体交换，且检查后能够迅速恢复气道保护性反射，这对预期有气道出血者尤为重要。此外，要注意保护牙齿，避免咽喉反射、咳嗽、喉痉挛和心律失常的发生。术中要求咬肌和咽喉肌群松弛。喉显微外科手术时要求声带完全静息。内镜检查的操作时间长短不一，麻醉除应满足手术要求外，术毕又必须使患者能尽早苏醒。

短小手术且能配合的患者宜选用局麻。对气道有不同程度梗阻的患者要尽可能避免用全麻，否则可能演变为完全性气道梗阻。施行纤维光导喉镜或纤维光导支气管镜检查时，一般均可用局麻。用硬质喉镜或支气管镜检查时，通常需要全麻。局麻应包括双侧喉上神经和舌根神经阻滞、环甲膜穿刺气管内注入局麻药，或咽后壁、声门和气管喷雾表面麻醉，同时分次小量静脉注射镇静药，严防引起呼吸循环抑制。气管插管全麻下行直接喉镜检查或喉显微外科手术时，选用较细的气管导管，可减少对术者操作的干扰，一般选用管径 5 ~ 6.5 mm 的细导管，细导管有时仍可影响手术视野，尤其是病变位于声带后 1/3 和声带联合部，这样常需拔管后做检查和手术。全麻不插气管导管的实施方法有两种：①用强效吸入全麻药诱导后，在保留自主呼吸的同时，辅以喉局部麻醉；②诱导后将细塑料导管置于隆嵴上方供氧，此法能保持 PaO_2 正常．但不能防止呼吸暂停后 $PaCO_2$ 升高。为防止 $PaCO_2$ 升高，需增大氧流量至 10 ~ 15 L/min，且限定操作于 5 min 左右完成。如将塑料供氧管与高频喷射通气机相连作通气，则允许延长检查和操作时间。支气管镜检查的麻醉与直接喉镜检查者相似，但可通过气管镜侧管供氧，如果连接高频喷射通气机，短期内可维持良好的 PaO_2 和 $PaCO_2$。内镜检查中要注意监测血压、脉搏和心电图改变。此外，镜检操作可能加重气道梗阻或损伤气道，以致发生出血、气管破裂或因气道压力过高而发生气胸，尤其对儿童病例应予警惕。

参考文献

［1］郭曲练，姚尚龙．临床麻醉学．4 版．北京：人民卫生出版社，2019：272-277.
［2］刘保江，晁储璋．麻醉护理学．北京：人民卫生出版社，2013：125-127.

第 3 节　胸外科手术麻醉护理

胸外科手术包括肺、食管和纵隔和胸壁等部位的手术。这些疾病与手术的主要特点有：

1.肺手术的患者常伴有呼吸系统和心血管系统疾病；食管肿瘤手术的患者可能伴有营养不良、电解质紊乱甚至恶病质。

2.许多胸外科手术创伤大、出血多，手术时间冗长；术中常有明显的生理扰乱。

3.部分胸外科手术需要剖开一侧胸腔和采取侧卧位，多采取单侧肺通气而插双腔管。术中应保持双腔管位置良好并严格进行单侧肺通气的管理。

4.麻醉后置患者于手术位后以及开胸后应随时注意气道压和潮气量，警惕分泌物、血液及组织侵入健肺，一旦怀疑，应立即做气管内吸引，必要时通知手术者。

5.胸外科手术时应尽量提供安静良好的手术野，尤其在处理肺血管和切断支气管时，麻醉者应保持患者良好的肌肉松弛，并做手控呼吸，配合手术操作。

一、麻醉访视与评估

（一）重点评估患者的呼吸系统和心血管系统

根据患者发生围术期心肺并发症的危险程度确定麻醉方案和术后转送病房等级。积极治疗术前可逆因素如肺部感染和气道痉挛，改善患者的营养条件，纠正水电解质紊乱，如患者电解质紊乱系由肿瘤内分泌异常引起，则不强求异常指标完全至正常。有条件的鼓励患者戒烟、体能锻炼和深吸气训练。

（二）重视术前影像学检查

特别了解气管是否存在狭窄，狭窄部位及程度；支气管内径，夹角及偏移情况，从而决定插管种类，支气管导管型号等，如系中央型肿瘤，须行袖式切除，支气管成型或隆嵴成形术，应在术前与外科相关医师交流，了解手术流程，并准备术野支气管通气设备。

二、术中处理

（一）麻醉监测

1.除常规标准监测（ECG，SpO_2，NBP，$ETCO_2$）外，应根据手术种类决定是否放置中心静脉导管和有创动脉压监测。通常中央型肺癌、食管手术要求放置中心静脉导管。除外周型肺部病变及单纯纵隔镜手术，均应考虑放置动脉导管直接测压,一般放置于手术对侧。同时要求麻醉机有良好的压力和流量监测。放置动脉导管患者应在定期行血气分析,便于通气参数调整。

2. 需要插双腔气管插管的指征,见表 5-1。

表 5-1　插双腔管的指征

绝对适应证	相对适应证
需要两肺隔离的患者	改善外科操作条件
感染(肺脓疡、支气管扩张)	胸腔镜手术
大咯血(支气管扩张、毁损肺)	胸主动脉瘤手术
肿瘤脱落(中央型肺癌)	肺切除(包括肺叶和全肺切除)
控制通气,避免漏气	食管部分切除及重建手术
支气管胸膜瘘	经胸脊柱手术
单侧肺囊肿或肺大泡	
气管、支气管断裂	
单侧支气管-肺灌洗	

3. 双腔管的选择和定位

(1)常用的双腔管有 3 种:①带有隆嵴钩的 Carlens 管(左侧双腔管)和 White 管(右侧双腔管),双腔管有 35Fr、37Fr、39Fr 和 41Fr 四种规格;②支气管封堵器;③单腔支气管导管。我国的女性患者一般使用 35Fr 双腔管,男性患者一般使用 37Fr 双腔管。由于左侧双腔管比较容易定位,因此临床上一般常选用左侧双腔管。若左主支气管为肿瘤浸润或有狭窄、扭曲,则应选择右侧双腔管。此外,左肺叶袖式切除时,也首选右侧双腔管。

(2)双腔管的定位可通过听诊法或纤支镜联合听诊法确认,见表 5-2。在患者体位改变后,应再次听诊确认导管对位情况。如术中出现通气阻力增加、低氧血症时,应重新判断双腔管的位置,并加以调整。

(3)双腔气管导管的一般管理原则

1)双腔管的准备套囊充放气一次,确保双腔管套囊完整性,确保双腔管腔通常,无异物。

表 5-2　左侧双腔管放置后听诊与判断步骤

操作	导管位置正确	两腔均进入左侧	两腔均在气管内	两腔均进入右侧
右侧管腔断开呼吸回路，两个套囊均充气	左上下肺呼吸音清晰，右肺无呼吸音	左肺呼吸音清晰，右肺无呼吸音或呼吸音弱	两肺呼吸音均清晰	右肺呼吸音清晰，右上肺呼吸音不明确，左肺无呼吸音
左侧管腔断开呼吸回路，两个套囊均充气	右肺呼吸音清晰，左肺无呼吸音	两肺均无呼吸音或呼吸音极差	两肺均无呼吸音或呼吸音极差	两肺均无呼吸音或呼吸音极差
左侧管腔断开呼吸回路，左侧套囊放气且主套囊充气	两肺呼吸音均清晰	左肺呼吸音清晰，右肺无呼吸音或呼吸音弱	两肺呼吸音均清晰	右肺呼吸音清晰，左肺无呼吸音或呼吸音弱
纤支镜所见（右侧）	隆嵴可见，右侧支气管开口视野下完整，无受压，左侧支气管开口可见蓝套囊上缘	无法看见隆嵴结构，仅当导管回退过程中可见气管分杈结构	可见前方蓝色套囊	可见前方蓝色套囊
纤支镜所见（左侧）	左肺上下叶支气管清晰可辨	不典型支气管分叉结构	可见隆嵴结构	不典型支气管分杈结构

2）双腔管应可靠地固定，保持导管与躯体中轴线夹角相对固定，避免术中因导管位置改变、定位不佳而造成低氧血症。一旦发生低氧血症，应通过视、听、挤等手法综合判断回路、分泌物或导管位置等可能引发通气问题的因素。

3）术中如非必需，尽可能采用双肺通气。

4）如果术后患者需要呼吸支持治疗，应在术毕拔除双腔管，改换单腔气管内导管。

5）隔离肺：强调使用纤支镜辅助对位，确保隔离完善。开放患侧支气管腔，采用头低脚高（15°～30°）的体位引流，有利于分泌物的流出。

6）关胸前应采用肺复张手法使萎陷侧肺完全复张，气道压力维持在 30 mbar 持续 15 s，可重复 2～3 次。如复张不理想可将双腔管完全退至主气管内，清理分泌物后再次行复张。

（4）单侧肺通气的管理

1）采用保护性通气策略

①将潮气量降至 6 ml/kg。

②调节通气参数，控制气道峰压在 35 mbar 以下，平台压不超过 30 mbar。

③适当提高呼吸频率至 14 ～ 16 次 / 分，保持 $PaCO_2$ 在 45 mmHg 以下。

④在确保气道通畅的情况下，须向气道压妥协，必要时采用允许型高碳酸血症策略，$PaCO_2$ 允许上限 70 mmHg。

2）在单侧肺通气时出现低氧血症，可以采取以下措施：

①排除呼吸机的机械故障或吸入氧浓度过低等意外情况。

②逐渐增加吸入氧浓度，直至 100%。

③重新确定双腔管的位置，并作果断调整，必要时应将双腔管退到气管内，由手术者配合重新定位。

④吸除导管内的分泌物；套囊放气后重新充气，以排除套囊阻塞导管管口的可能。

⑤检查血流动力学参数，纠正低血容量和低血压。

⑥抽取动脉血标本，行动脉血气分析。

⑦患侧肺实施 5 ～ 10 cmH_2O 的持续气道压正压通气（CPAP）或进行小潮气量通气。

⑧健侧肺加用 5 ～ 10 cmH_2O 的呼气末正压通气（PEEP）。

⑨经上述处理仍不能改善患者的氧合，应改单肺通气为双侧肺通气。

⑩在肺叶切除或全肺切除的患者，及早结扎切断肺动脉可减少肺内分流，改善氧合。

（二）胸外科手术的麻醉选择

如无禁忌，硬膜外联合全身麻醉是较为理想的麻醉选择，同时兼顾了术后硬膜外镇痛。选择 $T_{6 ～ 9}$ 间隙行硬膜外穿刺置管，术中可采用 0.25% 布比卡因或罗哌卡因行硬膜外镇痛。

全麻维持一般采用静吸复合全麻。如果手术本身经常干扰通气，或麻醉过程中会经常干预气道，建议采用全凭静脉麻醉，通过靶控输注技术维持麻醉深度的相对稳定。

液体治疗，根据目前的国内外统计数据，建议采用相对限制的补液策略，即补液主要满足基础需要量和蒸发量的丢失，不要求在术中完成对累计丢失量的补充，不考虑第三间隙的存在，胶体溶液用于补充血液的直接丢失等，不单纯采用扩容措施维持循环稳定，可予去甲肾上腺素 $0.05 \sim 0.2 \, \mu g/(kg \cdot min)$ 持续静脉输注维持循环。

三、胸外科患者的术后处理

（一）术后镇痛

1. 硬膜外镇痛（PCEA） 硬膜外镇痛是胸外科患者术后首选的镇痛方法。药物为 0.5% 罗哌卡因混合舒芬太尼的溶液共 250 ～ 300 ml。背景剂量 2 ～ 4 ml，单次剂量可根据患者身高、切口累及节段、穿刺点与切口中心相应节段的距离设定 4 ～ 6 ml，时间锁定 15 ～ 30 min。

2. 患者自控静脉镇痛泵（PCIA） 镇痛配方根据患者切口大小、自身年龄、个体化配置。

3. 术毕在超声引导下行肋间神经阻滞或椎旁胸膜外置管，对切口及上下各一个节段肋间神经进行持续阻滞。

（二）术后监护

1. 继续监测 ECG、血压（BP）、SpO_2 等生命体征情况。

2. 间断复查动脉血气分析以了解通气及氧合情况，如出现恶化，应通知主管麻醉医师作出相应处理，包括调整镇痛，查体，复查胸部 X 线片排除外科急性并发症等。

3. 观察胸腔引流，保持胸腔引流通畅，引流瓶液面波动良好。一旦胸腔血性引流量超过 150 ～ 200 ml/h，应立即通知外科医师。全肺切除术后一般也放置胸腔引流管，但基本保持夹闭状态，每 2 ～ 4 h 观察气管位置，随时调整手术侧胸腔内压。

四、常见胸外科手术的麻醉处理

（一）肺切除术

1. 常规选择全身麻醉或复合麻醉：多数患者可在气管插管全身麻醉下完成手术，但部分患者需要插双腔管或单侧支气管导管。

2. 应做好大量出血和输血的准备：常规置入动脉导管行直接动脉内测压，外周静脉置入 18 G 穿刺针。

3. 肺叶切除和全肺切除术中应控制补液量，一般成人肺叶切除术中补液量不超过 1500 ml。术后 24 h 内液体正平衡不应超过 20 ml/kg，必要时可静脉给予利尿药。如患者术前已经有明显脱水表现或急性失血，则应根据实际情况，适当放宽术中补液量。

4. 病肺切除后应将手术侧剩余肺叶彻底吹胀，然后保持气道压力 30 cmH$_2$O，观察支气管残端是否漏气。若术毕不能将萎陷的肺叶吹胀，应作纤维支气管镜检查，寻找并排除可能的原因。

5. 术毕应早期拔除气管导管，完善的术后镇痛有助于呼吸功能恢复，预防并发症的发生。

（二）食管手术

1. 最常见的食管手术见于食管癌的患者，此外还有食管狭窄、先天性或创伤性食管损伤等。食管手术的患者常伴有营养不良和水、电解质紊乱，充分的术前评估和合理的干预可改善患者的一般情况，减少术后并发症的发生率。

2. 食管手术需要直接动脉内测压、中心静脉压监测，同时插导尿管监测尿量。

3. 气管插管全麻或复合麻醉均适合于食管手术。食管手术术式多样，有胸腹联合切口、胸腹分别切口、经胸腹三切口、胸腹腔镜加颈部吻合等。为了改善外科操作条件，可考虑插左侧双腔管，根据术式在术中行左肺或右肺单肺通气。

4. 术中需要纠正贫血、低血容量和水、电解质紊乱。

5. 术毕，因食管结构已经破坏，存在高度反流误吸危险，所以要求患者完全苏醒，有良好的气道保护后才拔出气管导管，并在麻醉后恢复室内准备吸引设备，每 30 min 检查胃肠减压是否通畅。

6. 术后镇痛主要考虑胸部切口和上腹部切口对呼吸功能的影响，如果是复合麻醉应采用中胸段（T$_{7\sim9}$）PCEA。颈部切口疼痛刺激较小，可根据需要给予小剂量阿片类或非阿片类镇痛药。

（三）气管和隆嵴手术

1. 常见的有气管狭窄、气管或支气管肿瘤等。患者一般伴有呼吸道梗阻的症状和体征，严重者有缺氧和二氧化碳潴留，因此术前用药宜减量甚至免用。麻醉的主要关注点是保持呼吸道通畅。

2. 颈部气管手术常在局麻或颈丛阻滞下先行气管切开，必要时可复合七氟烷吸入麻醉。术中保留患者自主呼吸，待气管切开后插入较小口径的气管导管（ID6 ～ 7），进行控制呼吸。

3. 胸段气管手术必须气管插管，病变位置较浅且气管狭窄程度较轻者，可选用较细的气管导管（6Fr）插过狭窄段，待气管切断后由外科医师在手术台上将无菌气管导管插入远端气管维持呼吸；如病变段气管狭窄严重，或狭窄部位较深，接近气管隆嵴，可首先将气管导管插入并保留在狭窄段之上，术中气管离断后即在直视下插入左侧和（或）右侧支气管导管，保持通气；若病变部位虽深，但狭窄较轻，则可插支气管导管，直接进行单肺通气；如病变位置较浅，但狭窄严重者，应保留患者的自主呼吸，复合低浓度高位硬膜外阻滞和吸入全麻，待胸骨劈开，气管离断后插入气管导管，之后静注肌松药控制呼吸。

4. 对于气道狭窄严重，不易维持气道通畅的患者，麻醉诱导阶段应保留患者的自主呼吸，因此吸入全麻（七氟烷为首选）是较好的麻醉诱导和维持方法。为了减轻气管插管时的反射，诱导前应做好气管和咽喉部的表面麻醉。在气管导管插入前，一般不用肌松药消除患者的自主呼吸，以免因难以维持气道通畅而造成意外。

5. 各种气管手术均应在术前准备恰当型号的气管导管和连接管，消毒后备用。术中可能需要在手术台上插入气管导管或支气管导管。

6. 气管手术中一般需要吸入纯氧，以保证安全。隆嵴成形术的患者除了使用支气管导管外，还可以使用高频喷射通气，但应注意确保呼气通畅，否则有气道和肺损伤的危险。

7. 术毕应尽早在患者清醒后，拔除气管导管。如拔管后患者出现气管水肿、分泌物增加或气管塌陷，造成呼吸困难，应在纤维支气管镜引导下重新插管。

8. 术后经常做纤维支气管镜检查，吸除气道内分泌物，保持呼吸道通畅。

参考文献

［1］郭曲练，姚尚龙．临床麻醉学．4 版．北京：人民卫生出版社，2019：215-223.
［2］刘保江，晁储璋．麻醉护理学．北京：人民卫生出版社，2013：294-299.

第 4 节　心脏外科手术麻醉护理

心脏外科手术，包括心脏疾病和大血管疾病手术，手术所涉及的心脏及大血管是人体最重要的循环系统。

一、麻醉前评估与准备

1. 改善患者心脏功能和全身状态。

2. 治疗和控制并发症、调整心血管治疗用药。洋地黄类药物，主张术前 24 ～ 48 h 或当日停用。β - 受体阻滞剂和钙通道阻滞剂，不主张术前停药，可根据需要调整用药。

3. 做好精神方面的准备，减轻或消除患者的焦虑和恐惧心理。心血管患者手术麻醉前用药特点：既需消除患者焦虑紧张，又要避免呼吸、循环抑制。吗啡有强大镇痛、镇静、镇咳作用，可应用于心源性哮喘，使肺水肿症状缓解，减轻心脏负担。

二、心脏手术的麻醉

（一）麻醉诱导前准备

1. 患者进入手术间后，监测生命体征（EKG，SpO_2，NBP，$ETCO_2$）。使用 5 导联心电图，在 V5 导联最易发现心肌缺血表现。建立外周静脉通路，尽量粗大，保证术中通畅。预计术中有大量失血可能时，可使用输血器。

2. 有创监测　置入动脉导管行有创动脉压监测（桡动脉、足背动脉、肱动脉）并监测动脉血气分析，应注意外科医师是否会选择桡动脉作为冠状动脉旁路移植（搭桥）的移植血管。置入中心静脉导管监测中心静脉压，置入漂浮导管监测肺动脉压、肺动脉楔压及心排血量。

3. 应用经食管超声心动图监测，及时评估心脏功能、血流动力学变化、容量状态、心肌缺血等情况。并能及时评价手术效果。

4. 凝血功能监测 心脏及大血管手术，由于需要进行肝素抗凝、鱼精蛋白中和，需监测激活全血凝固时间（activated clotting time，ACT）以反映体内肝素水平。如未使用肝素的情况下 ACT 时间延长，表示内源性肝素增多。正常 ACT 基础值为 80 ～ 120 s。

5. 药物准备 包括常规麻醉药物准备（镇静药物、镇痛药物、肌肉松弛剂）。还有其他特殊药物准备包括肝素、鱼精蛋白、氯化钙、利多卡因、胺碘酮、正性肌力药、血管收缩药和血管舒张药。

（二）麻醉处理

1. 麻醉诱导是心脏手术患者麻醉处理最关键的步骤之一。诱导时心脏外科医师应在场，心肺转流（体外循环）应预充备用，一旦发生血流动力学紧急情况能及时启动。药物选择及用药次序取决于心脏病变、患者的基本情况及手术方案。有条不紊地逐渐诱导并多次评估心血管抑制程度和麻醉深度，可最大程度地减少血流动力学的不稳定性。麻醉诱导的要求需达到镇静催眠、肌肉松弛、消除喉反射、预防过敏反应、血流动力学稳定。

2. 体温监测 术中体温监测多采取鼻咽温度和膀胱温度。预期体温改变、体腔大面积暴露、大量失血、低温麻醉、长时间手术必须进行体温监测，并做实时调整。

3. 术中维持循环稳定 血压和心率不应随着麻醉药物的使用和手术刺激的强弱而上下波动。切皮和劈胸骨是术中循环变化最强烈的操作步骤，应及时提前加深麻醉。

三、冠心病手术的麻醉

对于冠心病患者心脏状况的评估主要是两个方面，即心肌的氧供与氧耗平衡情况和心脏泵血功能。麻醉的原则：维持心肌的氧供需平衡，避免加重心肌缺血。心肌供氧主要取决于冠状动脉血流量和动脉血中的氧含量。保证正常动脉血压的前提下，适当减少心室壁张力、心率、心肌收缩力。

维持心肌的氧供需平衡应力求做到：

1. 血压的变化（升高或降低）不应超过术前的 20%。

2. 平均动脉压-肺动脉楔压＞ 55 mmHg。

3. 平均动脉压和心率的比值＞ 1、体外循环前大于 1.2。

4. 维持收缩压在 90 mmHg 以上。

5. 尤其应避免在心率增快的同时血压下降。

围术期心肌缺血的预防重于治疗。心肌缺血由血流动力学因素引起，首先提升心肌灌注压，减慢心率，心肌缺血多由冠状动脉痉挛或动脉桥痉挛所致，首选药物是钙通道阻滞剂。硝酸甘油可有效地治疗心肌缺血，但对心肌缺血无预防作用，也无预防冠状动脉痉挛或动脉桥痉挛作用。

非体外循环下的搭桥手术，麻醉处理的难度较大。外科医师在搏动的心脏上进行手术操作，不可避免地要干扰心脏的泵血功能。在吻合冠状动脉期间，维持血流动力学的稳定，是麻醉处理的要点。适当使用正性肌力药物以及应用 α 受体激动药物调节血管阻力是不可或缺的。

四、心脏瓣膜疾病手术的麻醉

心脏瓣膜疾病主要由风湿性心脏病引起的。通过瓣膜口的血流发生异常，引起心腔的（容量和压力）异常，导致心排血量下降。各种瓣膜疾病的病生理特点见表 5-3。麻醉管理原则就是避免加重已经异常的容量和（或）压力负荷，尽量维持有效的心排血量。

表 5-3　各种瓣膜疾病的病生理特点

病变	心率 （次 / 分）	节律	前负荷	外周血管 阻力	心肌 变力	避免心动过速 或过缓
二尖瓣 狭窄	65 ～ 80	稳定	不变或 增加	不变或 增加	不变	心动过速 肺血管收缩
二尖瓣关 闭不全	85 ～ 95	稳定	不变	减少	不变或 减少	心动过缓 心肌抑制
主动脉瓣 狭窄	70 ～ 85	窦性	增加	不变或 增加	不变或 减少	心动过速 低血压 室性心律失常
主动脉瓣 关闭不全	85 ～ 100	窦性	不变或 增加	不变或 减少	不变	心动过缓

联合瓣膜病：根据病变性质、主次、程度综合考虑瓣膜疾病的病生理特点。

1. 二尖瓣狭窄麻醉管理要点 避免心率加快，适当控制液体，防止左心房压进一步升高形成肺水肿。注意防止左心房血栓脱落。注意保护心功能，防治心律失常。

2. 二尖瓣关闭不全麻醉管理要点 避免心动过缓，降低后负荷，适当补充血容量，增加心肌收缩力，重症患者积极使用主动脉球囊反搏（IABP）。

3. 主动脉瓣狭窄麻醉管理要点 避免心动过速，维持正常心律，避免末梢血管扩张，低血压时可用单纯 α - 受体激动剂维持血压，以保证心肌供血，防止心肌缺血。

4. 主动脉瓣关闭不全麻醉管理要点 避免舒张压过低，维持冠状动脉供血，维持稍稍增快的心率，减少反流。末梢血管阻力既要防止阻力增大，又防止过低使舒张压下降，维持有效循环血量。

五、体外循环

体外循环是指用一种特殊装置暂时代替人的心脏和肺工作，进行血液循环及气体交换的技术。这一装置包括人工心和人工肺，亦统称人工心肺、人工心肺装置或体外循环装置。体外循环时，静脉血经上、下腔静脉引入人工肺进行氧合并排出二氧化碳，氧合后的血液又经人工心保持一定压力泵入体内动脉系统，从而既保证了手术时安静、清晰的手术野，又保证了心脏以外其他重要脏器的供血，是心脏大血管外科发展的重要保证措施。体外循环基本装置包括血泵、氧合器、变温器、贮血室和滤过器五部分。血泵，即人工心，是代替心脏排出血液，供应全身血循环的装置。

体外循环心内直视手术，一般采用纵劈胸骨入路，纵行切开心包显露心脏，从静脉注射肝素 2 ～ 3 mg/kg，经检测血液不凝，监测 ACT > 480 s 后，顺序插入升主动脉灌注管和下腔静脉及上腔静脉引流管，分别与已预充好的人工心肺机相应管道连接，即可开始外循环转流行体外循环。根据手术需要，可分为：①常温体外循环：用于心内操作简单，时间短者。要求体外循环氧合性能好，能满足高流量灌注需要；②浅低温体外循环：采用体外循环血流降温，心内操作期间鼻咽温维持在 28℃左右。心内操作即将结束时开始血液复温，鼻咽温至 35～36℃时停止复温；③深低温微流量体外循环：多在心功能差，心内畸形复杂，侧支循环丰富的患者应用。鼻咽温降至 20℃左右，心内操作关键步骤可将灌注流量降低，最低可达 5～10 ml/（kg·min）。既保持手术野清晰又防止空气进入体循环发生气栓。微量灌注实际上对机体是停止循环，要尽量缩短时间；④深低温停循环：主要用于婴幼儿心内直视手术和成人主动脉瘤手术。术中将体温降至 20℃以下，停止血液循环，可提供良好的手术野，但需具备良好条件和熟练的灌注技术。心内操作结束后，心脏复苏，停止体外循环，待循环稳定后，拔除心内插管，用鱼精蛋白中和肝素。

体外循环的麻醉处理：

1. 在开始体外循环前应注意应追加麻醉药物或（和）肌松药。

2. 在开始体外循环后，应注意：静脉血引流插管应无空气阻塞。观察流经动脉插管的血液的颜色，若患者头面部淤血则提示上腔静脉回流受阻，若患者右侧头面部单侧变为苍白可能是主动脉插管插入无名动脉，应告知术者予以调整。并观察心脏有无过于胀大的表现。

3. 在开始体外循环过程中，应注意在心脏停止跳动后立即停止通气。在开始转流后往往立即出现低血压。转流中特别是在复温期间应警惕麻醉过浅，必要时追加麻醉药物。心脏恢复跳动后即应开始做肺内通气。

4. 心脏复跳：纠正电解质和酸碱平衡紊乱，尤其注意血钾水平。若主动脉开放后，心脏不能自动复跳，首选除颤，若除颤无效且室颤较粗，可静推利多卡因。

5. 停体外循环前准备：①心率及心律调整到满意状态；②平均动脉压 60～80 mmHg，脉压＞30 mmHg；③心肌收缩有力，能维持有效循环；④中心静脉压基本接近转流前水平；⑤血红蛋白浓度达到 80 g/L；⑥鼻咽温达到 36～37℃；⑦患者肺内气体交换功能正常；⑧行动脉血气分析，调整电解质在正常范围内。

6. 体外循环停止后：维持适当的循环血量，维持灌注压和适宜的心率与节律。一旦心血管系统稳定，且外科医师认为出血可控时，可以应用鱼精蛋白中和体内肝素。鱼精蛋白应缓慢给药，最初 $2 \sim 3$ min 内给予 $25 \sim 50$ mg，并观察血流动力学变化，待循环平稳后继续缓慢追加。鱼精蛋白易引发过敏或类过敏反应，亦可导致严重的肺动脉高压。一旦发生严重反应需立即停药，并及时采取必要的复苏措施。

参考文献

［1］郭曲练，姚尚龙 . 临床麻醉学 . 4 版 . 北京：人民卫生出版社，2019：229-247.
［2］刘保江，晁储璋 . 麻醉护理学 . 北京：人民卫生出版社，2013：85-89，211-213.

第5节　普通外科手术麻醉护理

本节主要介绍以消化器官为主的胃、肠道手术及甲状腺手术。

一、普通外科手术的围术期管理问题

（一）胃肠手术的围术期管理问题

1. 消化系统的急腹症一般病情危急，麻醉的危险性大，麻醉并发症发生率高。麻醉前应争取在短时间内做尽可能多的全面评估和准备，对可能出现的意外、并发症采取防治措施，使急症患者能顺利手术。

2. 饱胃、肠梗阻、消化道穿孔、出血或弥漫性腹膜炎患者，麻醉前应采取有效的预防措施，如进行有效的胃肠减压。消化道的肿瘤、溃疡及食管胃底静脉曲张的患者，往往因大出血而需要手术，严重者可出现失血性休克。对休克患者应考虑在治疗休克的同时进行紧急麻醉和手术。

3. 腹腔、盆腔巨大肿瘤或大量腹水患者，术前常因腹压过高使膈肌运动受限，或因腹腔感染引起反应性胸膜炎、胸腔积液，导致限制性呼吸功能障碍[1]。

4. 腹腔镜手术时气腹可引起心律失常，结合手术体位改变易引起心血管系统变化，故应在人工气腹、体位改变时密切监测循环情况，也可根据情况暂时放气减压，待循环稳定后再重新充气。术中根据 $P_{ET}CO_2$ 的变化调整通气量。CO_2 栓塞时 $P_{ET}CO_2$ 先升高后降低，伴随着术中突然出现严重的低血压、发绀和苍白。一旦发生 CO_2 栓塞，应立即停止手术，停止充气和解除气腹[2]。

（二）甲状腺手术的围术期管理问题

甲状腺危象可在术中或术后发生。术中发生的特点为突然高热，体温很快达到40℃以上，心动过速，血压增高，严重者可出现心律失常等，清醒患者常合并有呼吸深快及烦躁不安。术后发生的危象早期表现是体温急剧升高、心动过速可达140～200次/分，常并存心律失常。以对症处理为主，包括吸氧、物理降温、使用降压药物等。甲状腺手术术后并发症还包括血肿、喉返神经损伤、喉水肿等[1]。

二、普外科手术的麻醉护理

（一）麻醉前准备与护理

1. 了解患者的意识状态、病情、合并基础疾病及术前检验检查结果的情况及本次拟行手术方式，根据患者具体情况制订个体化的护理计划并逐步实施。

2. 检查麻醉机、监护仪、微量泵等麻醉用仪器设备的状况；检查气管插管用物是否齐全，备好吸引器。根据麻醉医师要求准备保证气道通畅或应对困难气道所需设备。根据麻醉医师医嘱，准备麻醉药品、急救药品，抽取药物后必须贴药品标签。

3. 向患者介绍手术室环境并解释麻醉的特点、体位以及需要配合的内容。需要气管插管的患者要检查有无活动性牙齿或义齿（术前应摘下）。饱胃、肠梗阻、消化道穿孔、出血等患者，麻醉前应采取有效的预防措施，如进行有效的胃肠减压[1]。

4. 连接监护仪器，密切观察患者的意识状态、生命体征、瞳孔等变化，并记录于麻醉单上。

5. 检查患者术前用药情况（名称、用量、方法）、备血及禁食、禁饮情况。甲亢患者术前避免紧张及情绪波动，遵医嘱使用镇静药、阿片类药，同时严密监测患者呼吸情况，尤其对已有气管移位及压迫症状者更应注意。

6. 认真执行手术安全核查，共同确认患者身份、手术部位、手术方式、知情同意等内容。

7. 准备消毒物品，选择型号合适的静脉留置针并结合手术部位选定静脉输液的部位。根据医嘱进行液体治疗，注意三查七对。

8. 确定手术体位以及必要的体位固定装置，开始进行体温保护。

（二）麻醉期间监测与护理

1. 上消化道大出血者，为预防误吸可实施按压环状软骨后快速麻醉诱导的方法。给药操作严格执行三查七对，给药前向麻醉医师复述药物名称、浓度、剂量、用法，无误后方可执行给药。用药毕，及时将用药情况记录在麻醉记录单上。

2. 麻醉期间做好生命体征、出入量、循环及呼吸等各项参数监测，麻醉护士应密切观察患者，结合手术进程、手术不同阶段的特殊要求及患者的反应报告麻醉医师，按照医嘱用药，调整患者的生理状态，减少和消除伤害性刺激的发生，使患者顺利完成手术。麻醉期间持续进行体温保护。

3. 麻醉护士在麻醉期间将每隔 5 min 测定的心率、血压、脉搏、脉搏氧饱和度等各项数据与手术重要步骤、输液、输血、用药及患者反应和表现联系起来，详细记录在麻醉单上。定期统计并准确记录出入量。

4. 在保持手术体位及改变体位过程中应注意保护患者肢体避免损伤，注意眼睛保护避免角膜擦伤及受压，保护患者皮肤避免压力性损伤。做好管路护理，气管插管、呼吸管路、输液管路及监测线路均妥善固定。毒性弥漫性甲状腺肿（又称 Graves 病）患者的眼球突出症状增加了角膜擦伤或溃疡的风险，需做好预防并加强观察[1]。

（三）麻醉苏醒期护理

1. 苏醒期患者烦躁不安，麻醉护士应守护在旁，将患者卧位固定稳妥，防止坠床，呼吸管路、输液管路脱出，引流管拔出等意外情况发生。

2. 灌注和通气充分并且符合拔管指征，应遵医嘱早期拔管以减少气管内导管引起的不适和刺激，拔管后继续吸氧。气管拔管过程中要注意监测血氧饱和度、血压、心率变化，遵医嘱给予相应的拮抗药物；吸痰动作要轻柔，减少刺激。长时间俯卧位可导致气道和面部水肿，可造成术后气道梗阻，应严密监测。

3. 防止恶心、呕吐及反流误吸，若患者出现呕吐先兆（频繁吞咽），应立即将其头偏向一侧、降低床头，使呕吐物容易排出，及时吸引，防止误吸。

4. 防止舌后坠，当打鼾时托下颌，必要时置入口咽或鼻咽通气道。

5. 检查各类导管的情况，包括胃管、引流管、尿管、引流瓶等。

6. 如患者未能彻底清醒，应在恢复室观察，待苏醒满意后方可送回病房[1, 3]。

（四）转送患者的护理

1. 患者尚未清醒或有麻醉并发症者，送至麻醉后恢复室继续监测；患者术后需监测治疗者应送重症监护病房；患者已清醒，病情稳定一般情况好者可送回普通病房。

2. 转送患者过程中应注意监测，备好抢救药物、抢救设备、仪器、氧气等，防止意外发生。

3. 注意气管导管、测压管、各种引流管、导尿管等要妥善固定，防止脱落。

4. 与恢复室、重症监护病房或普通病房的护士交接，注意监测呼吸、血压情况[3]。

（五）麻醉结束后的护理

1. 整理麻醉药物、麻醉用品及仪器设备。

2. 处置医疗废物。

3. 将本次麻醉所用药物、一次性用品等计入相应账目。

4. 手术后回访患者，了解有无麻醉后并发症如肺部并发症，恶心、呕吐等发生，并给以治疗和护理[3]。

（六）麻醉恢复期护理

1. 术后仍要给予一段时间的氧气吸入，严密监测患者生命体征，密切监测患者术后有无出血或血肿、喉返神经损伤、喉水肿等术后并发症。

（1）出血或血肿：复苏期的患者可能因低血容量引起低血压和心动过速，但首先应排除出血。消化器官术后出现心动过速、低血压和低尿量需考虑术后出血，应立即通知外科医师进行腹部探查，同时评估生命体征并监测尿量。甲状腺和（或）甲状旁腺手术术后血肿通常发生在即刻（术后 3 ～ 6 h 内）。未及时发现和处理术后早期出血，伤口内形成张力巨大的血肿常导致患者窒息死亡。如术后早期患者伤口突然肿胀、渗血、呼吸困难进行性加剧，应考虑出血，需立即通知手术医师，以便及时松解伤口，清除血肿止血，必要时行气管内插管。无法成功气管插管者行环甲膜或气管切开术以维持呼吸道通畅。

（2）喉返神经损伤：单侧喉返神经损伤最常见的症状是吞咽困难、发声障碍或声音嘶哑。双侧喉返神经损伤对呼吸的影响极大，由于两侧声门几乎完全关闭，可出现喘鸣或呼吸窘迫。需要注意与气管插管导致的声带损伤或杓状软骨脱位等引起的术后声音嘶哑鉴别。手术引起的喉返神经损伤应以预防为主，一旦发生，治疗及预后较差。如全麻下发生，在术后拔管时发现后，应及时准确判断，立即气管插管。如呼吸困难不能缓解，行环甲膜或气管切开术。

（3）喉水肿：除气管插管粗暴或选择导管过粗引起的喉头水肿外，甲状腺手术操作的局部牵拉挤压等也可造成黏膜损伤，形成水肿。常于拔管后逐渐发生。在严密的观察下，可先用超声雾化吸入激素等，如呼吸困难不能缓解，应及时行气管切开。

2. 胃肠道及肛门直肠手术后疼痛是常见的术后并发症。及时进行疼痛评分并给予心理护理，必要时遵医嘱给予药物处理，将术后疼痛维持在患者可接受的水平。

3. 恶心呕吐是腹腔镜手术术后最常见的并发症，应做好预防措施，包括胃肠减压及遵医嘱预防性使用药物，注意防止胃内容物反流和误吸[1, 4]。

参考文献

[1] 王天龙，刘进，熊利泽 . 摩根临床麻醉学 . 6 版 . 北京：北京大学医学出版社，2020：409-575.
[2] 郭曲练，姚尚龙 . 临床麻醉学 . 4 版 . 北京：人民卫生出版社，2016.
[3] 刘保江，姚储璋 . 麻醉护理学 . 北京：人民卫生出版社，2013：183-190.
[4] 尚游，傅强主译 . 麻省总医院术后监护管理手册 . 北京：人民卫生出版社，2020：75-93.

第 6 节　肝胆外科手术麻醉护理

一、肝胆外科手术的麻醉特点[1-3]

1.肝胆胰具有重要的生理功能：参与人体营养物质的消化、吸收、代谢；合成血浆蛋白和凝血因子；清除有毒物质和致病微生物；参与机体免疫功能；分泌多种激素，调节消化系统和全身生理功能。麻醉前应根据患者病理生理改变以及伴随疾病的不同，积极调整治疗，以改善身体状况，提高对手术和麻醉的耐受性。

2.肝硬化食管胃底静脉曲张，可继发大出血。除表现呕血、便血外，胃肠道可潴留大量血液，失血量难以估计。麻醉前应根据血红蛋白浓度、血细胞比容、尿量、尿比重、血压、脉率、脉压、中心静脉压等指标评估体液状态，补充血容量和细胞外液量，并做好大量输血的准备。注意维持有效循环血量、保持血浆蛋白量、维护血液氧输送能力、补充凝血因子。此外，呕血还有误吸的可能，一旦发生，可导致急性呼吸道梗阻、吸入性肺炎或肺不张等严重后果，麻醉时应采取有效的预防措施。

3.严重腹胀、大重腹水、肝脏巨大肿瘤患者，当术中排出大量腹水，搬动和摘除巨大肿瘤时，腹内压骤然下降易发生血流动力学及呼吸的明显变化。麻醉医师应依据病情做好防治，并避免缺氧、二氧化碳蓄积和休克。胆道疾病多伴有感染、梗阻性黄疸和肝损害。麻醉时应注意肝肾功能的维护、出凝血异常及自主神经功能紊乱的防治。

4.腹腔内脏器官受交感神经和副交感神经双重支配，内脏牵拉反应与此类神经有密切关系。牵拉内脏容易发生腹肌紧张、鼓肠、恶心、呕吐和膈肌抽动，不仅影响手术操作，且易导致血流动力学剧变。良好的肌肉松弛是腹部手术麻醉不可忽视的问题。

二、常见肝胆外科手术的麻醉

（一）胆囊、胆道疾病手术

1.胆囊、胆道疾病多伴有感染；胆道梗阻多有阻塞性黄疸及肝功能损害，术中术后应加强肝肾功能维护，预防肝肾综合征的发生。

2.阻塞性黄疸的患者，迷走神经张力增高，心动过缓，麻醉手术时更易发生心律失常和低血压，麻醉前应常规给予阿托品。

3.胆囊、胆道疾病患者常有水、电解质、酸碱平衡紊乱、营养不良、贫血、低蛋白血症等继发性病理生理改变，麻醉前均应作全面纠正。

4.胆囊、胆道手术常规选择全身麻醉。胆囊、胆道部位迷走神经分布密集，在游离胆囊床、胆囊颈和探查胆总管时，可发生胆-心反射，引起心率下降、反射性冠状动脉痉挛、心肌缺血导致心律失常、血压下降。

（二）腹腔镜手术的麻醉处理

腹腔镜手术麻醉所遇到的主要问题是人工气腹和特殊体位对患者的生理功能的影响。二氧化碳气腹是目前腹腔镜手术人工气腹的常规方法。

1.二氧化碳气腹对呼吸、循环的影响

（1）对呼吸的影响：主要包括呼吸动力学改变、肺循环功能影响以及二氧化碳吸收导致的呼吸性酸中毒等。

通气功能改变：人工气腹造成腹内压升高，引起膈肌上移，可减小胸肺顺应性和功能残气量，同时由于气道压力升高引起通气／血流分布异常。

$PaCO_2$上升：二氧化碳气腹使二氧化碳经过腹膜吸收及胸肺顺应性下降导致肺泡通气量下降均可引起$PaCO_2$升高。$PaCO_2$升高引起酸中毒，对组织器官功能有一定影响，但人工气腹所致$PaCO_2$升高一般可通过增加肺泡通气量消除。

（2）对循环功能的影响：主要表现为心排血量下降、高血压、体循环和肺循环血管张力升高，其影响程度与气腹压高低有关。

2.麻醉选择　腹腔镜胆囊手术选用气管内插管控制呼吸的全身麻醉最为安全。近年来，谨慎选用喉罩通气，特别是双管喉罩代替气管插管进行气道管理，使全麻苏醒期质量得到提高。

3.术中监测　术中监测主要包括动脉压、心率、心电图、SpO_2、呼气末CO_2，必要时行血气分析。

4.术后处理　腹腔镜手术对循环的干扰可持续至术后，术后应常规吸氧，加强循环功能监测。此类手术，术后恶心呕吐发生率较高，应积极预防和治疗。

5. 麻醉后注意事项

（1）术后应密切监测，持续鼻管吸氧，直至病情稳定。按时检查血红蛋白、血细胞比容及电解质、动脉血气分析，根据检查结果给予调整治疗。

（2）术后继续保肝、保肾治疗，预防肝肾综合征。

（3）对老年人、肥胖患者及并存气管、肺部疾病者，应防治肺部并发症。

（三）肝叶切除术的麻醉

肝叶切除患者的术前准备涉及手术风险评估，主要通过终末期肝病模型（MELD）评分来进行。上消化道内镜检查、CT 扫描和（或）MRI 常用于发现食管静脉曲张。严重血小板减少或严重静脉曲张是围手术期主要风险因素。若患者存在明显贫血和凝血功能紊乱，术前应纠正。术中存在大出血风险，应当严密监测以及建立快速输血通道。但是在肝叶切除术中的整体液体管理仍存在争议。一些医疗中心认为在手术早期应当充分予以液体和血液制品，以增加血管容量，从而对突发性失血起缓冲作用，而其他医疗中心则支持在手术过程中维持较低中心静脉压以最大限度地减少肝固有静脉、肝总静脉以及其他腔静脉的血液丢失。此外，适度的头低脚高位可降低肝内静脉压，该体位可维持抑或增加心脏前负荷和心排血量，并可降低断裂肝静脉出现空气栓塞的风险。

（四）肝移植手术的麻醉

1. 麻醉前评估

肝移植受体的生理功能及药物代谢均可发生改变，可能存在严重的凝血功能障碍、肝性脑病、心肌病变、呼吸衰竭、大量腹水和胸腔积液、肾功能障碍和严重的电解质紊乱。终末期肝病的病理生理学改变会对所有重要器官系统的功能造成影响，因此仔细的术前评估十分必要。

2. 麻醉监测

（1）心血管功能监测：必须具备的监测包括：①有创动脉压力，②中心静脉压力，③心电图；其他监测还应包括：①心排血量，②肺动脉压力和肺毛细血管楔压，③氧代谢和血管阻力，④心室舒张末期容量（肺动脉导管监测）。

（2）呼吸功能监测：通气功能监测、通气效应、脉搏氧饱和度、呼气末二氧化碳、呼气量、气道压、PEEP、ETCO$_2$图形，以及 SaO$_2$ 和血气结果。

（3）出凝血功能监测：常规监测包括 PT（INR）、APTT、Fib、D-Dimer，凝血功能监测还包括血栓弹力图（TEG）监测。

（4）肝肾功能和水、电解质、酸碱平衡监测：血气和生化指标包括 pH、BE、PaO$_2$、PaCO$_2$、Hct、Na$^+$、K$^+$、Ca^{2+}、血糖、乳酸、Cr、BUN 等。采用精密尿袋测量每小时尿量、尿的颜色和比重。

监测时点：手术开始前、无肝前期 1 h、无肝期前 20 min、无肝期 20 min、新肝期前 5 min、新肝期 20 ~ 30 min、新肝期 1 h、2 h 和手术结束前，是血气、血常规、血生化（电解质、肝肾功）、凝血功能监测的必要和可行的监测时点。

（5）体温监测：鼻温、肛温。

（6）其他监测：麻醉深度、食管超声、血管外肺水、渗透压、血糖监测。

3. 血管通路

（1）两上肢静脉（14 ~ 16 G）用于输血、输液，如血浆、红细胞、血小板、蛋白液和人工胶体等。

（2）漂浮导管的侧鞘管用于临时单次给药和抽取各种化验血样。

（3）三腔中心静脉导管的中央通路用于测量中心静脉压或单次给药；两个侧孔通路接输液和注射泵，分别持续输注血管活性药物和麻醉辅助药。

（4）双侧上肢动脉置管，一侧连续监测动脉压，另一侧可间断采血样用于动脉血气分析。

4. 肝移植液体治疗基本原则

以胶体为主，5% 白蛋白或人造血浆代用品。以 CVP 和 PAWP 的变化指导输液；胶体液以 5% 白蛋白为主，若患者凝血功能、肾功能较好，可适量使用人造血浆代用品。晶体液可以恒速输入，在补充尿量的基础上恒速输入 1 ~ 2 ml/（kg·h）。

5. 原位肝移植三期的麻醉管理要点

（1）无肝前期：此期显性和隐性失血均可发生，特别是存在门静脉高压的患者。手术创伤引起的容量不足和失血、搬动肝脏时静脉回流障碍以及快速抽吸大量腹水均可产生低血压，充分补液至关重要，一般应用胶体液，并应随时做好大量输血的准备。手术早期阻断大血管之前就应利尿，以利于术中液体管理，并且对无肝期相对缺血的肾脏有一定程度的保护作用。常用药物包括呋塞米、甘露醇、小剂量多巴胺。阻断大血管之前，可试探性地暂时阻断，观察心血管系统反应，以确定是否需要静脉转流。

（2）无肝期：此期特征为血流动力学和酸碱平衡的显著变化。除非患者因长期门脉高压已建立起良好而完整的侧支循环，或者采用"背驮式"技术仅部分阻断下腔静脉，否则未实施静脉转流的患者在夹闭下腔静脉时静脉回流明显减少，可采用补液提高充盈压或谨慎地使用血管收缩药（如去氧肾上腺素）治疗下腔静脉阻断所致的 CO 下降；因肾脏灌注减少，因而少尿的现象十分普遍。静脉转流的应用可在一定程度上对抗这些效应。

此期为做好新肝进入循环的准备，应静脉给予大剂量皮质激素，如 500 mg 甲泼尼龙琥珀酸钠，从而发挥免疫抑制作用。

腔静脉吻合期间，应用冷生理盐水经门静脉冲洗供体肝，可将保存液、代谢产物和空气从供肝中冲洗掉，再用 300 ～ 400 ml 门脉血液冲洗供肝。在冲洗之前即刻，应抽取动脉血标本了解酸碱平衡、钾、钙离子浓度及血红蛋白水平，以确定开放时给予多大剂量的 $NaHCO_3$ 和氯化钙。门静脉吻合完毕后，预计的失血量应已补充，即可开放下腔静脉。门静脉则需缓慢放开，同时严密监测血流动力学状态，新肝再灌注开始。

（3）新肝期：新肝期的最初阶段可能发生再灌注综合征，表现为低血压、心动过缓、心律失常，少数情况下可出现循环衰竭和室颤。再灌注综合征的定义为再灌注后最初 5 min 内，平均动脉压（MAP）降低 30%，并持续至少 1 min，其特征为 MAP、全身血管阻力及心肌收缩力降低，而肺血管阻力和肺毛细血管充盈压却升高。有报道此时肺动脉压可升高，并出现右心功能不全，其原因可能是冷的、酸性、高钾液体快速涌入右心房所致。

轻微的再灌注综合征无需治疗，严重者可能需要使用血管收缩药，少数情况下需行心肺复苏。除非怀疑低血压与低血容量有关，否则对短暂可逆的相对低血容量一般不主张过量输入液体，因为容量超负荷引起的移植肝充血会严重。

二、肝胆外科常见手术麻醉护理[4]

（一）护理诊断

检视护理评估结果后，手术全期护理人员可规划出护理诊断，有关进行肝、胆道、胰腺或脾手术患者照护的护理诊断可能包含下列项目：

1. 焦虑，与预定的手术、手术全期事件和术后成果目标有关。

2. 潜在危险性：体液容积不平衡。

3. 体温过低，与身体表面或腹腔暴露，以及麻醉对于体温调节造成的影响有关。

4. 潜在危险性：感染与所涉及的器官系统（胃肠道部分）有关。

5. 潜在危险性：手术全期摆位伤害。

6. 潜在危险性：皮肤完整性受损，与侵入身体结构和皮肤表面破损有关。

7. 急性疼痛，与手术有关。

（二）护理措施

序号	护理问题	护理措施
1	焦虑，与预定的手术、手术全期事件和术后成果目标有关	1. 亲切地向患者打招呼，并采用患者喜好的称呼方式 2. 向患者介绍手术室的团队 3. 避免仓促的动作或犹豫不决的态度 4. 与患者谈话时须缓慢且清楚，并使用患者可理解的言词 5. 透过触摸、协助患者在手术床上呈舒适卧位，给予温度舒适的温毯，以提供情感上的支持 6. 借由询问患者及观察焦虑的征象（例如手不停握放、哭泣、颤抖）以区分患者的焦虑程度（轻度、中度、重度） 7. 确认患者特别担心的事、价值观及本身对于照护的期望 8. 提供手术全期相关事件的说明，并鼓励患者发问
2	潜在危险性：体液容积不平衡	1. 检视血液/血液制品的医嘱，使这些制品有易于取得且可冷藏储存的实时性管道 2. 确认是否有血液和血液制品可供使用 3. 在整个手术中，测量、通报并记录估计或实际的体液流失量 4. 可能需要额外的血液和血液制品时，预先估计并与血库人员联络 5. 与麻醉医师共同执行液体治疗，在手术当中确认检验数据，监测并注意异常结果

序号	护理问题	护理措施
3	体温过低，与身体表面或腹腔暴露，以及麻醉对于体温调节造成的影响有关	1. 判断舒适的温度：询问患者是否觉得冷 2. 调节手术室的温湿度，以维持适当的体温 3. 将患者移动到手术床时需提供温毯 4. 仅暴露手术准备过程中所需要的身体部位，覆盖其他身体表面以维持体温 5. 提供温热的灌洗溶液，但需先确保溶液温度低于 40.5 ℃（105 ℉） 6. 与麻醉医师共同提供输注已加温过的静脉输液及血液和血液制品 7. 使用其他主动回温措施（如充气式加温装置）以避免体温过低 8. 监测体温以评估对于体温调节措施的反应
4	潜在危险性：皮肤完整性受损，与侵入身体结构和皮肤表面破损有关	1. 监测切口部位的颜色、红润程度、肿胀情况、温度和疼痛程度 2. 避免患者呈压迫切口部位的姿势 3. 依据患者的皮肤状况、需要和偏好，拟订个性化的计划。监测切口部位边缘的完整性、出血量及引流液 4. 维持湿润的伤口愈合环境，并视需要吸收伤口渗液
5	急性疼痛，与手术有关	1. 在手术前，与患者及家属一起复习疼痛量表的使用方式 2. 确认患者与疼痛相关的文化和价值成分 3. 向患者及家属提供疼痛处理方式的相关信息 4. 术后初次评估时，即判断患者是否已开始感到疼痛 5. 评估并记录疼痛的强度和部位 6. 若有疼痛情形，则依医嘱给予治疗 7. 使用预防性措施，将疼痛维持在可忍受的程度或以下

参考文献

［1］王天龙，刘进，熊利泽主译 . 摩根临床麻醉学 . 6 版 . 北京：北京大学医学出版社，2020：515-525.
［2］左明章，米卫东，王天龙，等 . 麻醉科诊疗常规 . 2 版 . 北京：中国医药科技出版社，2020：122-128.

［3］黄宇光.北京协和医院医疗诊疗常规麻醉科诊疗常规.北京：人民卫生出版社，2014：305-332.
［4］田昕旻，李则平，李育茹，等主译.手术全期护理（中）：手术处置.14版.台北：台湾爱思唯尔，2016：71-72.

第7节　泌尿外科手术麻醉护理

一、泌尿外科手术的特点[1]

泌尿外科手术的麻醉占手术麻醉量的 10%～20%。泌尿系统疾病，特别是肾脏疾病，往往导致水、电解质和酸碱失衡，并出现心血管系统、代谢系统以及造血系统病理改变。此外，泌尿系统疾病往往伴肾功能损害。因此，应熟悉各种麻醉药物和麻醉方法对肾功能的影响。

泌尿外科手术中，患者年龄跨度大，小儿与老年人均占相当比例，因此，麻醉护士应同时掌握小儿麻醉护理特点和老年患者麻醉管理。泌尿外科手术常需取特殊体位，如截石位及头低脚高位（Trendelenburg 位），应重视对呼吸、循环的管理。

泌尿外科手术时，经常遇到一些并发症，如前列腺和膀胱全切术中可遇到大量出、渗血；肾手术中可发生胸膜损伤导致气胸或肾蒂附近腔静脉意外撕裂导致大出血；肾癌特别是右侧肾癌手术中易发生癌栓脱落造成肺梗死；肾肿瘤探查中可出现癌栓脱落造成肺梗死或可出现原因尚不明的持续性低血压，麻醉时应对上述意外有充分思想准备。肾上腺疾病与肾移植术的麻醉有一定难度，应全面掌握有关病理生理、术前准备、麻醉选择与处理要点。

二、泌尿外科常见手术麻醉护理

（一）膀胱镜检查
1. 术前注意事项

膀胱镜检查是一种很常见的泌尿外科手术，可以是诊断性或治疗性的，适应证包括血尿、反复的泌尿系统感染、肾结石与尿路梗阻。膀胱活检、逆行肾盂造影、经尿道膀胱肿物切除术、肾结石取石或激光碎石、输尿管（支架）置入或调整均可经膀胱镜进行。

小儿多使用全身麻醉。由于女性尿道短，大部分女性患者在行诊断性膀胱镜检查时，使用利多卡因凝胶表面麻醉复合或不复合镇静即可达到满意的效果。男性患者通常需要在区域阻滞麻醉或全身麻醉下行诊断性膀胱镜检查。在涉及取活检、烧灼、调整输尿管等操作的治疗性膀胱镜手术中，均需要使用区域阻滞麻醉或全身麻醉。

2. 术中注意事项

（1）截石位

除仰卧位以外，截石位是泌尿科与妇科手术最常用的手术体位。截石位摆放及衬垫不当会导致压疮、神经损伤或筋膜室综合征。理想的截石位应为双人同时抬起或放下患者双腿。截石位中应使用绑带捆绑双踝，或使用特殊的体位架支撑双腿。当患者上肢被固定在两侧时，升高或降低手术床下半部分时必须注意防止夹伤患者手指。截石位中最常造成直接损伤的神经是腰骶神经丛。

截石位有显著的生理影响。由于功能残气量减少，患者易出现肺不张与低氧血症。截石位常合并头低脚高位（$30° \sim 45°$），这会加重上述现象。下肢抬高血液迅速进入中心循环，平均动脉压常升高但是心排血量没有明显改变。相反，截石位或头低脚高位迅速放平下肢时，会迅速减少静脉回流和心排血量，可导致低血压。区域麻醉与全身麻醉引起的血管扩张会使血压下降更明显。因此，在放平下肢后应立即测量血压。

（2）麻醉选择

1）全身麻醉：适合门诊手术的任何麻醉方式都是可使用的。由于大多数膀胱镜检查手术时间短（$15 \sim 20$ min）且为门诊手术，通常多使用全身麻醉，使用喉罩通气。对于肥胖或老年患者，或肺功能储备差的患者，在采用截石位或头低脚高位时应严密监测血氧饱和度。

2）区域麻醉：硬膜外麻醉和蛛网膜下腔麻醉均可满足膀胱镜手术。大多数麻醉医师倾向于选择蛛网膜下腔麻醉。因为硬膜外麻醉一般需要 $5 \sim 20$ min 才能达到满意麻醉平面，而蛛网膜下腔仅需不到 5 min。感觉阻滞平面达 T_{10} 即可满足所有膀胱镜手术。

（二）经尿道前列腺切除术

1. 术前注意事项

良性前列腺增生（benign prostatic hyperplasia，BPH）常造成 60 岁以上老年男性膀胱出口梗阻。经尿道前列腺切除术（transurethralresection of the prostate，TURP）可用于治疗 BPH 引起的膀胱出口梗阻。其手术指征包括尿路梗阻、膀胱结石、反复性尿潴留、尿路感染、血尿。

TURP 需要区域麻醉或全身麻醉。TURP 中最常见手术并发症包括凝血块滞留、排尿困难、需要手术处理的不可控性血尿、尿路感染和慢性血尿，其他并发症包括 TURP 综合征、膀胱穿孔、脓毒血症、低体温等。对于贫血患者和拟行巨大前列腺广泛切除的患者术前应交叉配血。

2. 术中注意事项

TURP 通常使用一种特殊的膀胱镜（前列腺切除镜），在冲洗液持续灌注下，使用环形单极电刀直视切除前列腺。由于前列腺的特点和使用大量冲洗液，TURP 与一些严重的并发症相关。

（1）TURP 综合征

尿道前列腺电切术目前相对较少采用，此手术通常会使前列腺静脉窦大量开放，可能导致机体吸收大量的冲洗液。大量液体（2 L 或者更多）吸收后导致的一系列症状、体征通常被称为 TURP 综合征。主要表现有循环超负荷、水中毒，偶尔出现冲洗液溶质中毒。TURP 综合征的发生率小于 1%。这种综合征的表现为术中或术后的头痛、躁动、意识模糊、发绀、呼吸困难、心律失常、低血压、抽搐，可同时出现多种上述症状，且可迅速致死。TURP 综合征更常发生于体积大的前列腺切除或使用大量冲洗液的手术中，在膀胱镜、关节镜、经尿道膀胱肿瘤切除和宫腔镜子宫内膜切除术中少见。

在 TURP 使用单极电切期间不能使用电解质溶液，因为它能传导电流。水的低渗特点可溶解红细胞，因此能为手术创造满意的视野，但是大量水吸收易导致急性水中毒。单极电切 TURP 手术使用的是轻度低渗的非电解质冲洗液，如 1.5% 甘氨酸溶液（渗透压 230 mOsm/L），或 2.7% 山梨醇与 0.54% 甘露醇混合液（渗透压 195 mOsm/L）。其他不常用的冲洗液包括 3.3% 山梨醇溶液、3% 甘露醇溶液、2.5%～4% 右旋糖酐溶液与 1% 尿素溶液。由于这些冲洗液均为低渗液，所以仍有大量水吸收的风险。液体的吸收也与冲洗压力有关，冲洗压力高（液体放置高度高）会增加液体吸收速度。

TURP 冲洗液的吸收取决于切除时间及冲洗液压力。大量冲洗液的吸收易导致肺水肿，尤其对于心脏储备低的患者。这些液体的低渗透压也可造成急性低钠血症和低渗透压，从而导致严重的神经系统表现。通常血清钠浓度低于 120 mEq/L 时才出现低钠血症的症状。血浆渗透压显著降低（Na^+ < 100 mEq/L 时）可出现急性血管内溶血。

TURP 综合征的治疗有赖于早期识别，并以症状的严重程度作为基础。必须排出过多吸收的水，纠正低氧血症和低灌注。多数患者通过限制液体入量和静脉注射呋塞米可控制症状。已经造成抽搐和昏迷的有症状的低钠血症需用高张盐水进行治疗。小剂量的咪达唑仑（2 ~ 4 mg）可以终止抽搐。为防止患者在意识状态恢复前发生误吸，可考虑行气管插管。应根据患者的血清钠浓度选择高张盐水（3% 或 5%）的用量与滴速，使患者的低钠血症纠正至安全水平。

（2）低体温

使用大量室温冲洗液是患者热量丢失的主要原因。冲洗液在使用前应该加温至体温水平以预防低体温。低体温引起的术后寒战可引起凝血块脱落，加重术后出血。

（3）膀胱穿孔

TURP 术后膀胱穿孔的发生率不到 1%。穿孔可能由于膀胱镜穿透膀胱壁或者冲洗液引起膀胱过度扩张所致。多数膀胱穿孔在腹膜外，冲洗液回流少提示可能存在膀胱穿孔。清醒患者通常主诉恶心、大汗、耻骨后或下腹部疼痛。当 TURP 术中突然出现高血压或低血压尤其伴有急性迷走神经介导的心动过缓时，应该怀疑是否发生了膀胱穿孔。

（4）败血症

前列腺组织容易定植细菌并迁延为慢性感染。手术操作导致静脉窦开放可使微生物进入血液循环中。经尿道手术后菌血症很常见。TURP 术前常预防性使用抗生素（最常用的包括庆大霉素、左氧氟沙星、头孢菌素）。

麻醉方式的选择：感觉阻滞平面达 T_{10} 的硬膜外或蛛网膜下腔麻醉，

或者全身麻醉均可为 TURP 手术提供满意的手术条件。相较于全身麻醉，区域麻醉可能会减少术后静脉血栓形成的风险，也不易掩盖 TURP 综合征或膀胱穿孔的症状和体征。TURP 综合征造成的急性低钠血症可导致全身麻醉时苏醒延迟或不苏醒。

3. 术中监测

对清醒或适当镇静患者的意识状态评估是 TURP 综合征和膀胱穿孔早期征象的最佳监测指标。由于大量使用冲洗液，TURP 术中的出血量很难估计，所以有赖于低血容量的临床表现判断失血量。手术切除时平均出血量约 3 ~ 5 ml/min（总出血量通常为 200 ~ 300 ml）。术后短暂的血细胞比容降低可能仅为大量冲洗液吸收造成的血液稀释；很少有患者需要术中输血。

（三）碎石术

肾结石的治疗已经从最初的切开取石发展为微创甚至无创的碎石术。膀胱镜手术，包括输尿管软镜取石、支架置入以及体内碎石术（激光或液电水压碎石），联合内科排石治疗已经成为一线疗法。

（四）肾及上尿路的非癌症手术

泌尿外科腹腔镜手术，包括部分及全肾切除术、供者活体肾切除、肾结石切除术以及肾盂成形术等，因具备术后疼痛轻、住院时间短、康复及功能恢复相对较快等优点，临床应用越来越多。有经腹膜和腹膜后两种手术入路。

此类手术多在侧卧屈曲位下进行。患者取完全侧卧位，下腿屈曲，上腿伸直。将腋窝卷放在上段胸廓的下方以减少臂丛损伤的风险。调节手术台使手术侧的髂嵴和肋缘最大限度地分离，升高上方髂嵴，有助于术野暴露。侧卧屈曲体位不利于呼吸和循环。下肺的功能残气量减少，而上肺的功能残气量可能增加。在麻醉中控制通气的患者，由于上肺的血流量少于下肺，而通气多于下肺，出现通气血流比例失调，患者易发生下肺肺不张和分流所致的低氧血症。

因为存在大失血的可能以及侧卧屈曲体位不利于操作大血管，所以推荐预先放置至少一根大口径的静脉导管。术中常使用动脉置管。气管插管的位置可能在摆放体位时改变，因此在体位摆放后、消毒和铺单前应再次确认气管插管位置。术中可因外科操作进入胸腔而发生气胸。

（五）泌尿系统恶性肿瘤手术

包括根治性前列腺切除术、膀胱切除术、盆腔淋巴结清扫、肾切除术和肾上腺切除术等。

1. 前列腺癌

在男性患者中，前列腺腺癌是最常见的非皮肤癌症，是 55 岁以上男性中仅次于肺癌的最常见的癌症死因。

根治性耻骨后（开腹）前列腺切除术可能伴有显著失血。多数医疗中心使用直接动脉血压监测，也可使用中心静脉压力监测。术中失血量平均值少于 500 ml。腹腔镜根治性前列腺切除术以及盆腔淋巴结清扫常使用头低脚高位（＞ 30°）以暴露术野，过度头低脚高位可导致头颈部组织水肿及眼内压升高。通常采用全身麻醉，使用单一的大口径的静脉通路。术中应使用空气温毯和温热液体降低低体温风险。盆腔静脉周围的广泛分离切除会增加术中静脉空气栓塞和术后血栓栓塞的风险。

2. 膀胱癌

膀胱癌的平均发病年龄是 65 岁，男女比例 3∶1。膀胱内灌注化疗常用于表浅肿瘤，通过膀胱镜行经尿道膀胱肿瘤切除术（transurethral resection of bladder tumors，TURBT）多用于低级别非浸润型膀胱肿瘤。一部分患者可能在根治性膀胱切除术前行放疗以缩小肿瘤，在膀胱切除术后通常立即行尿流改道术。

根治性膀胱切除术中，男性患者所有前骨盆的器官均被切除，包括膀胱、前列腺和精囊，女性患者切除膀胱、子宫、宫颈、卵巢和部分阴道前穹隆。还会行盆腔淋巴结清扫和尿流改道术。整个手术过程通常需要 4 ～ 6 h，术中常需要输血治疗。气管插管全身麻醉以及使用肌松药可提供最佳的手术条件。一般需行动脉置管并开放两路大口径静脉。尿流改道术（如将输尿管吻合至一段肠道）通常在根治性膀胱切除术后立即进行。游离的肠段可以作为一个输出道（如回肠膀胱）或被重建为一个可控膀胱（新膀胱）。输出道可用回肠、空肠或结肠重建。尿流改道术麻醉的主要目标包括充分补液、在尿道开放时能维持快速尿流。

3. 肾癌

肾细胞癌约占成年人癌症的 3%，占所有肾脏肿瘤的 95%。肾细胞癌常伴有副肿瘤综合征，如红细胞增多、高钙血症、高血压和非转移性肝功能障碍。约 5% ～ 10% 患者肿瘤延伸至肾静脉及下腔静脉内成为癌栓，某些病例中癌栓可达到或进入右心房。大多数患者为贫血状态。术前评估应注重肿瘤分期、肾功能、有无其他并存疾病，麻醉管理取决于预计手术切除范围。根治性肾切除术常采用腹腔镜技术，麻醉通常需要行外周动脉置管并开放两条粗大的静脉通路。牵拉下腔静脉可能导致一过性低血压；应监测核心温度，并使用空气温毯和输液加温装置减少低体温的风险。

（六）肾移植

由于免疫抑制治疗的进步，肾移植手术极大地提高了终末期肾病患者的生活质量。肾移植手术将供体肾放入受体髂窝腹膜后，将肾血管与髂血管连接起来，将输尿管与膀胱连接。

肾移植手术在全身麻醉下进行。所有的全身麻醉药均对移植肾功能无明显危害。顺阿曲库铵不依赖肾分泌消除，可作为肌松药的选择。动脉吻合后常规给予利尿剂，尿流活跃通常提示移植肾功能良好。血管吻合后应密切监测患者的血清电解质浓度（尤其是钾）。心电图 T 波高尖提示高钾血症。

二、手术麻醉期间麻醉护理问题及护理措施[2]

（一）麻醉护理问题

1. 焦虑。
2. 潜在危险性：手术全期摆位伤害。
3. 潜在危险性：体液容积缺失。
4. 气体交换功能障碍。

（二）护理措施

序号	护理问题	护理措施
1	焦虑	1. 提供一个接纳与支持的环境 2. 用触摸（视情况）表达关怀与支持 3. 鼓励表达感受

续表

序号	护理问题	护理措施
		4. 增进自我价值感
		5. 提供舒适的措施（例如温毯、枕头）
		6. 促进或协助患者使用个人觉得有效的因应策略（例如放松、深呼吸、听音乐、冥想）
		7. 维护患者隐私
		8. 鼓励患者及家属参与照护计划
2	潜在危险性：手术全期摆位伤害	1. 维持适当的正确体位 2. 评估手术前活动度和肌肉骨骼、周边血管及心血管状态 3. 以保护垫保护所有骨突处 4. 避免压迫易受损的神经和神经血管束 5. 确保患者于手术床上无摩擦力或压力 6. 依医嘱提供弹性袜或顺向加压装置 7. 对患者启动加温措施，维持正常体温
3	潜在危险性：体液容积缺失	1. 提供适当的静脉输注溶液 2. 监测所有静脉导管的通畅度 3. 记录静脉注射量和冲洗液灌注量 4. 视情况监测心电图、生命征象和心肺状态 5. 监测出血量和输血量 6. 监测尿液排出量并记录颜色，排出量每小时少于 30 ml 以及颜色或澄清度改变时要回报 7. 与麻醉提供者一起监测血清电解质状态 8. 视情况监测尿液酸度和比重
4	气体交换功能障碍	1. 调整患者摆位以提供最大肺灌流；准备好摆位装置，检查其是否干净且功能正常 2. 给予氧气，协助插管，并于摆位时维持呼吸道畅通 3. 协助采集动脉血液气体，并实时报告结果

参考文献

［1］王天龙，刘进，熊利泽主译. 摩根临床麻醉学. 6 版. 北京：北京大学医学出版社，2020：457-502.
［2］田昕旻，李则平，李育茹，等主译. 手术全期护理（中）：手术处置. 14 版. 台北：台湾爱思唯尔，2016：192-194.

第8节 妇产科手术麻醉护理

一、妊娠期母体的生理特点[1-2]

（一）呼吸系统

1. 呼吸道 全呼吸道黏膜的毛细血管充血（从妊娠期的3个月开始，并且整个妊娠期都有增加）。为减少可能的气道损伤，建议在气管插管时宜选用内径为 6.0～6.5 mm 的气管导管。分娩时，气道水肿会进一步加重，使气管插管更加困难。经鼻气管插管易引起鼻出血，对妊娠妇女应避免使用。

2. 母体肺容量 妊娠子宫使膈肌抬高，影响母体的肺容量。最明显是母体的功能残气量（FRC）减少可达 20%。妊娠期间为满足母体和胎儿高耗氧量的需求，母体的每分通气量是增加的。

（二）心血管系统

1. 心排血量 妊娠期间，心排血量增加 50%。分娩过程中，充血子宫收缩使 300～500 ml 血液进入母体循环，导致心排血量进一步增加。心排血量在产后迅速达到峰值，可超出产前值的 80%～100%。正常妊娠情况下，周围血管阻力有所下降，所以血压并不升高。

2. 静脉回流 妊娠 20 周后，妊娠子宫可造成腹主动脉及下腔静脉梗阻，尤其在仰卧位时。这可致静脉回流减少，出现孕妇低血压的症状和子宫胎盘血流减少。为防止仰卧位时腹主动脉下腔静脉受压迫，可将子宫移向左侧。

（三）血液系统

1. 血容量 整个妊娠期间，血容量明显增加。由于血浆容量的增加超过红细胞容量的增加，因此会出现相对的稀释性贫血。

2. 高凝状态 整个妊娠期间孕妇处于血液高凝状态。妊娠期间，血小板的激活和消耗使大多数凝血因子的浓度增加。这种高凝状态可减少分娩过程中的失血。阴道分娩正常失血量约为 500 ml、剖宫产约 1000 ml。

（四）神经系统

1. 肺泡最低有效浓度 妊娠期间吸入麻醉药的肺泡最低有效浓度

（MAC）可降至原来的 40%；其原因不明，可能与妊娠期间激素及内啡肽浓度的变化有关，导致了疼痛阈值增高或妊娠诱导的镇痛。

2. 局麻药用量　妊娠患者产生相同程度的硬膜外或脊麻阻滞所需局麻药用量较非妊娠患者少。

3. 硬膜静脉扩张　腹内压增加，硬膜静脉扩张；在置入硬膜外导管时，血性穿刺液更为常见。

（五）胃肠系统

妊娠子宫使胃的位置改变，导致大多数孕妇出现胃反流和烧心感。尽管在妊娠的大部分时间里胃的排空不延迟，但在分娩时排空延迟，故对妊娠患者应考虑到其误吸的危险性增加。如拟行全麻，须常规给予非颗粒状抗酸药，如组胺（H_2）受体阻滞剂或甲氧氯普胺。一般来说，妊娠的最后 3 个月内或妊娠期有食管炎症状的患者行全身麻醉以行快速诱导插管为宜。

二、产程和分娩中常用的药物

（一）血管加压药

母体低血压的症状包括头晕、恶心、呼吸困难和出汗。腹主动脉及下腔静脉受压、围生期出血或椎管内麻醉皆可导致低血压。椎管内麻醉阻滞交感神经而引起体循环血管阻力下降，并可能引起子宫胎盘血流不足。产科麻醉中理想的血管加压药在升高母体血压的同时不减少子宫胎盘血流。

1. 麻黄碱　同时兴奋 α、β 两种受体。使心脏兴奋性增加从而使外周和子宫血流增加，为传统上治疗母体低血压的药物。

2. 选择性 α 肾上腺素能受体激动药　去氧肾上腺素可安全地用于治疗孕妇低血压。作用更强的血管收缩药如去甲肾上腺素和肾上腺素，应该只用于容量复苏、麻黄碱和去氧肾上腺素都无效的严重低血压。

（二）催产药

缩宫素：作用于子宫平滑肌以增加子宫收缩频率和收缩力。其对心血管系统的副作用包括血管扩张、低血压（尤其是舒张压降低）、心动过速和心律失常。大剂量时，其有抗利尿作用，如果静脉输液过量，可导致水中毒、脑水肿和随后的惊厥。常规用法为稀释后持续静脉输注。

三、药物的胎盘转运

大多数麻醉药都具有分子量小、脂溶性高、相对不易解离和蛋白结合少的特点，故易于透过胎盘。肌松药属水溶性且离子化，分子量大，不易透过胎盘。

四、妇科手术相关的特点

（一）腹腔巨大肿瘤手术对腹内压的影响

1. 产生机制及临床表现

腹腔巨大肿瘤会对腹腔的大血管（如腹主动脉、下腔静脉）造成压迫，再加上下腔静脉的张力本身就低于腹主动脉，因此更易受压引起静脉回流障碍。患者会出现类似妊娠晚期的下腔静脉压迫综合征，表现为下肢水肿、腹壁静脉曲张等。当肿瘤切除后，肿瘤对腹腔大血管的压力突然消失，腹腔及下肢的血管压力解除后，周身血液会短时间内流向压力解除后扩张的腹腔及下肢的血管床，造成有效循环血容量急剧下降，出现低血容量性休克、心律失常或心搏骤停现象。

2. 预防及处理措施

（1）解除腹部巨大肿瘤压迫前快速给予容量补充，预防切除后的有效循环血容量急剧下降。

（2）必要时使用缩血管药物，例如去甲肾上腺素、去氧肾上腺素等，避免血压出现剧烈下降。

（3）术中严密监测各项生命体征，发现血液循环剧烈波动及心律失常及时提醒术者停止操作，随时做好抢救准备。

（二）人工气腹对循环及呼吸的影响

1. 产生机制及临床表现

建立 CO_2 人工气腹已成为腹腔镜手术的必要步骤，气腹可使膈肌上移，肺底部肺段受压，最终影响通气功能，同时腹内压增加后，静脉血管壁受压，静脉压力上升，心脏前负荷增加。CO_2 经腹膜吸收入血后，引起交感神经兴奋，缩血管物质释放增加，造成血流动力学改变。此外，Trendelenburg 体位（头低 $25° \sim 30°$）进一步使膈肌上移，肺顺应性再度下降，使肺通气进一步减少。

2. 预防及处理措施

（1）严密监测腹内压，当腹内压高于 15 mmHg 时应减压。

（2）维持较高的氧饱和度可减少 CO_2 导致的心律失常。

（3）腹腔镜手术期间应持续监测呼气末二氧化碳分压，发现二氧化碳分压增加时可以通过调节呼吸机参数降低二氧化碳分压，必要时进行血气分析。

五、产科手术相关的特点

（一）妊娠高血压综合征

1. 产生机制及临床表现

妊娠高血压综合征基本病理生理改变为全身小动脉痉挛。临床可出现高血压、蛋白尿、水肿等表现，严重者可发生子痫。

2. 预防及处理措施

（1）由于大多数产科手术属急症手术，因此首先应对产妇一般情况、手术史、麻醉史、心肺功能、凝血系统、腰椎解剖及胎儿情况进行全面评估。

（2）对于存在血流动力学及凝血功能异常的产妇禁忌行硬膜外腔阻滞，可考虑选择全身麻醉。

（3）麻醉过程力求平稳，术中维持血压在合理水平，充分供氧，抽搐发作时可用镁剂治疗，但应注意观察患者的呼吸频率、膝反射以及监测血镁浓度。出现镁中毒时，使用葡萄糖酸钙进行拮抗。

（4）重度先兆子痫或子痫时，术中术后易发生心肾功能不全、肺水肿、脑出血、凝血障碍甚至弥散性血管内凝血（DIC），应及时对症处理，胎儿娩出后随时准备抢救。

（二）产前出血及产后出血

产前出血指孕 28 周后至产前发生的阴道出血，其中前置胎盘和胎盘早剥的产妇均易发生失血性休克、DIC 等并发症，严重者可危及生命。

产后出血指由于宫缩无力、胎盘滞留、产道损伤等原因导致产后出血量超过 500 ml。因此，对于该类患者麻醉医师应密切关注病情，提高警惕。

1. 除了做好术前循环功能状态和贫血程度评估，还应重视血小板计数、纤维蛋白原定量、凝血相关检查，警惕 DIC 和急性肾衰竭的发生。

2. 麻醉选择应根据病情轻重、胎心率情况等综合考虑。凡是有循环不稳定、凝血功能较差或 DIC 的患者，全身麻醉是较安全的选择。

3. 开放两条以上静脉或行深静脉穿刺置管，以及有创动脉压监测。尿量若少于 30 ml/h 应补充血容量，如少于 17 ml/h 应考虑存在肾衰竭可能。

4. 对怀疑有 DIC 倾向的产妇，胎盘滞留时胎盘绒毛和蜕膜组织可大量释放组织凝血活酶进入母体循环，激活凝血系统导致 DIC。因此在高凝期间可以使用小剂量肝素，并输入红细胞、血小板、新鲜冰冻血浆等。

（三）误吸

剖宫产术中恶心呕吐是最常见的麻醉后并发症之一，主要原因可能与低血压、术中牵拉、子宫收缩药物的应用等因素有关。呕吐可导致产妇误吸。预防误吸的方法包括麻醉前严格禁饮食至少 6 h。术前服用抑酸剂、H_2 受体拮抗剂等药物预防。

六、手术麻醉期间麻醉护理问题及护理措施[3]

（一）麻醉护理问题

1. 焦虑　与预定的手术处置有关。

2. 潜在危险性　手术全期摆位伤害。

（二）护理措施

序号	护理问题	护理措施
1	焦虑，与预定的手术处置有关	1. 了解患者先前的手术经验，及其对目前预定手术处置的相关知识程度 2. 评估患者的焦虑程度和对焦虑的身体反应（例如心搏过速、呼吸过速、非语言的焦虑表征）；将其焦虑分为低度、中度或高度 3. 运用陪伴与触摸（若患者愿意的话）的方式传达抚慰与关怀 4. 给予时间并鼓励表达担忧事项或说明需求

续表

序号	护理问题	护理措施
		5. 评估患者先前用以缓解焦虑的因应策略（例如放松、深呼吸、想象），加强并协助患者使用这些技巧 6. 使用非医学术语并清楚正确地说明手术全期护理活动和步骤的顺序，给予时间让患者提问及表达担忧 7. 减少环境刺激和噪音 8. 若有助于减少焦虑且适用，可让患者在术前及术中听音乐
2	潜在危险性：手术全期摆位伤害	1. 注意并记录任何患者先前已存在，且可能会让患者有摆位损伤风险的情况（例如营养状态、体重、术前化学治疗、关节活动度或范围限制、神经血管缺损） 2. 使用足够的人数搬移和摆位患者 3. 将患者安全固定于手术床上，且约束带部位没有摩擦或压力 4. 评估并记录相关皮肤区域的状况 5. 使用摆位减压装置 6. 使用保护垫并保护骨突处和相关受压部位 7. 维持身体适当摆位 8. 变换任何摆位时，应重新检查保护垫并加以保护

参考文献

［1］王天龙，刘进，熊利泽主译 . 摩根临床麻醉学 . 6 版 . 北京：北京大学医学出版社，2020：593-605.

［2］左明章，米卫东，王天龙，等 . 麻醉科诊疗常规 . 2 版 . 北京：中国医药科技出版社，2020：102-106.

［3］田昕旻，李则平，李育茹，等主译 . 手术全期护理（中）：手术处置 . 14 版 . 台北：台湾爱思唯尔，2016：136.

第 9 节　骨科手术麻醉护理

一、骨科手术的围术期管理特点

骨科手术患者有其自身的特点，例如：①长骨骨折患者容易出现脂肪栓塞综合征；②骨盆、髋关节和膝关节手术的患者静脉血栓栓塞风险较高；③关节置换手术常使用骨水泥；④为减少出血量使用止血带等。

（一）脂肪栓塞综合征

所有的长骨骨折均有发生不同程度脂肪栓塞的可能。脂肪栓塞综合征虽不常见，但死亡率高达 10% ～ 20%。表现为脂肪栓塞三联征：呼吸困难、精神状态改变和瘀斑，严重者可导致急性呼吸窘迫综合征（acute respiratory distress syndrome，ARDS）。在全麻状态下的症状包括呼气末二氧化碳分压下降、血氧饱和度下降和肺动脉压上升。心电图可能出现 ST 段改变及右心室过负荷的表现。

脂肪栓塞的处理包括预防和支持治疗。支持治疗包括：持续正压通气以防止缺氧、对 ARDS 患者使用特殊的通气策略。低血压时需要适当的使用升压药物，而血管舒张药可改善肺动脉高压。

（二）深静脉血栓形成和血栓栓塞

深静脉血栓形成（deep vein thrombosis，DVT）和肺栓塞（pulmonary embolism，PE）可导致患者在骨盆或下肢手术后出现严重并发症或死亡。高危患者包括：行髋关节及膝关节置换术或因下肢严重创伤而手术的患者。椎管内麻醉或椎管内麻醉复合全身麻醉可减少血栓栓塞性的发生率。

（三）骨水泥植入综合征

临床表现包括低氧血症（肺内分流增加）、低血压、心律失常（包括心脏传导阻滞和窦性停搏）、肺动脉高压（肺血管阻力增加）和心排血量降低。栓塞最常发生于髋关节置换术的股骨假体植入过程中。可通过使用骨水泥前提高吸入氧浓度、维持血容量等进行预防。

（四）充气止血带

肢端手术使用充气止血带可减少术野出血，方便手术操作。但使用止血带也会出现一些潜在的问题，包括血流动力学改变、疼痛、代谢改变、动脉血栓栓塞和肺栓塞。止血带的充气压力通常比患者的基础收缩压高 100 mmHg。长时间充气（＞ 2 h）可导致肌肉缺血，甚至可引起横纹肌溶解或永久性外周神经受损。全麻期间，止血带的疼痛刺激常表现为止血带充气 1 h 左右，患者的平均动脉压逐渐升高。交感神经兴奋的表现，包括显著的血压升高、心动过缓和出汗。

松止血带可立即缓解止血带疼痛及其引起的高血压，同时伴有中心静脉压和动脉血压的显著下降、心率加快和核心体温下降。缺血肢体积累的代谢产物进入血循环，可增加动脉血二氧化碳分压、呼气末二氧化碳分压、血清乳酸和血钾水平。对于保留自主呼吸的患者，这些代谢性改变可引起每分通气量的增加，偶尔可引起心律失常[1]。

二、骨科手术的麻醉护理

（一）麻醉前准备与护理

1. 了解患者的意识状态、病情、合并基础疾病及术前检验检查结果的情况及本次拟行手术方式，根据患者具体情况制订个体化的护理计划并逐步实施。

2. 检查麻醉机、监护仪、微量泵等麻醉用仪器设备的状况；检查气管插管用物是否齐全，备好吸引器。根据麻醉医师要求准备保证气道通畅或应对困难气道所需设备。根据麻醉医师医嘱，准备麻醉药品、急救药品，抽取药物后必须贴药品标签。

3. 向患者介绍手术室环境并解释麻醉的特点、体位以及需要配合的内容。需要气管插管的患者要检查有无活动性牙齿或义齿（术前应摘下）。

4. 连接监护仪器，密切观察患者的意识状态、生命体征、瞳孔等变化，并记录于麻醉单上。

5. 检查患者术前用药尤其是抗血栓药情况（名称、用量、方法及停用时间）、备血及禁食、禁饮情况。

6. 认真执行手术安全核查，共同确认患者身份、手术部位、手术方式、知情同意等内容。

7. 准备消毒物品，选择型号合适的静脉留置针并结合手术部位选定静脉输液的部位。根据医嘱进行液体治疗，注意三查七对。

8. 确定手术体位以及必要的体位固定装置，开始进行体温保护。

9. 对于骨科创伤手术，应尽快完成麻醉前各项准备。对于创伤较大、出血较多的患者，尽量开放两路大孔径静脉通路，保证术中液体复苏[1]。

（二）麻醉期间监测与护理

1. 配合麻醉医师完成各项麻醉操作，给药操作严格执行三查七对，给药前向麻醉医师复述药物名称、浓度、剂量、用法，无误后方可执行给药。用药毕，及时将用药情况记录在麻醉记录单上。

2. 麻醉期间做好生命体征、出入量、循环及呼吸等各项参数监测，麻醉护士应密切观察患者，结合手术进程、手术不同阶段的特殊要求及患者的反应报告麻醉医师，按照医嘱用药，调整患者的生理状态，减少和消除伤害性刺激的发生，使患者顺利完成手术。麻醉期间持续进行体温保护。

3. 麻醉护士在麻醉期间将每隔 5 min 测定的心率、血压、脉搏、脉搏氧饱和度等各项数据与手术重要步骤、输液、输血、用药及患者反应和表现联系起来，详细记录在麻醉单上。定期统计并准确记录出入量。

4. 体位　脊柱手术常采用侧卧位或俯卧位。俯卧位同本章第一节。肩关节手术多采用坐位（沙滩椅位），少数为侧卧位。

5. 在保持手术体位及改变体位过程中应注意保护患者肢体，避免出现损伤。注意眼睛保护，避免角膜擦伤及眼睛受压。保护患者皮肤，避免压力性损伤。做好管路护理，包括气管插管、呼吸管路、输液管路及监测线路。患者改为俯卧位时可能会出现低血压，需严密监测。俯卧位期间需特别注意定期检查面部受压皮肤，并确保眼、鼻、耳没有受压。沙滩椅位可能导致患者脑灌注不足，因此需在脑水平监测血压。如监测无创血压，则血压计袖带应置于上臂。如果手术医师要求控制性降压，建议监测有创动脉压，换能器应放置于脑干水平（外耳道）[1]。

（三）麻醉苏醒期护理

1. 苏醒期麻醉护士应守护在患者床旁，迅速、适当应对躁动并遵医嘱给予药物处理，将患者卧位固定稳妥，防止坠床，呼吸管路、输液管路脱出，引流管拔出等意外情况发生。

2. 灌注和通气充分并且符合拔管指征，应遵医嘱早期拔管以减少气管内导管引起的不适和刺激，拔管后继续吸氧。气管拔管过程中要注意监测血氧饱和度、血压、心率变化，遵医嘱给予相应的拮抗药物；吸痰动作要轻柔，减少刺激。长时间俯卧位可导致气道和面部水肿，可造成术后气道梗阻，应严密监测。

3. 防止恶心、呕吐及反流误吸，若患者出现呕吐先兆（频繁吞咽），应立即将其头偏向一侧、降低床头，使呕吐物容易排出，及时吸引，防止误吸。

4. 防止舌后坠，当打鼾时托下颌，必要时置入口咽或鼻咽通气道。

5. 检查各类导管的情况，包括胃管、引流管、尿管、引流瓶等。

6. 如患者未能彻底清醒，应在恢复室观察，待苏醒满意后方可送回病房[1, 3]。

（四）转送患者的护理

1. 患者尚未清醒或有麻醉并发症者，送至麻醉后恢复室继续监测；患者术后需监测治疗者应送重症监护病房；患者已清醒，病情稳定一般情况好者可送回普通病房。

2. 转送患者过程中应注意监测，备好抢救药物、抢救设备、仪器、氧气等，防止意外发生。

3. 注意气管导管、测压管、各种引流管、导尿管等要妥善固定，防止脱落。

4. 与恢复室、重症监护病房或普通病房的护士交接，注意监测呼吸、血压情况[3]。

（五）麻醉结束后的护理

1. 整理麻醉药物、麻醉用品及仪器设备。

2. 处置医疗废物。

3. 将本次麻醉所用药物、一次性用品等计入相应账目。

4. 手术后回访患者，了解有无麻醉后并发症如肺部并发症、恶心、呕吐等发生，并给以治疗和护理[3]。

（六）麻醉恢复期护理

1. 严密监测患者生命体征，密切监测患者术后出血的相关症状和体征。

2. 及时进行疼痛评分并给予心理安慰，必要时遵医嘱给予药物处理，将术后疼痛程度维持在患者可接受的水平。

3. 应密切关注患肢情况，如有疑问，立即通知骨科进行评估[4]。

参考文献

[1] 王天龙，刘进，熊利泽主译.摩根临床麻醉学.6版.北京：北京大学医学出版社，2020：565-573.

[2] 郭曲练，姚尚龙.临床麻醉学.4版.北京：人民卫生出版社，2016：311-320.

[3] 刘保江，姚储璋.麻醉护理学.北京：人民卫生出版社，2013：183-190.

[4] 尚游，傅强主译.麻省总医院术后监护管理手册.北京：人民卫生出版社，2020：75-93.

第 10 节　血管外科手术麻醉护理

　　血管外科手术对麻醉科医护来说是一种巨大的挑战，血管疾病主要是动脉硬化和动脉瘤，患者常伴随多种合并症，使麻醉管理复杂化。血管外科手术的围术期并发症发生率和死亡率远高于其他外科手术，因此术前需谨慎评估，并与外科医师沟通手术方案，明确术中的病理生理改变，选择适当的麻醉方式及合理用药对血管外科手术的麻醉管理尤为重要。血管外科常见手术包括血管重建、血管内修复术和支架置入等，大血管手术主要包括主动脉、颈动脉、肾动脉等血管相关的手术，如主动脉瘤手术、颈动脉内膜剥脱术等。这些手术在麻醉选择、术中监测和器官保护方面都面临着挑战，麻醉质量对患者的预后有很大的影响。

一、血管外科手术的麻醉特点

　　1.血管外科手术患者多为老年人，术前常伴多种合并症，如冠心病、心律失常、糖尿病、高血压等。

　　2.手术对心脑血管系统及血流动力学影响较大，且对机体及重要脏器有严重损害可能。

　　3.术前应评估心血管及其他重要脏器功能，判断患者能否耐受手术。

　　4.近年来大血管相关的介入或杂交手术，可明显降低麻醉和手术的风险，扩大了手术的适应证，保障了患者的安全。

二、术前麻醉护理评估

　　术前需评估患者的基本情况及既往合并症，术前遵医嘱适当给予镇静药物减轻患者焦虑，避免出现高血压和心动过速。患者多为老年人，可能对麻醉药物耐受性较差，需加以考虑。

二、手术麻醉期间麻醉护理管理

1. 麻醉选择　应考虑手术的难易、氧储备程度。清醒可配合并能耐受手术者，可选用局麻监护或辅以镇静、镇痛，不合作或不能耐受手术及手术复杂者，可考虑全麻。

2. 术中监测　除常规麻醉监测外，还应根据不同手术要求监测不同部位的动脉压、中心静脉压、血气分析等。

3. 大出血　部分手术可能有大出血风险，原因有：①大范围分离瘤体周围粘连而出现渗血；②瘤壁或血管壁创伤破裂；③吻合口出血；④移植的人工血管渗血。应特别注意维持血容量和及时输血，保证有大口径的快速输血通路，适当采用自体血液回输技术，减少输注库存血。

4. 主动脉阻断与开放　部分血管外科手术，术中需阻断主动脉，阻断部位越接近心脏血流动力学变化越显著，主要临床表现为上半身高血压和下半身低血压。血流动力学变化程度与阻断速度、血管内容量、心肌功能、麻醉方式、主动脉瘤上下部位侧支循环的状况以及主动脉瘤内原来的血流有无受阻等有关。心脏储备功能差的患者很难耐受这种急剧的变化，因此在阻断前要采取有效的措施，例如用硝普钠等药物把血压降至适当水平，或在阻断前采用血管旁路分流术。开放主动脉阻断钳后，血流恢复，外周血管阻力降低，左心室后负荷减轻，应在开放阻断钳前增加容量负荷，快速补充血容量，必要时适当应用血管活性药物。

5. 重要脏器保护　对于肾动脉以上的大血管手术，防止脊髓缺血再灌注损伤是麻醉工作的重点。常用的办法有：①低温；②上下肢同时监测直接动脉血压，维持在较高水平，为脊髓提供基本的血流供应；③蛛网膜下腔置管，适量输注冷盐水，降低脊髓温度。还可以连续监测脑脊液压力，必要时适量释放脑脊液，保证脊髓的灌注压。除了对心功能和脊髓功能的保护外，还应注意保护肾功能，维持适当的尿量。可在阻断主动脉前即开始应用利尿药、肾血管扩张药等。

四、常见手术的麻醉管理

（一）主动脉手术

主动脉开放手术对麻醉科医护是巨大挑战。不管涉及哪部分血管，术中阻断主动脉以及大出血的风险都使麻醉复杂化。非心肺转流术（CPB）下进行主动脉阻断，将急剧增加左心室后负荷，且严重影响远端器官的血液灌注。脊髓、肾以及肠道的血供受阻，可能导致截瘫、肾衰竭及肠坏死。随着外科技术的进步，多数主动脉病变可使用支架来处理，从而避免了开放手术带来的风险。

主动脉手术的指征包括主动脉夹层、主动脉瘤样扩张、主动脉阻塞性疾病、主动脉创伤以及缩窄。

1. 主动脉夹层手术　主动脉夹层是由于内膜撕裂，血液通过内膜破口进入主动脉壁，形成了一条新的血流路径。主动脉夹层可延伸至主动脉根部，导致主动脉瓣功能不全；或破入心包或胸膜导致心脏压塞或血胸。经食管超声心动图（TEE）对主动脉夹层的诊断及特征描述尤为重要。近端夹层大多只能通过手术治疗，而远端夹层可选择内科治疗。但无论是哪种情况，从疑似为主动脉夹层起就应采取措施降低收缩压、降低血流对主动脉壁的冲击力。一般选择静脉注射血管扩张剂（尼卡地平或硝普钠）和 β 受体阻滞剂。

2. 主动脉瘤手术　动脉瘤手术患者多为老年人，多合并动脉硬化、高血压以及心、脑、肺、肾、内分泌等各系统疾病。动脉瘤常伴随冠状动脉狭窄，是引起术后死亡的主要原因，必须给予足够的重视。通常腹主动脉瘤比胸主动脉瘤更加常见，膨大的胸主动脉瘤可导致气管或支气管受压或移位、咯血以及上腔静脉综合征。压迫左侧喉返神经导致声音嘶哑及左侧声带麻痹。正常解剖结构变化，可能导致插管及深静脉置管困难。动脉测压应于右侧桡动脉置管，因为阻断主动脉时会阻断左锁骨下动脉。未治疗的主动脉瘤最大的风险是破裂与大出血。如患者突发剧烈疼痛，则预示动脉瘤破裂可能。

3. 主动脉创伤　主动脉创伤可导致大出血，因此需要立即手术治疗。动脉穿透伤症状明显，而主动脉钝挫伤则很容易被忽略。非穿透性主动脉创伤一般为高速运动时突然减速的结果，例如车祸或者高处坠落所致。

4. 升主动脉手术 麻醉管理与其他需要 CPB 的心脏手术类似，但长时间的主动脉阻断，以及术中大量失血，使麻醉管理变得复杂。因术中可能会阻断锁骨下动脉或无名动脉，故常规选择左侧桡动脉测压。尼卡地平和硝普钠可用于术中控制血压。

5. 主动脉弓手术 麻醉管理重点是使用低温技术实施脑保护，通过药物维持脑电图平稳。支架植入术有时可代替复杂的开放手术。单肺通气有利于术野暴露，但解剖关系改变可能导致支气管插管定位困难。主动脉必须阻断在病变血管之上与之下，因为有时会对左锁骨下动脉进行阻断，因此应常规选择右侧桡动脉进行监测。

6. 降主动脉手术 降主动脉手术包括胸降主动脉瘤手术、腹主动脉瘤手术、胸腹主动脉瘤手术、主动脉缩窄矫治术。一般选用全麻。主要关注点是术中大量出血，可预防性给予抗纤溶药物。术中常规使用自体血回收，足够的静脉通路以及术中全面监测很重要，必须穿刺多个大口径外周静脉。

（二）颈动脉内膜剥脱术

主要用于缺血性脑血管病的治疗。这类患者多为老年人，有较多合并症，需加强术前准备，评估有无侧支循环。一般在全麻气管插管下施行手术，应注意维持 $PaCO_2$ 于正常水平，避免低二氧化碳血症致脑血管收缩。手术操作刺激颈动脉压力感受器可引起明显的心动过缓或心脏传导阻滞，一旦发生，应立即停止手术操作，并静注阿托品。在颈动脉窦周围注射局麻药封闭阻滞可以预防操作时颈动脉窦的减压反射。开放颈动脉时，可引起反射性血管扩张和心动过缓，必要时应用血管活性药物。

（三）主动脉腔内修复术

介入血管手术创伤小，可以避免切口过大、剥离范围广、主动脉阻断时间长、出血过多和体液丢失等缺点。主动脉腔内手术主要通过导管完成，理想的术间应包括必需设备：介入手术操作器械和物品、移动式 X 线成像设备和血管造影床，并采取放射防护措施。

局部麻醉、区域阻滞和全身麻醉均可用于主动脉腔内修复术。所有主动脉腔内手术必须常规监测动脉血压。由于可能经左侧肱动脉置管行主动脉造影，因此一般选择右侧桡动脉穿刺置管。由于存在急性主动脉破裂的可能，建议留置两根大口径的外周静脉导管，应准备好紧急情况下需要的液体、血制品及快速输液装置。

（四）下肢血管手术

下肢动脉供血不足或外周动脉疾病是一种常见病，其主要病因为动脉粥样硬化。下肢动脉疾病的手术治疗包括介入和开放性手术两类，前者包括动脉溶栓治疗、经皮血管成形术和支架植入术等，后者包括球囊导管栓子切除术、动脉内膜切除术、人工血管或自体大隐静脉旁路移植术和截肢等。该类手术的患者往往长期服用心脏和呼吸方面的相关药物，应坚持服用至术晨。下肢动脉再血管化手术连续监测动脉血压可以更好地反映冠状动脉和移植血管的灌注。

不同的麻醉方式均可应用于下肢血管重建术，包括全身麻醉、区域阻滞麻醉或监护麻醉等。对于一些简单的手术操作，如栓子切除术和股动脉假性动脉瘤修补术等可以在监护麻醉下完成，但需考虑到这些手术可能会转化为血管重建术。

（五）大静脉手术

大静脉疾病的病因复杂，除了恶性肿瘤导致大静脉阻塞外，静脉本身的炎性狭窄、血栓及先天性膈膜阻塞等，均可引起复杂的病理生理改变。根据阻塞的位置，大静脉疾病可分为上腔静脉综合征、下腔静脉综合征及布加综合征。

1. 上腔静脉综合征　主要是指上腔静脉梗阻后引起上半身静脉回流受阻、静脉压升高及侧支循环开放。70%以上为胸腔内恶性肿瘤压迫引起，多需放射治疗。躯干上部包括头、颈、面部出现水肿，严重时有进行性呼吸困难、咳嗽、端坐呼吸。对上腔静脉综合征的患者需通过影像学了解阻塞部位。头颈部肿胀及气管黏膜水肿可能引起插管困难，术前应仔细评估呼吸功能，包括是否存在呼吸困难和肺水肿、肺功能及血气水平等，还应注意术前是否存在颅内高压症状。术前应了解拟行手术方式，以便选择正确合理的监测手段。

2. 下腔静脉综合征 是指下腔静脉肾静脉汇入处以下部分因梗阻而引起的一系列临床表现。若病变累及肝静脉或以上的下腔静脉，可出现布加综合征。下腔静脉综合征临床上常表现为下腔静脉所属区域肿胀、胀痛，同时下肢、外生殖器和肛门区浅静脉曲张。

3. 布加综合征 是指肝静脉和（或）肝后段下腔静脉阻塞致门静脉和（或）下腔静脉高压导致的一系列临床表现。临床表现包括腹水、黄疸、肝脾大、胸腹壁及椎管内静脉曲张和消化道出血等门脉高压症状。术前除了解静脉梗阻部位外，还应该对肝功能进行评估。如果伴随脾大及脾功能亢进，术前常应适当准备浓缩红细胞及血小板，警惕术中可能出现凝血功能异常。布加综合征患者由于长期下腔静脉阻塞，常合并大量腹水，当放腹水时，内脏血管床突然减压，血管扩张，造成血压骤降。因此术前适当引流腹水，开腹前在中心静脉压监测下适当补液，可避免血流动力学剧烈波动。同时，该类患者由于右心系统长期处于低负荷状态，术中旁路转流接通血流时，回心血量骤增，容易诱发右心衰竭和肺水肿。因此，术中缓慢开放下腔静脉，适当强心利尿，有助于防止右心衰竭和静脉压升高。

大静脉手术除常规监测外，还应包括动脉血压、上腔静脉及下腔静脉压监测和尿量监测。但需注意上腔静脉综合征的患者阻塞远端静脉压过高，颈内静脉或锁骨下静脉穿刺常引起出血。此类手术术中常出血较多，因此需建立粗大外周静脉通路。如条件允许，使用血液回收可降低库血输注。

五、麻醉后护理管理

介入血管科手术，通常无需进行气管插管。大血管手术患者术后血流动力学多波动较为剧烈，部分患者伴有右心功能不全及水电解质紊乱，因此术后常需在 ICU 内接受严密监测和支持治疗。多数主动脉手术的患者术后应保留气管插管，与心脏手术相同，术后早期的重点为维持血流动力学稳定以及监测术后出血。

颈动脉内膜剥脱术后应维持血流动力学稳定，拔气管插管时应避免躁动，术后早期苏醒可尽早评价神经系统功能，术后高血压可能与手术去除了同侧颈动脉压力感受器的神经支配有关。拔除气管导管后应密切注意切口的血肿是否扩大，术后可能会有短暂的声音嘶哑和舌头偏向手术侧，其原因多为手术牵拉喉返神经与舌下神经所致。

良好的术后镇痛可减轻疼痛刺激导致的应激反应，患者自控静脉镇痛技术和自控硬膜外镇痛技术均可为该类手术提供满意的术后镇痛。

参考文献

［1］庄心良.现代麻醉学.3版.北京：人民卫生出版社，2004：1222-1241.
［2］郭曲练，姚尚龙.临床麻醉学.4版.北京：人民卫生出版社，2016：244-246.
［3］王天龙，刘进，熊利泽主译.摩根临床麻醉学.6版.北京：北京大学医学出版社，2020：341-347.
［4］黄宇光.北京协和医院麻醉科医疗诊疗常规.北京：人民卫生出版社，2012：278-290.

第11节 整形外科手术麻醉护理

整形外科手术中，较常见的有头皮撕脱、断肢和烧伤后瘢痕粘连挛缩等。头皮撕脱或断肢的患者在急性损伤时可伴有较多失血，需施行急诊手术；瘢痕粘连挛缩患者施行手术多为解决烧伤遗留的外观畸形和功能障碍，有些大面积瘢痕切除还需分次手术才能完成。随着人民生活水平的提高，也有不少患者仅以美容为目的而接受手术，这些患者多为中青年，具有良好的体格状况，能较好地耐受手术与麻醉。口腔、颌面部、乳房、腹部均是整形外科手术常见的部位，这类手术主要有重睑、隆鼻、祛痣、除皱、正颌、乳房增大或缩小、腹部脂肪抽吸术等。

一、整形外科手术的麻醉特点

1.整形外科手术要求麻醉平稳、镇静镇痛完全，多对肌肉松弛要求不高。

2.口腔颌面整形外科患者中，困难气道较为常见。多见于有先天性颅颌面畸形、颞下颌关节强直、烧伤后瘢痕粘连致小口畸形或颏胸粘连、外伤、感染等造成口腔颌面畸形、缺损或压迫致气管移位等，其他如肥胖、颈短、颈椎病变、小下颌、门齿前突或松动、高喉头、巨舌等也会给气管插管带来挑战。

3. 颅颌面整形手术需在头面部施行操作，由于术野多在气道入口处，异物、分泌物和血液有误入气道的危险，加上术中患者头部位置变动和麻醉科医护人员远距离操作，不利于气道管理。术后因口咽部组织肿胀、失去颌骨支撑、多层敷料包扎等因素影响，易在拔管后发生气道梗阻。

4. 在预计有大量失血可能的手术中，常采用控制性降压技术；而对创伤大、出血多和涉及颅脑部的手术，还需实施低温，低温的目的在于降低体内重要器官的代谢，从而延长机体耐受缺血缺氧的时间；涉及颅脑的手术操作邻近脑组织，分离和暴露过程中易使脑组织受到牵拉，围术期中控制颅内压和防治脑水肿十分重要。

5. 颌面、颈部神经丰富，手术操作易诱发不良神经反射。例如，颅颌面整形外科手术在面部整块牵拉前移过程中，刺激眼球发生眼心反射；颈动脉结扎、颈淋巴结清扫等手术，可因局部压迫、操作刺激引起颈动脉窦反射，应注意防治。

二、术前麻醉护理评估

麻醉前需根据不同病情特点和手术麻醉要求，做好充分的评估与准备。

1. 对于小儿患者，麻醉前应仔细复习病史资料，了解是否合并其他的先天性畸形，评估有无气道困难、有无呼吸和循环代偿功能减退、有无营养不良和发育不全，以及是否存在呼吸道感染和严重贫血等。

2. 对于中、老年患者，麻醉前需详细了解其既往史、现病史和全身生理功能状况，评估其对手术麻醉的耐受力，对已有合并症的患者，需了解其脏器功损害的严重程度，麻醉前应尽可能予以改善和纠正。

3. 对于肥胖患者，麻醉前还应了解其肥胖的程度以及在心血管、呼吸和代谢等方面可能出现的异常变化，以采取合理的麻醉处理。

4. 麻醉前除了体格方面的评估外，心理问题也不容忽视。大多数整形外科手术患者可因身体缺陷或畸形存在自卑、焦虑、抑郁等心理活动。接受美容整形手术的患者可能对手术效果有患得患失的心理。对已接受了多次手术治疗的患者而言，手术麻醉的痛苦体验与不良回忆则会使其存在极度恐惧甚至拒绝的心理。对于可能出现的这些心理问题均应予以高度重视，麻醉前做好耐心细致的解释工作，尽可能取得患者和家属的配合。

三、手术麻醉期间麻醉护理管理

1. 麻醉选择　局部麻醉和区域阻滞麻醉对生理干扰小，易于管理，在整形外科手术中应用广泛。局部麻醉适用于浅表、范围小的手术。神经阻滞麻醉要求操作者能熟练掌握支配手术区域的神经丛和神经干的分布、走向及阻滞方法，缺点是手术区域痛觉阻滞易出现不完善。椎管内阻滞麻醉有痛觉阻滞完善、阻滞时间和范围可控的优点，适用于各类胸、腹壁及会阴和下肢的整形手术。对于精神紧张、焦虑的患者，可在局部或阻滞区域麻醉的基础上，辅助应用镇静、镇痛药物以完善麻醉效果。随着现代医学的发展，麻醉药物和技术日益更新，监测手段不断提高，越来越多的患者更愿意选择舒适化医疗技术。全麻的优点在于能完全阻断机体对手术操作刺激的反应，消除疼痛不适与不良神经反射；可实施气管插管以确保气道通畅，便于口腔内及头面部手术操作的安全进行；有利于施行范围大、时间长、出血多及多部位的手术；可根据手术需要复合应用特殊技术如低温、控制性降压等；能完全解除患者的焦虑感，并达到良好的顺行性遗忘。在口腔颌面整形外科中，清醒插管具有一定的应用价值。所有预计有气道困难风险或病情危重的患者，原则上均应考虑采用清醒插管。慢速诱导法在保留自主呼吸的条件下行气管插管，适用于一些不合作或不能耐受清醒插管的患者。

2. 气道管理　颅颌面整形外科手术操作多在头面部进行，气道管理显得十分重要。常根据手术需要选择经口、经鼻插管路径。钢丝螺纹加强型导管弯曲后不变形，用于头部常需变动的手术。在颌面部手术中，口内的操作或搬动头部均会引起导管移位。另外由于气管导管经过手术区域，常被手术巾所覆盖，因此移位、打折、脱出等情况不易被发现，所以气管导管妥善固定非常重要。为了使导管固定更安全可用缝线固定于鼻翼、口角或门齿上，或使用手术贴膜将导管固定于皮肤。经鼻插管可使用直管与可弯接头或延长管相连，方便气管导管弯向患者头侧，便于手术操作。对于经鼻插管需注意防止气管导管长时间压迫鼻腔而导致组织坏死。

3. 术中监测 除常规监测项目外，可根据需要增加其他的监测项目，如体温、有创动脉压、中心静脉压、颅内压、肺动脉压、心排血量及其他指标。头面部手术操作由于麻醉机远离头部。术中应严密观察有无气管导管或静脉输液管的打折、脱出等异常情况，严密监测呼气末二氧化碳及气道压尤为重要。

4. 控制性降压 目前在口腔颌面整形手术中控制性降压技术的运用非常普遍。由于整个手术时间相对较长，故只需在截骨等出血多的步骤时，实行严格的控制性降压，而在血管吻合等显微操作时，可控制血压略低于基础水平，待血管吻合结束后要立即复压，一方面有助于移植物的血液供应，另一方面也有助于外科医师判断出血和止血。在预计有大量失血的整形外科手术中，应提前建立好两条静脉通路，必要时需要动脉置管监测有创压。采用控制性降压技术能有效地减少手术失血量，但不能忽略其对正常生理功能的不良影响。对老年患者或伴有重要脏器功能严重损害的患者，应慎重使用。

5. 颅内压监测 颅颌面严重畸形整形等手术常涉及颅脑，应根据动态的颅内压监测结果，及时调整，将颅内压控制在一个安全范围内。对于有颅内压增高倾向的患者，应注意尽力保持麻醉平稳、避免术后躁动不安。术中和术后应持续监测并有效控制颅内压，预防脑疝和脑水肿的发生。

四、常见手术的麻醉管理

1. 显微手术 显微外科技术已广泛应用于整形外科手术中，断肢再植、头皮再植、游离皮瓣移植和颅颌面畸形整形手术都需在显微镜下手术。其特点是操作精细，麻醉要求为镇痛镇静完善，手术过程中必须使患者保持合适体位并严格制动。由于术中管理复杂，手术时间较长者宜全麻，全麻不仅能较好地控患者的机体反应，而且能为一些特殊技术如控制性降压、低温等的运用创造有利条件。除常规的监测外，还需定时进行血气分析，保持水电解质平衡，显微手术要求有效循环血量维持于较高水平，术中应及时补充血容量，以保证吻合后的微血管通畅，保证移植组织的血流灌注。

2. 唇腭裂手术　唇腭裂手术操作邻近气道，目前均采用气管内插管全麻，可选用经口插管或经鼻插管。手术常采用头部过度后仰，在体位摆放和术中移动头部时可使气管导管产生移动。由于唇腭裂小儿体格状况欠佳，麻醉维持用药应视其具体情况，并掌握好肌松药的用量。腭裂小儿插管时，喉凸缘叶常会嵌入裂缝中，使喉镜在喉部移动困难，并可能造成咽喉组织损伤、出血，采用低凸缘的弯镜片有助于解决这一问题。这类手术后创面组织水肿、舌后坠易发生急性气道梗阻。为避免损坏修复创面，应尽可能地减少口内吸引和放置口咽通气道。采用牵拉舌缝线的方法可防治舌后坠。通常应待小儿拔管后确定气道保护性反射和通气功能恢复良好后再给予术后镇痛。

3. 颌面重建与正颌手术　由于正颌手术操作复杂，涉及上下颌骨的切开、移植、复位和固定，以获得满意的颜面美容效果。通常这类手术选用气管内插管全身麻醉。气道梗阻是正颌手术最严重的并发症。术后因水肿、渗血和上颌骨段上移等原因，可使鼻腔气道变小，造成通气不畅。下颌骨支部手术可引起咽侧肿胀，使口咽部气道变窄。术后结扎固定引起的张口困难和口内渗血可使患者在麻醉恢复期发生上呼吸道梗阻的风险大大增加。需吸净口内残留的血液、分泌物，待患者意识完全恢复后再给予拔管，并密切观察、尽早处理并发症。出血是正颌手术另一严重的并发症。由于手术位置较深、止血困难，若持续渗血且引流不畅可形成咽旁、口底血肿。正颌术后早期骨创面渗血较为常见，若不及时处理，则后果严重。对于严重出血者，应立即解除颌间结扎，吸除口咽部血液和分泌物以保持气道通畅，并尽快查明出血点进行手术止血。

4. 颞下颌关节强直手术　此类患者的主要问题是张口度严重受限造成气管插管困难。假性强直者多为损伤后疼痛引起颞肌和咬肌反射性痉挛所致，在全麻下可缓解，张口度恢复正常；真性强直则多有关节损伤、粘连或融合等解剖结构改变，麻醉后不会出现缓解，故需在浅麻醉或清醒状态下施行插管，保留自主呼吸，通常选用经鼻插管。

5. 眶距增宽症手术　这类手术采用颅外、颅内或颅内外联合路，将眶骨截断、移位、重新组合，以修复畸形，特点为手术范围广、创伤大、出血多、手术时间长。手术可能涉及眶内侧壁的鼻骨，故多采用经口气管插管。术中多需建立有创动脉压和中心静脉压的监测，并注意精确估计失血量，及时补充血容量。

6. 乳房美容手术 常见手术有乳房增大或缩小手术，乳房增大手术是在患者乳房处的胸大肌下置入一个 200 ～ 300 ml 容量的硅胶充填物以达到美容目的。在经腋窝小切口分离胸大肌时，易发生气胸，术中应密切观察。乳房缩小手术则需切除多余的乳房组织，其手术创面和失血量相对较大。须认识到这两种同一部位美容手术的不同特点。

7. 腹部美容手术 主要为脂肪抽吸或切除手术，由于手术操作在腹壁上进行，对肌肉松弛要求不高，腹部脂肪切除手术创面较大，术中失血、渗血可能较多，需及时补充血容量。腹部脂肪抽吸手术则经腹壁上的数个小切口以负压抽吸脂肪，创伤相对较小，但需警惕术中发生脂肪栓塞的潜在风险。

五、麻醉后护理管理

1. 慎重拔管 口腔颌面手术由于术后组织水肿、颜面部结构的改变以及术后的包扎导致面罩通气困难，甚至无法通气。并且为了不破坏修补后的口咽和鼻咽的解剖，通气道及喉罩可能也无法使用。拔管前应做好处理困难气道的准备，充分供氧并吸出患者的气道分泌物和胃内容物。拔管前可静脉注射地塞米松并将患者头稍抬高，以助于缓解气道水肿。确认患者已完全清醒且没有肌松残余，潮气量和每分通气量基本正常，方可拔管，拔管动作要轻柔。

2. 术后恶心呕吐 由于呕吐物可能污染包扎敷料和创面从而增加感染率，对术后吞咽功能不全的患者会增加误吸的风险。因此，预防术后恶心呕吐对口面部手术尤其重要。可采取以下预防措施，如：①术后清除咽部的分泌物和血液，术后常规胃肠减压；②避免术后低氧和低血压；③可给予三联抗呕吐药，如昂丹司琼、氟哌利多和地塞米松进行预防和治疗。

3. 术后镇静和镇痛 术后镇静镇痛可减少患者的躁动，避免血管蒂扭曲，游离皮瓣坏死。患者自控镇痛（patient controlled analgesia，PCA）

具有起效较快、血药浓度相对稳定、用药个体化、患者满意度高等优点，是目前术后镇痛最常用和最理想的方法，适用于术后中到重度疼痛。整形外科手术后镇痛常用静脉 PCA，如肋骨隆鼻、面部拉皮手术、大面积吸脂术、下颌角手术、隆胸手术等创伤大的手术都可以选取该方式进行术后镇痛。规范化的疼痛处理不仅要缓解疼痛，还包括将药物的不良反应降至最低，优化术后镇痛，促进快速康复。

<h2 style="text-align:center">参考文献</h2>

[1] 庄心良.现代麻醉学.3版.北京：人民卫生出版社，2004：1167-1188.
[2] 郭曲练，姚尚龙.临床麻醉学.4版.北京：人民卫生出版社，2016：281-288.

第12节　介入手术麻醉护理

　　介入性诊断治疗及手术通常在手术室外进行，随着临床诊疗技术的飞速发展，为了减轻患者的痛苦，降低生理干扰，保障患者安全，保证检查治疗的准确性和成功率，许多检查与治疗需要在麻醉下进行。介入手术不仅麻醉要求和患者状况因地点变化而有所改变，而且实施麻醉的条件也因为周围的环境与可用空间及设备的不同而变化，同时大型放射设备、辐射危害、强磁场、辅助人员对麻醉配合的相对不熟悉等，都使得麻醉风险变得更大。

一、介入手术的麻醉特点

　　1. 麻醉工作环境受限　介入手术的场所通常在心导管室，往往建筑设计时没有考虑到麻醉的需要，麻醉工作空间较为有限。有时受放射源、血管造影仪器、C臂等设备限制不能近距离接触患者，造成重大的安全隐患。此外，介入术间的术者和助手通常不了解安全实施麻醉的必要条件，所以麻醉科医护人员应在麻醉前了解现场布局，做好相应的准备。

　　2. 麻醉条件受限多　介入手术室往往未配备麻醉必须设备及各种急救药品等，常需要临时准备。因此无论在手术室内还是手术室外，麻醉开始前必须检查用物准备完善后，才能保证患者的安全和麻醉质量。基本条件包括：①供氧源；②麻醉机；③监护仪器；④吸引器；⑤废气排除系统；⑥麻醉药品、急救药品及急救复苏设备；⑦照明及匹配的电源；⑧气道管理设备，如喉镜、气管导管、喉罩等；⑨足够的空间；⑩通讯联络设备，保证双向联系畅通，以确保遇紧急情况时，能及时得到指导或帮助。此外，还需注意吸痰管、口咽通气道、胶布、麻醉记录单、注射泵管、输液接头、延长管等用物准备。

3. 麻醉场所特殊性 介入手术造影及放射线检查操作期间，麻醉科医护人员不能一直守候在患者身边，需要通过观察窗观察患者和监护设备，增加了麻醉操作和管理的难度。

二、术前麻醉护理评估

麻醉前评估与一般手术患者相同，除了对患者的一般情况和病情进行评估外，麻醉科医护人员还必须对麻醉环境和场所、相应的检查治疗过程中可能出现的问题有所了解，包括检查时患者的体位、是否应用造影剂、麻醉机和监护仪有无足够的空间摆放、透视过程中麻醉医护是否停留在操作间等，还要保证能准确观察患者和监护仪，对可能发生的各种意外都要有充分的准备。与介入手术室的其他医务人员要加强沟通，尽快熟悉环境，以方便相互协作。

三、手术麻醉期间麻醉护理管理

1. 麻醉选择 麻醉方式的选择取决于所需麻醉的深度、患者的机体情况和术式，此外还应考虑检查的环境与条件。常见麻醉方式可分为局麻、镇静/镇痛和全身麻醉。介入手术大多数检查操作的疼痛都比较轻微或无疼痛，但可能有不适的感觉，多数成人不需镇静药即可耐受检查，而治疗性操作一般需要适当的镇静或镇痛。小儿即使行无痛性、诊断性检查或治疗也常难以配合，需要镇静或全麻。全麻可以使患者舒适，故多用于小儿、成人幽闭恐惧症、智力低下、难以交流和配合的患者，还可用于有不自主运动的患者，以防止肢体活动干扰检查。对于时间较长的检查或操作，全麻可保证患者操作期间保持不动，静脉给药或吸入麻醉易控制、诱导时间短、成功率高、副作用少且恢复快，麻醉维持若需保证患者绝对安静不动，或保证气管导管留置期间无咳嗽反射，则需要应用肌肉松弛药，全麻期间要保证患者的通气和氧合，气道管理可选用喉罩或气管内插管。

2. 术中监测　介入手术麻醉需持续监测患者氧合、通气、循环与体温变化，除常规监测项目外，全麻时应连续监测呼末 CO_2，必要时行有创动脉压监测。在某些情况下使用放射线期间，麻醉医护人员要离开手术间，此时监护仪就成为麻醉管理的必要部分，要确保一个可行的麻醉监测方案，应该通过玻璃窗或分显示屏在手术间外的操作间连续观察患者和监护仪。

3. 麻醉管理　麻醉医护人员应熟悉各种术式的主要操作步骤，麻醉深度的维持须与手术步骤一致，适当调节麻醉深度以适应手术需要并争取术后快速清醒。检查治疗中手术床的移动可导致管道受到牵拉，在麻醉状态下需注意气管导管有无扭曲、移位或脱出等，监测仪导线和输液管道应适当延长避免拖拽且要妥善固定放置且留有充分的可移动空间。静脉通路最好接延长管和三通以方便使用，并置于易于麻醉给药的位置。但应注意延长管会导致给药后起效延迟。另外，应注意辐射安全，穿戴防护衣和甲状腺护围，尽可能避免暴露，在确保患者安全的情况下，可短暂避让。但必须加强对患者的监测，高度警惕和预防意外事故的发生。

四、常见手术的麻醉管理

（一）血管造影检查及操作

一般血管造影患者无须麻醉。介入放射操作为解除患者不适，可选择镇静或全麻。由于患者禁食和造影剂的渗透性利尿作用，麻醉中应根据患者情况充分补充液体，必要时留置尿管。

1. 脑血管造影术　是注射造影剂到颈内动脉以观察脑部血管解剖情况，择期造影多是疑诊为颅内肿瘤、脑血管瘤或动静脉畸形的患者，全身情况多数较好；急症常见于颅脑外伤或颅内占位性病变、病情恶化出现脑疝者。多属紧急危重患者，可伴昏迷、颅内压增高、呕吐、误吸、脱水、电解质紊乱。

可配合的成年人可在局麻监测下施行脑血管造影术，由于注入造影剂常引起患者头部短暂的热感或出现明显的眼球后疼痛，导致患者精神紧张，头部活动可能影响摄片效果，因此可在造影前应给予适度镇静、镇痛。儿童和浅昏迷不能合作者，需采用全身麻醉。颅内压增高者禁止单独使用氯胺酮，麻醉诱导时不宜用琥珀胆碱。全麻管理中除确保注入造影剂时患者安静不动外，还应避免一切使颅内压增高的因素，要保持呼吸道通畅，维护呼吸和循环功能稳定。麻醉诱导和气管插管期间应避免血压大幅度波动而影响脑灌注。适度过度通气能使脑血管收缩，帮助降低脑血流和颅内压。全麻应选择短效药物，以便患者尽快清醒进行神经功能、精神状态的检查评估并与麻醉前对比。

2. 血管栓塞治疗 是注入异物到血管内，刺激血管内血栓形成。血管栓塞适用于无法夹闭的颅内动脉瘤，动脉瘤出血，肿瘤手术前或恶性肿瘤减少血供等。由于栓塞可能引起疼痛，所以需要用麻醉或镇痛药，脑动脉瘤介入手术如果不需要术中唤醒进行神经功能的评估，麻醉方法与一般神经外科手术的全身麻醉相似。在动静脉畸形、动静脉瘘、血管瘤的栓堵治疗时经常需要在手术中进行神经功能评估，要求在清醒状态下进行。小儿和不能耐受镇静的成年患者需要进行全身麻醉，术中可以通过脑电图、诱发电位、经颅超声多普勒监测或脑血流监测对神经功能进行监测。

手术中除了常规监测外，通常需要进行直接动脉压的监测，以利于术中及时准确调整和控制血压。为防止栓塞并发症，术中常给予肝素治疗。预防性给予止吐药是必要的，要避免术中咳嗽与躁动，防止栓塞物脱落和颅内出血发生。一旦发生严重并发症，如栓塞物进入其他部位、脑水肿和颅内出血等，有紧急行开颅手术的可能。

（二）心导管检查与治疗

经动脉或静脉放置导管到心脏或大血管可检查心脏的解剖、心室的功能、瓣膜和肺血管的解剖及心室内的压力和血管的结构，注射造影剂还可以观察很多解剖结构，从而检查心肌功能、瓣膜功能等。尽管心脏超声检查可以明确诊断很多病变，但对于诊断复杂的心脏解剖异常，心导管检查仍然是金标准。行心导管检查时，通常由心脏医师实施镇静，麻醉并不参与。放置大动脉支架有时需要全身麻醉，特别是杂交手术室的建立，使开放手术和介入导管下的血管修复可同时进行。

心导管检查时常需反复取血样和压力测定，为了保证对血流动力学和分流计算的准确性，在检查的过程中必须保持呼吸和循环状态的相对稳定，动脉血氧分压和二氧化碳分压必须保持正常且维持麻醉平稳。心导管造影检查、血管成形术、动脉粥样硬化斑块切除、瓣膜成形术及危重患者多需要全身麻醉。

1. 小儿心导管检查　为了保证诊断的准确性，必须维持呼吸循环在相对稳定的状态。术中镇痛、镇静或全麻的深浅必须恰当，保证患儿耐受创伤性操作，既要预防心动过速、高血压和心功能改变，又要避免分流增大、高碳酸血症和低碳酸血症。过度心肌抑制、前后负荷改变、液体平衡或过度刺激均可致分流增大影响诊断的准确性。

2. 成人的心导管检查　成人左心导管检查应用较多，经常同时进行冠状动脉造影，检查通常在局麻下进行，但适当镇静和镇痛对患者有益。心导管检查中可以给氧，但检查肺循环血流动力学时，必须保持血气在正常范围内。由于导管要放置到心腔内，在检查中经常发生室性或室上性心律失常，要密切监护并及时处理心肌缺血和心律失常。心律失常是最常见的并发症，常与导管尖端的位置触及心肌有关，轻度撤回导管，心律失常即可消失。一般心律失常持续时间短，无明显的血流动力学改变。而心肌缺血或应用造影剂后可能会出现继发室性心律失常，甚至室颤，需备除颤仪和复苏药物、氧源、硝酸甘油、升压药和增强心肌收缩力的药物。

3. 冠状动脉造影术　注射造影剂使冠状动脉在放射条件下显影从而确定冠状动脉解剖关系和通畅程度，判断是否存在冠状动脉狭窄以及狭窄的位置，是否存在冠状动脉痉挛等。术中可经静脉给予血管活性药物和镇静镇痛药物，穿刺前局部阻滞可减少患者痛苦。发生心肌缺血时，舌下含服或静脉给予硝酸甘油。压力换能器可以直接接到动脉导管监测动脉压，严密观察患者，及时发现心绞痛或心力衰竭。

4. 冠状动脉内介入手术　冠状动脉狭窄定位后，可使用不同方法直接扩张或疏通狭窄部位，改善冠状动脉的血流。经皮腔内冠状动脉成形术是使用头部带有球囊的导管穿过冠状动脉的狭窄处，然后用球囊使狭窄部位扩张，冠状动脉开放，同时可以安置动脉内支架。在球囊扩张时需要严密监测患者的血流动力学状态。室性心律失常可发生于短暂的冠状动脉阻塞缺血期或冠脉扩张后再灌注期间，频发室性早搏和阵发性室性心动过速影响血流动力学时，应首选利多卡因，更严重的心律失常要在全麻下行心脏电复律；心肌缺血需用硝酸甘油等扩张冠脉药；冠状动脉破裂可导致心包内出血和心脏压塞，需紧急行心包穿刺或手术止血。

5. 球囊瓣膜成形术 球囊导管扩张狭窄的心瓣膜或大血管的瓣膜，可用于先天性肺动脉瓣狭窄、肺动脉狭窄和主动脉缩窄，还可用来改善三尖瓣、主动脉瓣和二尖瓣狭窄。常用于外科手术危险性高的患者，球囊扩张时循环被阻断，会导致严重的低血压，如果患者的血流动力学不稳定，球囊需立即放气。在球囊充气时，可能会刺激迷走神经，需用阿托品治疗。由于患者比较衰弱，球囊放气后不能立即恢复，可能需要使用正性肌力药、抗心律失常药和静脉输液改善前负荷。检查治疗可有诸多并发症的风险，如心律失常、血管穿刺部位出血、导管造成心腔和大血管穿孔、血管破裂或血肿及栓塞、心力衰竭、肺水肿等，甚至发生心搏骤停，麻醉必须做好充分的准备。

五、麻醉后护理管理

介入手术麻醉后患者的管理与其他手术患者一样，应在麻醉后恢复室（PACU）苏醒。有时患者更适合于镇静或麻醉状态时转运，然后让患者在恢复室内苏醒，以免在转运途中发生苏醒期躁动或恶心呕吐。转运所需时间较长时应有适当的连续监护、吸氧、药物和复苏设备，转送过程中应该持续监测。出 PACU 的标准与一般手术相同。

脑血管造影术苏醒拔管与常规全身麻醉相同，但如患者长时间不能清醒或出现无法解释的躁动，警惕是否有脑血管意外、脑疝发生，应及时告知麻醉医师和术者。

参考文献

［1］庄心良 . 现代麻醉学 . 3 版 . 北京：人民卫生出版社，2004：1651-1669.
［2］郭曲练，姚尚龙 . 临床麻醉学 . 4 版 . 北京：人民卫生出版社，2016：435-445.
［3］王天龙，刘进，熊利泽主译 . 摩根临床麻醉学 . 6 版 . 北京：北京大学医学出版社，2020：667-670.

第 13 节　小儿手术患者麻醉护理

一、小儿手术患者的特点[1-3]

（一）呼吸系统

1. 新生儿及婴幼儿呼吸频率快，至青春期时逐渐下降至成人水平；小儿气道管径相对细小，导致气道阻力增加；同时，小儿耗氧率高，氧储备有限，使患儿易发生肺不张和低氧血症（如气管插管操作时）。

2. 头部和舌体较大，鼻腔狭窄，气管和颈部短，分泌物较多，易出现呼吸道梗阻。

3. 与成人气道最狭窄处在声门不同，5 岁以下的儿童，气道最狭窄处位于环状软骨处；新生儿及婴幼儿的声门至隆嵴仅 4 cm 左右，易出现气管导管误入支气管或者意外脱出，需警惕。

4. 喉痉挛是小儿麻醉期间常见并发症，多因浅麻醉下局部刺激（机械性或分泌物）所致。

（二）循环系统

新生儿及婴幼儿心率快，每搏量低，且相对固定，心排血量对心率的变化十分敏感，故只能通过加快心率来提升心排血量。

（三）体温调节

新生儿及婴幼儿皮肤薄，脂肪储备少，体表面积相对较大，易出现体温下降，导致出现术后并发症，如：苏醒延迟、呼吸抑制等。术中需加强体温监测及管理。

（四）体液平衡与代谢

小儿对禁食和液体限制的耐受性差，术前禁食水时间过长可引起低血糖和代谢性酸中毒，故应适当缩短术前禁食水时间，手术时应酌情输注 5% 葡萄糖注射液。

（五）麻醉药物

1. 吸入麻醉药　新生儿、婴幼儿和年幼儿肺泡通气量高，功能残气量低，吸入诱导时肺泡麻醉药浓度上升速度快，诱导迅速。七氟烷对小儿的呼吸抑制性最低，已成为小儿吸入麻醉首选药物。

2. 静脉麻醉药

（1）丙泊酚：婴幼儿药物分布容积相对较大，所需丙泊酚与成人相比剂量更大。若持续泵注丙泊酚，小儿恢复可能快于成人，因此儿童需要更高的持续泵注量来维持麻醉［不超过 250 μg/（kg·min）］。

（2）阿片类药物：对新生儿的药效更强。与成人相比，儿童对于阿片类药物的清除率相对更高。

3. 肌松药　小儿首选非去极化肌松药。儿童使用琥珀胆碱后较成人更容易发生心律失常、横纹肌溶解、肌红蛋白血症、咬肌痉挛和恶性高热等。婴幼儿应慎用。

（六）术中液体管理

1. 术中输液

小儿术中输液应包括以下几个方面：①生理需要量；②生理缺失量（包括病理丢失、禁食缺失）；③第三间隙液体损失量。

（1）液体需要量

1）生理需要量：遵从 4-2-1 法则。即第 1 个 10 kg 体重 4 ml/（kg·h），第 2 个 10 kg 体重 2 ml/（kg·h），第 3 个 10 kg 及以上体重 1 ml/（kg·h），见表 5-4。

表 5-4　小儿患者液体需要量计算

体重（kg）	每小时液体需要量（ml）
≤ 10	4 ml/kg
11 ～ 20	10×4 ＋（体重－ 10）×2
> 20	10×4 ＋ 10*2 ＋（体重－ 20）×1

2）生理缺失量：主要指因禁食、禁水所致的液体缺失。生理缺失量（ml）＝生理需要量（ml）× 禁食水时间（h）。手术第 1 小时应补充50% 缺失量，第 2、3 小时各补充 25% 缺失量。

3）第三间隙液体损失量：因手术创伤引起的损失。一般认为，小手术损失量约为 2 ml/（kg·h），中等手术为 4 ml/（kg·h），大手术为 6 ml/（kg·h）。

（2）液体种类的选择

小儿生理缺失量、生理需要量和第三间隙液体损失量的补充均宜从等张晶体溶液开始。已存在电解质、酸碱平衡紊乱时，应依血气和电解质分析结果确定输液种类。新生儿糖原储备低，每日糖需要量约为 5 g/kg，维持量中应含有 5%～10% 葡萄糖。由于小儿输液安全范围小，尤以新生儿和婴幼儿最显著，应使用输液泵调节流量。

2. 输血

术前血容量估计：早产儿为 90 ml/kg，足月新生儿和婴幼儿为 80 m/kg，年长儿童为 70 ml/kg。临床可耐受的最大失血量为估测血容量的 20%～30%。

二、术前麻醉护理评估[1-3]

（一）近期上呼吸道感染

患儿在全麻和气管插管前 2～4 周如患有病毒感染，会增加围术期肺部并发症（如哮喘、喉痉挛、低氧血症和肺不张等）的发生率。

（二）术前禁食

患儿比成年人更容易脱水，故小儿术前禁饮的时间可适当放宽（表5-5），在手术安排上，应将年幼的患儿放在前面，若不行则需在病房输液，以减少麻醉诱导期间血容量不足的发生。

表 5-5　小儿麻醉前禁食禁饮情况（h）

小儿年龄	固体食物、牛奶	糖水、果汁
6 个月以下	4	2
6～36 个月	6	3
> 36 个月	8	3

注：急诊按饱胃处理

（三）发育情况

小儿预计体重［年龄（岁）×2＋8 kg］，据此了解患儿发育、营养情况。

（四）牙齿

小儿存在乳牙未退的情况，术前须评估牙齿情况，必要时可拔除松动的乳牙。

三、术前用物准备[1-3]

（一）术前用药

为降低迷走神经张力、减轻术前焦虑，麻醉前通常给予抗胆碱药和（或）抗焦虑药。可给予小剂量的咪达唑仑复合口服氯胺酮（4 ～ 6 mg/kg）或肌内注射阿托品＋氯胺酮，有些麻醉医师也会经鼻给予右美托咪定。

（二）液体准备

于手术麻醉前建立 20 ～ 24 G 静脉通路。对于不能配合的患儿，可以考虑于肌肉注射氯胺酮或者七氟烷吸入镇静后，再开放静脉通路。因隐匿的卵圆孔未闭可增加空气栓塞的风险，要排尽静脉通路中所有气泡。

（三）气管插管全麻准备

1. 呼吸面罩、喉镜及声门上气道装置的准备

成人和小儿解剖上的较大差异影响其面罩通气和插管，设备和型号应与年龄相适（表 5-6）。

表 5-6　患儿的呼吸回路准备

	早产儿	新生儿	婴儿	学步儿	年幼儿	年长儿
年龄	0 ～ 1 月	0 ～ 1 月	1 ～ 12 月	1 ～ 3 岁	3 ～ 8 岁	8 ～ 12 岁
体重（kg）	0.5 ～ 3	3 ～ 5	4 ～ 10	8 ～ 16	14 ～ 30	25 ～ 50
吸痰管（F）	6	6	8	8	10	12
喉镜片	00	0	1	1.5	2	3
面罩型号	00	0	0	1	2	3
口咽通气道	000 ～ 00	00	0（40 mm）	1（50 mm）	2（70 mm）	3（80 mm）
喉罩（LAM#）	—	1	1	2	2.5	3

2. 气管插管的选择

能通过环状软骨水平，且加压呼吸时导管周围无严重漏气的气管导管为最合适的型号。以下公式可以粗略计算患儿所需气管导管尺寸和插管深度（用于＞2岁的小儿）

导管内径（ID）mm ＝ 4 ＋年龄（岁）/4

插管距门齿深度（cm）＝ 12 ＋年龄（岁）/2

通常在此公式的基础上，再选择相邻较大和较小的两根导管备用。经鼻插入深度比经口深 2 cm。

除此之外，另有不同月份、年龄与体重选择导管规格与插管深度参考表 5-7。

表 5-7　不同月份、年龄与体重选择导管尺寸及深度参考

年龄（月、岁）	体重（kg）	导管内径（mm）	导管深度（cm）*	
			经口	经鼻
早产儿	＜ 3.5	2.5	9.5	11
新生儿	2.5 ～ 5	3.0	10.5	12
6 个月	5 ～ 8	3.5	11.5	13
1 岁	8 ～ 10	4.0	12	14
2 ～ 3 岁	10 ～ 15	4.5	12.5	14.5
4 ～ 5 岁	15 ～ 20	5.0	15.5	17.5
6 ～ 7 岁	20 ～ 22	5.5	16.5	18.5
8 ～ 9 岁	24 ～ 30	6.0	17.5	19.5
10 ～ 11 岁	28 ～ 30	6.5	19.5	21
12 ～ 13 岁		7.0	20	22
14 岁以上		7.5	22	23

* 经口导管深度是指从门齿龈至气管中段的距离

3. 药物准备

（1）静脉麻醉药：丙泊酚可以用于全身麻醉诱导，及短小手术的麻醉维持。针对于小儿的麻醉药物配置方案，可参考表 5-8。

表 5-8 小儿麻醉药物配置方案参考

	药品	1～6岁	≤1岁	备注
持续输注	丙泊酚	不用稀释	5 mg/ml	3 岁以下选择丙泊酚中长链脂肪乳注射液
	罗库溴铵	5 mg/ml，10 ml	2 mg/ml，10 ml	/
	顺阿曲库铵	1 mg/ml，10 ml	0.5 mg/ml，10 ml	/
	舒芬太尼	2 μg/ml，10 ml	1 μg/ml，10 ml	/
	芬太尼	10 μg/ml，10 ml	10 μg/ml，10 ml	
	麻黄碱	3 mg/ml，10 ml	/	1 岁以下小儿不建议使用麻黄碱，可选择去氧肾上腺素
	阿托品	0.1 mg/ml，5 ml	0.1 mg/ml，5 ml	/
	去氧肾上腺素	20 μg/ml，10 ml	10 μg/ml，10 ml	是否准备，请遵医嘱
	甲氧明	0.25 mg/ml，20 ml	0.25 mg/ml，20 ml	是否准备，请遵医嘱
持续输注	丙泊酚			3 岁以下选择丙泊酚中长链脂肪乳注射液
		按科室常规用药方式准备		
	瑞芬太尼			/
	右美托咪定			/

（2）吸入麻醉药

1）七氟烷：对气道无刺激性，麻醉诱导及苏醒速度快，6 个月以下婴儿和新生儿 MAC 3.1%，7 个月以上婴儿和儿童 MAC 2.5%，适用于小儿全麻诱导和维持。

2）地氟烷：对呼吸道刺激较七氟烷更强烈，用于吸入麻醉诱导时，可导致屏气和喉痉挛。在婴儿中的 MAC 9.2%～10%，2 岁儿童 MAC 为 9.1%，7 岁儿童 MAC 为 8.1%。

4. 小儿椎管内阻滞

包括硬膜外阻滞、蛛网膜下腔阻滞和骶管阻滞。需在基础麻醉或全身麻醉后进行。

四、手术麻醉期间麻醉护理问题及护理措施[1-4]

（一）麻醉护理问题

1. 焦虑：与家属和朋友分离有关。
2. 恐惧：涉及对未知的恐惧、对疼痛的恐惧、对手术的恐惧等。
3. 坠床的风险高。
4. 皮肤破损的风险高。
5. 潜在并发症：喉头水肿。
6. 气管导管脱出风险高。
7. 体温过低的风险高。
8. 有体液不足或体液过多的危险。
9. 潜在并发症：喉痉挛。
10. 潜在并发症：低氧血症。

（二）护理措施

小儿围术期应时刻关注小儿的生理、心理等诸多因素，并采取适当的护理措施进行预防和护理（表5-9）。

表5-9 小儿围术期相关麻醉护理问题及护理措施

序号	护理问题	护理措施
1	焦虑	1. 为儿童和家属双方提供亲切和可接纳的氛围 2. 维持平静和轻松的态度，保持微笑。平静和微笑地与儿童交谈，可有安抚的效果 3. 对儿童说明预计何时可与父母重聚 4. 说话时要轻柔并放慢速度；说话时尽量蹲低到儿童的视线高度，以便让儿童可以看到你的脸。不要假装你已说清楚，必要时再说一次 5. 允许儿童携带平常用的、有安全感的物品（例如玩具、毛毯） 6. 遵医嘱给予手术前镇静，并注意效果 7. 视医院规定和父母的意愿，鼓励父母尽量陪着儿童 8. 若有需要，鼓励父母抱着儿童直到儿童睡着（视各医院情况而定） 9. 碰触儿童，并握住儿童的手

序号	护理问题	护理措施
2	恐惧	1. 评估儿童的生长和发育情况是否正常 2. 为儿童和家属提供术前宣导，包括使用照片、画画、医疗游戏项目等直观教具或参观手术室 3. 依儿童和家属的了解程度给予相关问题的说明；同时使用儿童所熟悉的适龄语言 4. 将不常见的设备放置在儿童的视线外，以减少恐惧 5. 向儿童保证：移除身体某些部分不会产生伤害（例如血液、扁桃腺、阑尾） 6. 对于适龄的儿童，可将操作/手术期间的麻醉相关事件给予相应的说明。不要试图立刻说清所有的事，要依操作顺序逐项说明 7. 尽可能允许儿童自行选择穿睡衣或一般服装，或带喜欢的物品等进入手术室 8. 尊重保持隐私的需求，仅暴露必要的身体部位 9. 转移患儿的注意力，如音乐、游戏、动画片等，以减少恐惧 10. 若儿童对相关处置感到恐惧，可以使用疼痛评估量表 11. 要向儿童说明可能产生的疼痛或不适 12. 向儿童保证你会在现场帮忙
3	坠床的风险	1. 小儿好动，麻醉操作前需固定好小儿，勿强行操作 2. 诱导过程中，将小儿用包布妥善固定，并着重固定住关节位置，防止诱导过程中发生碰撞或者坠床 3. 对于不配合的小儿，事先遵医嘱准备好麻醉用药 4. 安抚躁动中的患儿时，勿过于用力，以防造成患儿关节、骨骼的损伤
4	皮肤破损的风险	1. 对于术中会对患儿造成压疮的监护线路/静脉管路等，适当进行纱布包裹 2. 若使用透明敷贴遮挡患儿眼睛，或使用透明敷贴加固气管导管时，在移除敷料时，需要采用"0"角度、轻柔、缓慢的撕除方法，避免造成撕脱伤 3. 对于时间较长的手术，注意每隔 2 h 按摩患儿头部，防止头部局部受压过长，造成缺血缺氧 4. 侧卧位时，定期检查患儿的耳朵，防止其受压

续表

序号	护理问题	护理措施
5	潜在并发症：喉头水肿	1. 术前准备大小合适的气管导管，切忌导管过粗。所选用的导管直径应比所估计的小一号为合适。小儿气管导管型号按：4＋年龄/4 来估算，应备粗细不等的 3 根导管 2. 术中严密监测麻醉深度和肌松状态，及时向麻醉医师反馈患者的状况，依医嘱定时追加肌松剂或调整麻醉药的使用剂量，以避免浅麻醉时患儿出现频繁的吞咽动作，发生导管来回摩擦机械损伤黏膜 3. 术中可以遵医嘱预防性给予糖皮质激素 4. 麻醉大夫插管操作轻柔、准确 5. 及时清除呼吸道分泌物，拔管前吸净气管、鼻、口腔内分泌物。拔管后患儿咳痰较差时，可及时经鼻腔吸出痰液，吸痰时动作轻、快、准确，每次吸痰时间 5～10 s，同时吸痰期间不间断给氧 6. 拔管前尽量减少体位变动或者头部过多移动，以尽量减少导管在气管内的滑动摩擦 7. 一旦出现喉头水肿，应给予大流量面罩吸氧，5～6 L/min，持续监测患儿的心率、心律、血压、呼吸、氧饱和度，每 5 min 记录一次，观察意识变化 8. 进行给药等刺激性操作尽可能集中、快速进行，避免对患儿的频繁刺激，减少机体耗氧量 9. 遵医嘱给予糖皮质激素
6	气管导管脱出的风险	1. 选择有套囊的气管导管 2. 对于小儿扁桃体、腺样体、支撑喉镜等手术，适当加深固定深度 1 cm，并尽量将气管导管的气囊充满 3. 适当使用透明敷料附着于固定气管导管的胶带上，目的是防止因为消毒/分泌物等因素导致胶带潮湿，固定不牢 4. 尽量减少对于呼吸回路的张力和牵拉，防止因为牵拉、重力等因素，导致气管导管脱出 5. 术中随时关注呼末二氧化碳、气道压、潮气量的变化，若出现呼末二氧化碳消失/气道压大幅度下降/潮气量骤然下降，在排除呼吸回路各连接处脱落的情况下，考虑气管导管脱出 6. 气管导管一旦脱出，立即呼叫麻醉医师，同时对患儿进行面罩正压通气，监测患儿的血氧饱和度、心率、心律、血压的变化，准备好麻醉药品，配合麻醉医师完成气管导管重新置入

续表

序号	护理问题	护理措施
7	体温过低的风险	1. 在儿童到达手术室前调整室温，婴儿或新生儿调至 26 ～ 27℃，年龄大的儿童调至 23 ～ 24℃ 2. 于手术开始前至少半小时开启屋内的保温设备，如温毯 3. 减少患儿身体暴露在空气中的时间，尽可能给患儿覆盖毯子 4. 对新生儿和婴儿可考虑用柔软的纱布或者弹性的织物包裹下肢，并包在塑料膜内 5. 可在麻醉诱导、皮肤消毒、摆体位时，使用烤灯 6. 可根据情况，在使用温毯的基础上，使用暖风机 7. 冲洗液要预先加温方可使用 8. 静脉输液 / 输血时，使用加温输液仪器
8	有体液不足或体液过多的危险	1. 保持静脉输液管路的通畅 2. 观察患儿的术中出血量——负压吸引桶中的血量、纱布上的血量 3. 记录冲洗液量 4. 记录患儿的尿量 5. 遵医嘱进行血气分析，分析患儿的液体状态 6. 小儿的血容量 = 80 ～ 90 ml/kg 体重 7. 根据公式计算小儿术中输液量、输血量
9	潜在并发症：喉痉挛	听诊双肺，是否存在反常呼吸、喉鸣 1. 术前评估：对于近期有上呼吸道感染的患儿，应立刻告知麻醉医师，考虑推迟手术 2. 麻醉诱导时，麻醉医师保证麻醉深度，同时气管插管操作轻柔 3. 在术中，遵医嘱提供充足的麻醉与镇痛 4. 苏醒期，于麻醉状态下抽吸口咽部、气管内分泌物，排除麻醉残留药物，在麻醉医师的指导下拔管 5. 拔管后，使用面罩纯氧正压通气，同时确保上呼吸道通畅 6. 若出现喉痉挛，立即通知麻醉医师进行处理。给予患者正压通气，准备好气管插管用物及麻醉药、肌松药、阿托品等药物；避免不必要的上呼吸道刺激，加深麻醉；遵医嘱小剂量丙泊酚 0.25 mg/kg 静脉注射可能有帮助。 1) 声门完全闭合的持续严重喉痉挛，缺氧恶化而对丙泊酚治疗无反应时，需遵医嘱立即静脉注射短效肌松药，辅助麻醉医师行插管 2) 可能需要阿托品治疗心动过缓

序号	护理问题	护理措施
10	潜在并发症：低氧血症	1. 麻醉前、麻醉中要供给高浓度的氧气，满足患儿的氧储备，以满足代谢的需要，避免 CO_2 蓄积。快速辅助麻醉医师完成气管插管。并在此过程中监测心率、口唇、血氧饱和度情况，一旦出现心动过缓、发绀或血氧饱和度下降情况，应立即停止气管插管操作，吸入纯氧，直至氧饱和度有所改善 2. 麻醉后，行控制呼吸。可用呼气末正压通气，呼气末的正压为 $5\ cmH_2O$。维持合适的通气量和氧合 3. 控制潮气量：$10\sim15\ ml/kg$ 为合适；呼吸次数（＜6 岁）$15\sim30$ 次 /min；气道峰压（Pp）$\leqslant 20\ cmH_2O$，最大不超过 $30\ cmH_2O$。呼气末二氧化碳分压（$PEtCO_2$）$35\sim40\ mmHg$。呼吸参数是否适当，以血气、呼出 CO_2 的监测而决定。要保持气道通畅，警惕气管导管插入过深而进入一侧支气管、导管堵痰、扭曲、压扁等情况引起的换气不足。头后仰，肩下略垫高，及时有效吸痰 4. 患儿拔管后，将床头抬高或者肩下垫枕，以促进气道开放。充分给患儿吸氧。观察患儿的口唇、甲床颜色，床前放置听诊器，加强心电监测，监测心电图、脉搏氧饱和度、血压、体温等 5. 若出现拔管后低氧血症，分析原因，如舌后坠、喉痉挛等，进行相应处理

参考文献

［1］王天龙，刘进，熊利泽主译. 摩根临床麻醉学. 6 版. 北京：北京大学医学出版社，2020：633-651.

［2］左明章，米卫东，王天龙，等. 麻醉科诊疗常规. 2 版. 北京：中国医药科技出版社，2020：109-112.

［3］于永浩主译. 麻省总医院临床麻醉手册. 7 版. 天津：天津科技翻译出版公司，2009：420-439.

［4］田昕旻，李则平，李育茹，等主译. 手术全期护理（中）：手术处置. 14 版. 台北：台湾爱思唯尔，2016：1-76.

第 14 节 老年手术患者麻醉护理

一、老年手术患者的特点[1-3]

老年人机体细胞逐渐退化，各器官功能储备能力明显减低。应激能力降低，免疫、防御功能下降，导致老年人对手术和麻醉的耐受力差。同时老年人常合并心、肺、脑、肾等多种重要器官疾病，手术和麻醉的并发症及死亡率明显高于青壮年。值得注意的是，对老年人造成威胁的是其合并症，而非年龄本身。老年人手术的麻醉前准备、麻醉中监测与护理、麻醉后观察要更加细致和及时。

表 5-10　老年人的生理变化和老年常见病

各器官系统	老年常见病理生理学
心血管系统	动脉粥样硬化
	冠心病
	原发性高血压
	充血性心力衰竭
	心律失常
	主动脉瓣狭窄
呼吸系统	肺气肿
	慢性支气管炎
	肺部感染
肾功能	糖尿病肾病
	高血压性肾病
	前列腺梗阻

（一）呼吸系统

1. 用于维持气道开放的肺实质牵引力和弹性回缩力逐渐减小，导致出现下列情况：

（1）残气量、闭合容量和功能残气量增加，肺活量和第一秒用力肺活量降低。

（2）进行性通气/血流比值失调，伴有与年龄相关的动脉血氧分压下降。

（3）生理无效腔量增加，肺的弥散能力降低。

2.胸廓的改变：多种因素导致胸壁更加僵硬，同时有呼吸肌萎缩。呼吸道肌肉功能/质量的下降、胸壁顺应性降低、肺功能内在的变化均可增加老年患者呼吸做功，这使老年患者在急性疾病（如感染）时更难维持呼吸储备。许多患者还表现为阻塞性或限制性通气功能障碍。

3.低氧和高碳酸血症引起的呼吸反馈功能减弱。

4.保护性气道反射的减退，从而增加了误吸的危险。老年患者吸入性肺炎是常见且致命的并发症。

5.老年患者在恢复室中更容易发生通气障碍。术后肺部并发症增加的危险因素包括：年龄大于64岁、慢性阻塞性肺疾病、睡眠呼吸暂停、营养不良、腹部或胸部手术等。

（二）心血管系统

1.动脉硬化 与年龄相关的动脉硬化迅速发展并表现在脉搏压力波形上，这种改变增加了主动脉根部的压力。随着年龄的增长，起初作用于心动周期的早期阶段，而后逐渐从舒张早期转移至收缩末期。因此，老龄化引起的舒张功能下降和收缩压的增加（和脉压的增加），最终导致心室肥厚和射血时间延长。

2.心肌舒张速度减慢和心室肥厚 导致舒张期充盈延迟和舒张功能受损。

3.静脉容量的降低 对失血的代偿和耐受能力下降。

4.压力感受器反射降低 由于交感神经张力增加，副交感神经张力降低，压力感受器敏感性降低以及对β肾上腺素受体激动剂的反应性下降导致压力感受器反射降低。因此，常因血容量、体位和麻醉深度的变化以及区域麻醉所致的交感神经阻滞而发生低血压。

5.心率减慢 随着年龄的增加，心率减慢的同时每搏量保持不变，但是舒张末期容量增加，射血分数降低。

6. 最大氧耗降低　因为动静脉氧分压差的降低和心排血量的减少，最大氧耗降低。

7. 很多老年患者由于心脏储备的减少，在全麻诱导期间血压急剧下降。循环时间延长会导致静脉注射药物起效延迟而吸入剂的诱导作用加快。

（三）内分泌系统与代谢

年龄超过 70 岁的患者中，约 15% 患有糖尿病。糖尿病会影响多个器官、系统，使围术期的管理变得更为复杂。手术、麻醉和（或）危重疾病时，严格的控制血糖可能导致低血糖及相应的不良结果。

（四）肾脏

1. 血清肌酐保持稳定。

2. 进行性的肾实质萎缩和肾血管球结构的硬化，导致肾血流量和肾小球滤过率的降低。

3. 自身纠正电解质、血管内容量和水失衡的能力下降。

4. 肾小球滤过率降低导致肾脏排泄药物的延迟。

（五）体温调节

1. 因为骨骼肌的萎缩和脂肪组织的增多，其基础代谢率降低和热量生成减少。

2. 因为中枢体温调节功能迟钝和机体组成的改变，易发生低体温。

（六）神经系统

1. 麻醉药的需要量　进行性神经元的缺失和神经递质活性的减低降低了所有麻醉药的需要量。

2. 术后谵妄（POCD）　老年患者术后谵妄较为常见，特别是术前神经认知量表评分降低和功能状态低下的患者。术前虚弱也与术后谵妄有关。髋关节手术术后谵妄的发生率尤其高。老年患者需要花费更长的时间从全麻对中枢神经系统的影响下完全恢复，特别是术前有精神错乱和定向障碍的患者。

表 5-11　术后谵妄的诱因和促发因素

诱因 / 术前	促发因素	
	术中	术后
人口统计学资料	手术类型	早期手术并发症
年龄增加	髋部骨折	低血细胞比容
男性	心脏手术	心源性休克
合并症	血管手术	低血压
认知障碍	手术的复杂性	长时间带管
痴呆	手术时间	镇静
轻度认知功能障碍	休克 / 低血压	疼痛
术前记忆力衰退	心律失常	晚期手术并发症
动脉粥样硬化	心排血量减少	低白蛋白血症
颅内动脉狭窄	急诊手术	电解质异常
颈动脉狭窄	手术因素	医源性并发症
周围血管疾病	术中体温	疼痛
脑卒中先兆 / 短暂性脑缺血发作	苯二氮䓬类药物的使用	感染
糖尿病	丙泊酚的使用	肝衰竭
高血压	输血	肾衰竭
心房颤动	麻醉因素	睡眠障碍
低白蛋白血症	麻醉方式	酒精戒断
电解质异常	麻醉持续时间	
精神疾病	有认知功能活性的药物	
焦虑		
抑郁		
苯二氮䓬类药物的使用		
功能		
功能状态受损		
感觉障碍		
生活方式		
饮酒		
睡眠不足		
吸烟		

（七）麻醉药物

1. 吸入麻醉剂 由于老年人的药物分布容积增加（脂肪含量增加）和肺换气能力下降，吸入麻醉药的麻醉苏醒会延迟。选择消除迅速的吸入麻醉药（如地氟烷）是老年患者苏醒迅速的较好选择。

2. 非挥发性麻醉剂

一般而言，老年患者对丙泊酚、依托咪酯、巴比妥类、阿片类药物、苯二氮䓬类等药物的需求剂量降低。老年人麻醉前用药剂量约比青年人减少 1/3 ～ 1/2。阿片类药物容易产生呼吸、循环抑制，导致呼吸频率减少、潮气量不足和低血压，除非麻醉前患者存在剧烈疼痛，一般情况下应尽量避免使用。老年人对镇静、催眠药的反应性明显增高，易致意识丧失出现呼吸抑制，应减量、慎用。

（1）丙泊酚：丙泊酚清除快，在老年患者中，可能接近于理想的麻醉诱导药，但相较于年轻患者，它更容易引起老年人呼吸抑制和低血压。老年患者麻醉所需丙泊酚的血药浓度几乎比年轻患者低 50%。

（2）阿片类药物：老年患者对芬太尼、阿芬太尼、舒芬太尼的敏感性增加主要体现在药效学方面。年龄对上述阿片类药物药动学的影响并不明显。老年患者应用芬太尼和阿芬太尼达到相同脑电图抑制点的剂量比年轻患者低 50%。相反，瑞芬太尼的中央室容积和清除率则会降低。因此，药效学和药动学的因素都很重要。

（3）肌松药：老年患者心输出量降低和肌肉血流变慢可导致神经肌肉阻滞剂的起效时间延长 2 倍。由于药物清除率的降低，使用依赖肾排泄的非去极化肌肉松弛剂（如泮库溴铵）时麻醉恢复会延迟。同样，肝重量降低导致肝排泄功能降低，延长了罗库溴铵和维库溴铵的药物清除半衰期和作用时间。

（4）针对脆弱脑功能的老年患者，避免使用抗胆碱药物及苯二氮䓬类药物。

（八）术中液体管理

1. 术中输液

（1）老年患者围术期首选液体类型推荐晶体液。

（2）对于肾功能受损、脓毒症或脓毒性休克的老年患者，不推荐使用羟乙基淀粉治疗。

（3）术前有低蛋白血症的脓毒症患者，可以采用白蛋白进行液体复苏，维持血清白蛋白水平 30 g/L 以上。

2. 术中输血

（1）Hb > 100 g/L 无需输入红细胞悬液，Hb < 70 g/L 应考虑输注红细胞悬液，Hb 介于 70 ~ 100 g/L 应主要根据患者心肺代偿能力、机体代谢和耗氧情况及是否存在进行性出血等因素决定是否输注红细胞悬液。

（2）非肿瘤患者大量出血可采用自体血液回收、快速等容性血液稀释等技术；肿瘤患者输血的原则为维持全身基本氧供需平衡的前提下，尽量减少异体血输注。

（3）抗纤溶药物如氨甲环酸可以部分减少输血。

（4）在没有活动性出血或有明确的凝血障碍的实验室证据前，不应输注血浆。输注红细胞与输注新鲜冰冻血浆的比例为 2∶1。

（5）输注异体血建议行以下监测：血红蛋白浓度监测；实时凝血功能监测；体温监测及并对输血以及输液进行加温处置，维持患者体温在 36℃以上。

二、术前麻醉护理评估[1-3]

在术前麻醉护理评估过程中，要着重去评估老年患者的合并症、功能状态、心理和社会学特点（表 5-12）。其中老年人的认知、感觉、功能、营养及衰弱状态等与围术期不良事件的发生率密切相关。

表 5-12　麻醉前评估资料

麻醉前评估资料包括但不限于下列：
● 系统性检查完整的医疗史及麻醉记录，包括自己或家属是否曾发生麻醉相关并发症
● 完整的手术史
● 预计进行的手术
● 过敏史——药物、食物、环境、乳胶
● 用药史——处方药、非处方药（OTC）、中草药、减肥药，有无药物依赖和药物滥用

续表

- 目前的生理情况——身高、体重、生命体征的基础值
- 个人史——文化和宗教信仰，酒精和烟草的使用情况
- 心智情况——情绪、学习障碍、知觉、视力或语言障碍
- 认知功能——痴呆、谵妄、抑郁
- 人工义具——假牙、眼镜或隐形眼镜、助听器、辅助装置（助行器、轮椅）、植入装置、义肢等
- 社会经济问题——交通、家庭支持

（一）重视年龄相关疾病

评估患者的中枢神经系统情况

（1）谵妄

1）特点：急性发作、病情反复，表现为一过性的、潜在的、可逆的、认知能力和注意力的障碍。

2）危险因素：包括痴呆、应用精神活性药物、髋关节骨折和电解质紊乱等。

3）常见的原因：包括急性感染、低氧血症、高血糖、应用精神活性药物和脑血管意外等。

4）治疗：主要是针对那些潜在的功能紊乱，鼓励与家庭成员交流，鼓励正常的清醒-睡眠周期，尽可能避免受到约束。常使用氟哌啶醇、苯二氮䓬类药物治疗。

（2）痴呆 痴呆是指持续的认知和情感障碍并影响日常的行为活动

1）阿尔茨海默病：是引起老年人痴呆最常见的原因，有 30% ～ 50% 的 85 岁以上老年人受其影响。

①目前应用胆碱酯酶抑制剂治疗，如他克林、多奈哌齐和重酒石酸卡巴拉汀。

②注意问题包括避免术前使用镇静剂和避免使用作用于中枢的抗胆碱能药物。阿尔茨海默患者术中也应避免低氧血症和低碳酸血症。

2）其他引起痴呆的原因：包括 Pick 病、血管性痴呆、帕金森病、脑压正常的脑积水和克罗伊茨费尔特-雅各布病等。

（3）帕金森

1）特征：局部表情减少、佝偻体位、随意运动缓慢、拖曳步态和震颤。

2）咽和喉部肌肉功能障碍可使误吸的危险增加。

3）有 10% ～ 15% 的帕金森患者发展为痴呆。

4）治疗：主要是针对控制症状，包括抗胆碱能药物、左旋多巴和多巴胺受体激动剂（如溴隐亭和培高利特）。

5）注意问题

①因为左旋多巴的半衰期较短，抗帕金森的药物应在整个围术期一直持续使用。

②术中应避免使用酚噻嗪、丁酰苯类和甲氧氯普胺，因为它们的抗多巴胺能活性作用可使症状加重。

③症状急剧恶化时可使用抗胆碱能和抗组织胺类药物。

④麻醉诱导时，具有咽或喉肌功能障碍的患者应在压迫环状软骨下快速气管插管。

⑤曾有帕金森患者使用琥珀胆碱后发生高钾血症的报道。使用非去极化肌松剂无特殊。

⑥麻醉诱导期，特别是在长期使用左旋多巴的患者可能出现血流动力学不稳定，应行有创的动脉压监测。用直接作用于压力感受器的药物（如去氧肾上腺素）来治疗低血压。

⑦心脏的兴奋性增加易引起心律失常。在使用氯胺酮和局麻药中应用肾上腺素时应小心。

（二）评估患者的感觉改变

1. 视觉改变

（1）白内障

1）90 岁以上的患者 100% 存在白内障。

2）白内障手术的麻醉可以是全身麻醉或局麻。

（2）青光眼

1）特点是急性（闭角型）和慢性（通常是开角型）眼内压增加。

2）避免使用阿托品、东莨菪碱，此类药物的散瞳作用导致房水排出困难进一步加重，从而使眼内压进一步增高。

3）使用琥珀胆碱可引起眼内压一过性增加。

（3）黄斑变性：黄斑变性是视网膜中央部分的变性而周边的视力仍存在，吸烟是黄斑变性的危险因素。

（4）视网膜剥离：视网膜剥离是由于液体或血液占据了光感受器和视网膜色素上皮间的腔隙。避免使用氧化亚氮，因为氧化亚氮可弥散至眼内任何有气泡的部位。

2. 老年失聪　男性比女性更易发生听力丧失。

（三）评估患者与衰老相关的颈椎改变

1. 颈部的伸、屈幅度减小。

2. 颈椎伸展性和屈曲性的丧失增加了环状软骨后部与椎体前部的距离，导致压迫环状软骨效果欠佳。

3. 老年人直接喉镜暴露可能更困难。当颈部运动严重受限时可采用纤维支气管镜插管。

（四）脱水及营养状况

1. 脱水类型

（1）等渗性脱水：等量的丢失钠和水，如禁食、腹泻和呕吐。

（2）高渗性脱水：失水多于失钠，如发热。

（3）低渗性脱水：失钠多于失水，如利尿。

2. 脱水的诊断　可能比较困难，因为老年人症状不明显或无症状，诊断指标包括：①皮肤弹性差；②高比重尿；③直立低血压或直立位时心率增加；④血尿素氮（肌酐）> 25。

3. 脱水治疗

（1）老年液体需要量约 30 ml/（kg·d），可经过口服或经肠道外给予。

（2）仔细监测患者是否存在液体容量超负荷的症状和体征。

4. 评估患者是否存在营养不良

（1）营养不良的发生率：老年住院患者营养不良的发生率为 20%～40%。

（2）营养不良的易感因素：慢性充血性心力衰竭患者、慢性阻塞型肺疾病患者和肿瘤患者。

（3）营养不良的指征包括体重下降、体重指数降低、营养相关性紊乱（如贫血）和低蛋白血症（＜3.5 g/dl）等。

（4）警惕术中压疮的发生

（五）心理变化

生理和心理压力可能导致老年患者出现急性的意识混乱或谵妄状态，此为类似儿科患者面对压力时所产生的痉挛反应。老年人的心智变化可能为某些潜在性问题的警示，在评估阶段判断患者对疼痛的判别能力是极为重要的。意识混乱或谵妄不应被视为老年人的预期行为而被忽略。

（六）其他评估

1. 评估患者原发病　老年人的麻醉、手术风险，主要与原发病的轻重，合并疾病的多少及其严重程度密切相关。包括：心肌梗死、充血性心力衰竭、谵妄、卒中、误吸和肺炎、脓毒症、药物副作用、摔伤、褥疮等。

2. 急诊手术　急诊手术的危险比择期手术增加 3 ～ 10 倍。

3. 手术风险　体表和创伤小的手术与体腔、颅内等创伤大手术相比，危险性相差 10 ～ 20 倍。老年人群最常见的手术中，具有较高死亡风险的包括以下几种：①急性肠道血运障碍，②股骨颈骨折，③结肠恶性肿瘤，④结肠憩室穿孔，⑤外周血管栓塞性疾病，⑥腹主动脉瘤或胸主脉瘤破裂。

4. 年龄　年龄越高，全身性生理功能减低越明显，对手术和麻醉的耐受力越差。

5. 牙齿/口腔健康　评估患者是否有假牙及活动的牙齿，避免麻醉诱导引起相关问题。

总之，针对老年人围术期麻醉护理，应充分了解老年人手术的相关危险因子（见表 5-13），术前认真做好评估。

表 5-13　老年人手术的危险因子

手术危险因素
- 急诊手术
- 手术部位
  - ✓ 血管
  - ✓ 主动脉
  - ✓ 胸内
  - ✓ 腹膜内
- 手术时间（超过 3.5 h）

麻醉危险因素
- ASA Ⅲ～Ⅴ级
- 年龄大于 75 岁
- 既有疾病（高血压，糖尿病，心脏、肾、肝或呼吸系统疾病）

疾病相关危险因素
- 心脏血管
  - ✓ 心绞痛
  - ✓ 有心肌梗死病史
  - ✓ 充血性心力衰竭
- 肺部
  - ✓ 支气管炎
  - ✓ 肺炎
  - ✓ 吸烟
- 消化系统
  - ✓ 营养状态不佳或营养不良
  - ✓ 蛋白质缺乏
  - ✓ 肝硬化
  - ✓ 活动性消化道溃疡
- 内分泌
  - ✓ 肾上腺功能不全
  - ✓ 甲状腺功能低下
- 认知障碍
  - ✓ 痴呆
  - ✓ 谵妄
  - ✓ 阿尔兹海默症

其他因素

- 脱水
- 贫血
- 近期脑血管意外
- 恶性肿瘤
- 低蛋白血症
- 活动力受损
- 患者居住于机构性照护中心

三、术前用物准备[1-3]

（一）术前用药

老年人迷走神经张力明显增强，麻醉前应给予阿托品，有利于麻醉的实施和调整心率。若患者心率快、有明显心肌缺血时应避免使用。长托宁有中枢抗胆碱作用，可能与术后认知功能障碍相关，慎用于老年人。

（二）液体准备

（三）保温准备

于手术开始前，打开温毯，提前备好"暖风机"等加温设备。

（四）区域阻滞麻醉准备

1. 神经阻滞　可行神经（丛、干）阻滞，例如股神经阻滞、臂丛神经阻滞等，适用于颈部和上下肢手术。准备超声、神经阻滞针、消毒穿刺包、局麻药品、视情况准备神经刺激仪等。

2. 椎管内麻醉　于麻醉开始前，准备阿托品、麻黄碱等急救药品，准备椎管内穿刺包、局麻药品、消毒物品等。

（1）硬膜外阻滞：适用于体格状况及心肺功能较好的老年患者的腹部及下肢手术。

（2）蛛网膜下隙阻滞：适用于下肢、肛门、会阴部手术。

（3）蛛网膜下隙-硬膜外隙联合阻滞：适用于腹会阴联合手术、髋关节及下肢手术。

（五）气管插管全麻准备

适用于老年患者全身情况较差，心肺功能严重受损以及并存症复杂者；上腹部手术、开胸、颅脑等复杂、创伤大的手术。

1. 准备好各种急救药品、物品

2. 做好插管困难的准备　老年人容易出现气管插管困难的原因有肥胖、颈短、无牙、颈椎活动受限、头不易后仰；舌根组织弹性差，声门暴露困难；门齿脱落或活动，使喉镜操作困难等。

四、手术麻醉期间麻醉护理问题及护理措施[1-5]

（一）麻醉护理问题

1. 体液不足的风险较高：与术前禁食水及术中血液、体液丢失有关。

2. 皮肤破损的风险较高：与术前皮肤弹性、感觉、周边组织灌注、体位改变有关。

3. 体温过低的风险较高。

4. 潜在并发症：低氧血症。

5. 有体位摆放及变动造成伤害的风险。

6. 潜在并发症：谵妄。

7. 潜在并发症：低血压。

（二）护理措施

老年人围术期应时刻关注老年人的生理、心理等诸多因素，并采取适当的护理措施进行预防和护理（表 5-14）。

表 5-14　老年患者围术期相关麻醉护理问题及护理措施

序号	护理问题	护理措施
1	体液不足的风险	1. 评估患者既往慢性疾病史
		2. 查看、记录和转达给麻醉医师重要的异常实验室检查结果
		3. 监测和记录术中的补液量和丢失量，并向麻醉医师报告

序号	护理问题	护理措施
		4. 正确计算出血量：纱布中的血液、负压吸引袋中的血液量、冲洗液量等
		5. 术中将尿袋固定到可以看到的位置
2	有皮肤完整性受损的风险	1. 评估术中可能发生压疮的危险因素
		2. 在麻醉诱导和摆体位前检查潜在受压的部位，注意是否出现淤血、溃疡、皮肤撕裂伤、红疹、病变和压疮
		3. 对连接于患者身上的线路进行包裹，并避开骨隆突出处、动静脉穿刺及管路，避免压疮，面颊（侧卧位、俯卧位），避免因压力、剪切力、潮湿等因素造成压疮
		4. 减少使用胶布，以避免移除时造成皮肤损伤（注意气管导管固定胶布处发生撕脱伤）。若必须使用，对于脆弱的皮肤应考虑使用纸胶布或非黏附性辅料。也可考虑使用纱布包扎、弹力绷带或其他胶布替代物
		5. 协助患者翻身
		6. 学会评估皮肤和组织的物理性损伤的症状和体征
3	体温过低的风险	1. 及时发现非预期性体温过低的危险因素
		2. 转送手术室时使用温毯覆盖，并在手术全程依需要使用（包括患者的脚应覆盖在温毯下）
		3. 调整并维持室温于舒适程度
		4. 移动患者前，先行在手术床上铺上温的床单
		5. 在手术过程中使用充气式加温装置（如暖风机）主动进行保温
		6. 实时监测患者体温
		7. 为患者术中提供头颈肩部覆盖敷料，防止裸露散热
		8. 减少患者的暴露部位
		9. 使用已加温的灌洗液、血液制品以及静脉输液
		10. 转送到恢复室前，先行移除湿掉的布单

序号	护理问题	护理措施
4	潜在并发症：低氧血症	1. 麻醉前、麻醉中要供给高浓度的氧气，满足患者的氧储备，以满足代谢的需要，避免 CO_2 蓄积。快速辅助麻醉医师完成气管插管。并在此过程中监测心率、口唇、血氧饱和度情况，一旦出现心动过缓、发绀或血氧饱和度下降情况，应立即停止气管插管操作，吸入纯氧，直至氧饱和度有所改善
		2. 对于术前伴有哮喘病史，近期上呼吸道感染等患者，麻醉诱导前准备甲泼尼龙等糖皮质激素，遵医嘱给予
		3. 调整呼吸参数：标准体重 $6 \sim 8$ ml/kg 的低潮气量＋中度呼气末正压（PEEP）$5 \sim 8$ cmH_2O 策略；每小时给予连续 $3 \sim 5$ 次的手控膨肺；FiO_2 不超过 60%，以防止吸收性肺不张；吸呼比例 1 : （$2.0 \sim 2.5$）
		4. 术中气道压升高，应判断是否有肺容积改变或气道痉挛并立即通知麻醉医师，遵医嘱给予糖皮质激素等相应的处理
		5. 监测氧合指数（PaO_2/FiO_2）：正常值大于 300 mmHg，术中出现降低的情况，及时通知麻醉医师
		6. 拔管前，麻醉镇静镇痛药及肌松药物的残余完全消除
		7. 拔管前，在足够的镇静深度下进行充分的气道吸痰以及肺复张
5	体位摆放及变动造成伤害的风险	1. 麻醉诱导和摆体位前，先检查患者疼痛及骨骼/活动度的限制
		2. 麻醉诱导和摆体位前，检查潜在性的受压部位
		3. 确认手臂托板保持在 90° 以内
		4. 避免在受伤侧肢体进行穿刺等操作
		5. 摆体位和翻身时动作轻柔
		6. 保持头颈部在避免过度伸展的舒适姿势

序号	护理问题	护理措施
6	潜在并发症：谵妄	1. 做好术前谵妄评估，在术前明确易感因素和诱发因素
		2. 了解患者的家庭和社会支持情况，告知家属良好的家庭陪伴和沟通
		3. 告知患者及家属术前充分的睡眠
		4. 术中避免使用苯二氮䓬类药物
		5. 积极纠正低氧血症，保持水电解质平衡，适当的营养支持
		6. 充分的镇痛，但同时避免不良反应
		7. 对于出现谵妄的患者，及时通知麻醉医师，首选药物治疗
7	潜在并发症：低血压	1. 术前存在相关并发症的患者，建议麻醉前留置动脉导管，监测动脉血压
		2. 遵医嘱监测中心静脉压、肺动脉楔压、心电图
		3. 建议将术中血压维持在基础血压值的 90% ～ 110%，平均动脉压（MAP）保持在 65 ～ 95 mmHg。较高基础血压，非心脏手术患者其目标是将血压保持在基础值的 80% ～ 110%，且收缩压（SBP）低于 160 mmHg
		4. 遵医嘱做好患者术中的液体管理：一般腔镜手术术中维持的液体输注量不超过 3 ～ 5 ml/（kg·h），开放性手术不超过 5 ～ 7 ml/（kg·h）
		5. 遵医嘱备好血管活性药。术前无心脏收缩功能异常的老年患者，术中常用的血管活性药物为缩血管药物或者短效 β_1 受体阻滞剂。对于术前有心脏收缩功能异常的老年患者，除使用上述血管活性药物外，可能还需要给予正性肌力药物等
		6. 全身麻醉时预防性连续给予去氧肾上腺素，或给予小剂量去甲肾上腺素/甲氧明，可降低对液体输注的过度依赖。如持续输注应遵循从小剂量开始，逐渐滴定至最佳剂量的原则。对有心、肾功能不全患者的老年患者应特别注意避免因使用不当导致严重后果

参考文献

［1］王天龙，刘进，熊利泽主译.摩根临床麻醉学.6版.北京：北京大学医学出版社，2020：651-660.

［2］左明章，米卫东，王天龙，等.麻醉科诊疗常规.2版.北京：中国医药科技出版社，2020：106-108.

［3］于永浩主译.麻省总医院临床麻醉手册.7版.天津：天津科技翻译出版公司，2009：396-401.

［4］田昕旻，李则平，李育茹，等主译.手术全期护理（中）：手术处置.14版.台北：台湾爱思唯尔，2016：77-102.

［5］中华医学会麻醉学分会老年人麻醉学组，国家老年疾病临床医学研究中心，国家老年麻醉联盟.中国老年患者围术期麻醉管理指导意见（2020）.中华医学杂志，2020，100（35）：2736-2757.

第 15 节　ASA Ⅲ 级以上危重患者麻醉护理

一、ASA Ⅲ 级以上危重手术患者的特点

ASA 分级标准，指的是美国麻醉医师协会（ASA）于麻醉前根据患者身体状况和对手术危险性进行分类，将患者分成六级（表 5-15）。

表 5-15　**ASA 分级标准**

分级	标准	围手术期死亡率
Ⅰ级	正常健康	0.06% ～ 0.08%
Ⅱ级	有轻度系统疾病，对日常生活无明显影响	0.27% ～ 0.40%
Ⅲ级	有较严重的系统性疾病，显著影响日常活动，但未完全丧失工作能力，生活能够自理	1.82% ～ 4.30%
Ⅳ级	有严重系统性疾病，已丧失工作能力，且面临生命威胁，生活不能自理	7.80% ～ 23.0%
Ⅴ级	不论手术与否，生命难以维持 24 h 的濒死患者	9.40% ～ 50.7%
Ⅵ级	脑死亡的器官捐献者	

急症手术在每级前加注"急"或（E）。

Ⅰ、Ⅱ级患者的麻醉耐受力一般良好；Ⅲ级患者麻醉有一定危险性，

应做好充分麻醉前准备和并发症防治；Ⅳ和Ⅴ级患者的危险性极大，应做好积极抢救，围麻醉期随时都有发生意外的可能，术前必须向手术医师和家属详细交代清楚。

对于ASA Ⅲ级以上危重患者，其存在一种或者多种呼吸系统、循环系统、神经系统、内分泌系统、肝肾功能等方面的严重疾病，手术麻醉将对患者的生理带来剧烈的干扰。

二、ASA Ⅲ级以上危重手术患者术前麻醉护理评估

1. 合并症评估　对于患者本身存在一种或者多种严重的心、肝、肾、肺、糖尿病等的患者，在术前，根据其本身的合并症进行相应的系统评估。

2. 营养状况评估　评估患者的身高、体重等，术前的营养状态跟伤口愈合、吻合口瘘、感染、死亡率和住院时间有很大的关系。

3. 心理状况评估　患者的心理状况在一定程度上影响患者的术后康复。

4. 手术风险评估　评估手术部位和手术创伤大小、手术时间、麻醉方式、是否为急诊手术等。

三、术前用物准备

（一）术前用药

遵医嘱，做好急救药品、抢救药品准备，例如阿托品、麻黄碱、去甲肾上腺素、去氧肾上腺素、肾上腺素、多巴胺等。

（二）液体准备

1. 于手术麻醉前建立1～2路18 G静脉通路。

2. 做好深静脉穿刺的物品准备。

3. 查看患者的备血情况，做好输血准备。

（三）监测准备[1]

1. 循环系统监测

（1）有创动脉压（ABP）监测：主要反映心排血量和外周血管总阻

力，并与血容量、血管壁弹性、血液黏滞度等因素有关，还间接地反映组织器官的灌注、心脏的氧供需平衡及微循环等。

（2）中心静脉压（central venous pressure，CVP）监测：是指腔静脉与右心房交界处的压力，是反映右心前负荷的指标。CVP 与血容量、静脉张力、右心功能等有关。正常值为：5 ～ 10 cmH$_2$O。

（3）经动脉压力波形分析（FloTrac）系统：一种基于动脉压连续、微创监测心排血量（CO）的方法，可连续监测多种血流动力学参数，同时具有创伤小、并发症少、放置及应用方便、无须人工校正等优点[2-3]，可根据其评估患者血流动力学状态和容量状态以指导液体治疗。只需输入患者的一般资料（年龄、性别、体重和身高），调零后即可连续测定患者的心输出量（CO）、心脏指数（CI）、心脏每搏指数（SVI）、每搏变异（SVV）等参数，每 20 s 更新 1 次[4]。

（4）漂浮导管与连续心排血量监测仪：肺动脉导管（或 Swan-Ganz 导管）能够同时测量心排血量和肺动脉楔压，尤其对于生命体征不稳定的患者能指导容量治疗。肺动脉楔压或肺毛细血管楔压的测定能够估算左心室舒张末压（LVEDP），再根据心室顺应性，估算出心室容积。通过这一特性，还可推算出患者的心排血量和每搏量。

（5）经食管超声心动图（transesophageal echocardiography，TEE）在诊断和评估心功能方面作用更强大。TEE 使用广泛，包括：

1）对血流动力学不稳定原因的诊断（包括心肌缺血、收缩期或舒张期心力衰竭、瓣膜异常、低血容量、心脏压塞等）；

2）估算血流动力学参数，例如每搏量、心输出量和腔内压力等；

3）心脏结构疾病的诊断，例如瓣膜疾病、心内分流、主动脉疾病等；

4）指导外科手术，例如二尖瓣修补术等。

2. 呼吸系统监测

（1）气道压力：气道压力监测常用的指标包括气道峰压（Ppeak）、平均气道压（Pmean）、平台压（Pplat）等。机械通气时应设定安全的压力报警上限以保证通气安全，一般情况下气道峰压不应超过 40 cmH$_2$O，气道平台压应控制在 30 ～ 35 cmH$_2$O 以内。

（2）气道阻力：气道阻力是气体通过气道进入肺泡所消耗的压力。

气道阻力过高可能由于疾病本身所致，也有可能是人为或机械因素所致，应与人工气道、呼吸管路所产生的阻力相区分。

（3）呼气末 CO_2 监测技术：呼气末 CO_2（$ETCO_2$）的监测可间接反映动脉血 CO_2 分压（$PaCO_2$）的水平。

（4）血气分析：血气分析用于判断机体是否存在酸碱及电解质平衡失调，是否存在缺氧和缺氧的程度。

3. 神经系统监测

（1）无创脑血氧饱和度监测：无创脑血氧饱和度监测可连续监测区域脑氧饱和度（regional cerebral oxygen saturation，rSO_2），目前应用较多的是经颅红外线频谱法（NIRS），它的基本原理是利用血红蛋白对可见近红外光有特殊吸收光语的特性，进行血氧定量和血流动力学监测，无需动脉搏动，直接测量大脑局部的氧饱和度。rSO_2 实质是局部大脑血红蛋白混合氧饱和度，主要代表静脉部分，可为临床治疗和脑氧供需平衡的监测提供重要依据。主要适用于：脑缺氧（缺血）的监测；心血管手术的监测（如心脏手术、颈动脉内膜剥脱术、深低温停循环手术等）；机械通气期间的监测等。

（2）脑电双频谱指数监测（bispectral index，BIS） 是应用非线性相位锁定原理对原始 EEG 波形进行处理并数字化的持续脑电图监测技术，能反映大脑皮质功能状况。BIS 主要用于麻醉镇静催眠深度监测。在 ICU 主要用于镇静水平的监测，是目前最为常用的镇静深度客观指标之一。

4. 出凝血功能监测

血栓弹力图：血栓弹力图计能够记录血液凝固过程的动态变化，描计的图形称为血栓弹力图（thrombelastogram，TEG）。血栓弹力图计主要由圆筒和圆柱轴两部分组成。主要用于高凝状态、低凝状态和纤维蛋白溶解现象的检测。

5. 体温监测

体温监测包括口腔测温、直肠测温、鼻咽测温、食管测温、鼓膜测温、膀胱测温、中心静脉测温。适用于所有危重患者、感染患者、休克患者（尤其是感染性休克患者）、需要进行降温和复温的患者、应用外周温度监测不能真实反映中心温度的患者、长时间全麻手术中的患者等。

四、ASA Ⅲ级以上危重手术患者麻醉期间麻醉护理问题及护理措施[5]

（一）麻醉护理问题

1. 焦虑：与预定的手术、手术全期事件和术后成果目标有关。

2. 有体液不足或体液过多的危险。

3. 低体温的风险较高。

4. 心排血量减少：与情绪（害怕）、感觉（疼痛）或生理因素有关。

5. 潜在并发症：术中出血。

6. 呼吸功能障碍。

（二）护理措施

ASA Ⅲ级以上危重手术患者围术期应时刻提高警惕，并采取适当的护理措施进行预防和护理（表 5-16）。

表 5-16　ASA Ⅲ级以上危重手术患者围手术期相关麻醉护理问题及护理措施

序号	护理问题	护理措施
1	焦虑	1. 亲切地向患者打招呼，并采用患者喜好的称呼方式
		2. 向患者介绍手术麻醉团队
		3. 避免仓促的动作或犹豫不决的态度
		4. 与患者说话时应缓慢且清楚，并使用患者可理解的言词
		5. 通过触摸、协助患者在手术床上呈舒适体位、床上铺温暖的温毯，以提供情感上的支持
		6. 通过询问患者及观察焦虑的征象（例如手不停握放、哭泣、颤抖）以区分患者的焦虑程度（轻度、中度、重度）
		7. 找出患者个人有效的应对方法，并帮助患者使用
		8. 确认患者特别担心的事、价值观及本身对于照护的期望
		9. 提供手术全程相关的事件说明，并鼓励患者发问

序号	护理问题	护理措施
2	有体液不足或体液过多的危险	1. 在术前查看医嘱，确认是否有血液和血液制品可供使用 2. 检查患者的血液／血液制品的医嘱，以便使用时方便、快速取得 3. 在整个手术中，监测、记录并报告估计／实际的体液丢失量 4. 若需要额外的血液和血液制品时，预先进行估计并与血库联系 5. 在麻醉医师指导下执行补液治疗 6. 在手术中确认血气分析等检验结果，监测并注意异常指标，实时报告给麻醉医师
3	低体温的风险	1. 为患者提供舒适的室温 2. 为患者提供温毯进行保温 3. 对于暴露的肢体部分，进行相应的覆盖，以维持体温 4. 为患者提供温热的灌洗液 5. 输液时，为患者提供已加温过的静脉输液、血液及血液制品 6. 使用其他主动升温装置，如暖风机等 7. 监测术中体温，以及时采取体温保护措施
4	心排血量减少	1. 评估心脏状态的基础值 2. 使用监测设备检查心脏状态 3. 确认并报告医师是否装有植入性心脏装置 4. 拟定减轻患者焦虑、恐惧的措施，澄清误解并回答患者的相关问题 5. 以疼痛量表评估患者疼痛程度：提供安抚措施，并遵医嘱给予药物 6. 检查患者的凝血功能、凝血状态和电解质结果，告知医师异常指标 7. 监测血压（动脉、中心静脉压、肺动脉楔压）、心电图 8. 维持适当的血液供给，并遵医嘱进行输血或血液制品

序号	护理问题	护理措施
		9. 提前准备好正性肌力药物、抗心律失常药物等，协助医师给药，并依规范进行记录
		10. 准备好除颤仪等
5	潜在并发症：术中出血	1. 术前检查患者的凝血功能，并告知麻醉医师
		2. 了解患者使用抗凝血药物和其他会影响出血时间及凝血功能的药物的情况
		3. 在术前查看医嘱，确认是否备有血液和血液制品可供使用
		4. 按时评估并告知麻醉医师出血量
		5. 依情况使用自体血回输设备
		6. 若负压吸引器桶中有大量血液吸引出，立刻通知麻醉医师
		7. 遵医嘱给予输血、血液制品和凝血因子
		8. 注意观察并处理输血的不良反应
		9. 依需要调整室温为 20 ～ 24℃
		10. 监测体温，对患者实时保温措施
		11. 监测血气等检验结果，及时告知麻醉医师
		12. 实时评估失血过多的症状和体征
6	呼吸功能障碍	1. 评估患者术前肺功能状态和异常检验检查结果，并告知麻醉医师
		2. 动脉置管监测动脉血压，并测定吸空气状态下的动脉血气分析结果，将异常指标告知麻醉医师
		3. 协助患者于舒适体位，充分吸氧
		4. 听诊患者双肺呼吸，准备好吸引装置
		5. 视情况准备好糖皮质激素类药物
		6. 术中监测患者的氧合、呼气末 CO_2（$PETCO_2$）、气道压、体温，发现异常及时通知麻醉医师进行处理

参考文献

［1］左明章，米卫东，王天龙，王保国.麻醉科诊疗常规.2版.北京：中国医药科技出版社，2020：180-245.

［2］吴洁.FloTrac/Vigileo监测的研究进展.医学综述，2015，21（22）：4124-4126.

［3］陈洁，叶照伟，邵汉权.SVV＜10%为目标指导外科术后低血容量患者液体复苏的有效性.实用中西医结合临床，2017，17（5）：21-23.

［4］Zhao F，Wang P，Pei SJ，et al. Automated stroke volume and pulse pressure variations predict fluid responsiveness in mechanically ventilated patients with obstructive jaundice. Int J Clin Exp Med，2015，8（11）：20751-20759.

［5］田昕旻，李则平，李育茹，等主译.手术全期护理（中）：手术处置.14版.台北：台湾爱思唯尔，2016：71-72，650，729-730.

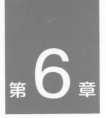

麻醉科护理质量管理

（张 静 宋 赫 王 晨 李丹丹）

第 1 节 麻醉科基础质量标准

麻醉科临床质量控制管理人员结构见图 6-1。

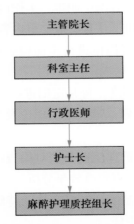

图 6-1 麻醉科临床质量控制管理人员结构图

麻醉体系庞大，麻醉工作区域分散，精密仪器设备众多，同时手术患者周转快，保证临床安全运行是医疗秩序正常有序进行的关键。根据临床工作需要，麻醉科护理岗位设置应多样化，加之护理工作内容繁重，以临床护理质量控制为抓手，强化临床护理质量尤为重要。因此，本节我们重点探讨麻醉护理质量相关标准。

护理质量的评价标准过程可根据医疗质量评价的三维内涵，即：结构质量、过程质量和结果质量展开。其中结构质量是指医疗机构的各种资源、组织系统、物理环境等相对稳定的特征，过程质量是指护理工作动态运行的规范化程度与效率，结果质量着眼于评价患者最终的护理结果，结果质量的优劣取决于结构质量和过程质量。

一、麻醉科护士资质

1.从事临床护理人员应具有相应的执业证书。

2.经护理部、麻醉科考核合格后上岗。

3.根据临床工作需求设置不同护理岗位，制定岗位职责，明确规定，保质保量完成临床各项护理工作。

二、麻醉科护士管理

1.建立麻醉科护士临床各岗位职责、工作内容及质量评价标准。

2.每日准时参加晨交班，认真听取交班内容，做好交接工作。

3.护士长每月定期对各岗位进行全面检查指导，并记录，做到质量持续改进。

4.建立科内培训学习制度，每月定期进行全科业务学习、护理查房，有相应记录；根据培训计划，定期组织理论及操作技术考核，需要记录考核成绩。

5.每月定期组织全科护理反馈会，对检查结果有评价、分析及持续改进措施；对上月存在问题有整改效果分析。

6.严格执行各项管理制度，做好交接，特殊情况在规定时间内上报护士长，护士长上报医疗主任。

7.做好院内感染控制工作，执行相应流程，杜绝院内交叉感染。

三、麻醉科药品管理

（一）毒麻药品管理

1.制定毒麻药品管理制度，实行"五专"（专人负责、专柜加锁、专用账册、专用处方、专册登记）管理。建立毒麻药品交接班制度，发现问题及时上报护士长，护士长上报医疗主任。

2.毒麻药品保险柜处安装 24 小时监控装置，可调取监控内容，专人负责日常管理和数据留存。

3.经药剂科领取毒麻药品，需双人清点入库，核对内容包括药品名称、规格、单位、批号、有效期、数量。全部锁入保险柜，钥匙专人保管。领取、归还毒麻药品时双人开锁，双人核对并签名。每日双人清点、核对准确并签名。

4.领取毒麻药品医师需具有毒麻药品处方权，经院级考核通过授权后，方能请领。请领时领取医师与发放毒麻药品护士双人核对并登记药品名称、数量、规格、批号、有效期，核对后双人签字，签名要求字迹清晰可辨认。

5.毒麻药品由领取医师完成当日麻醉后归还，双人核对毒麻药品使用量、残余量、处方、空安瓿数量。毒麻药品专管护士对处方严格核对，处方应书写规范、字迹清晰、信息填写完整，开处方医师手写签名后加盖章。并建立毒麻药品处方登记专册。残余量应设立专用登记本。

6.需报损处理的毒麻药品，填写破损登记，写明原因上报，完备手续后方可处理。存储、保管过程中出现丢失要及时报告。

7.每日检查毒麻药品使用及管理情况，发现问题及时报告、及时处理，必须做到毒麻药品管理零差错。药品管理有医院职能部门的督导、检查、总结、反馈记录，并有改进措施。

8.定期按基数到药剂科毒麻药品管理处领取毒麻药品，保证临床工作。

9.临近效期毒麻药品贴近效期标识。

（二）精神类药品管理

1.制定精神药品管理制度，实行"五专"（专人负责、专柜加锁、专用账册、专用处方、专册登记）管理。建立交接班制度。

2.领取精神药品双人清点入库，核对药品名称、规格、单位、有效期、批号、数量。精神药品需双人核对、双人签字。每日清点并签字。全部锁入保险柜，钥匙专人保管。

3.需报损处理的精神药品，填写破损登记，写明原因上报，完备手续后方可处理。存储、保管过程中出现丢失要及时报告。

4.定期检查精神药品使用及管理情况，发现问题及时报告、及时处理，与登记相符。药品管理有医院职能部门的督导、检查、总结、反馈记录，并有改进措施。

5.临近效期精神类药品贴近效期标识。

（三）高危药品管理

1.制定高危药品管理制度，实行基数管理。

2.每班专人管理，所有药品要定期清查有效期，随时进行补充和更换。

3.每班交接、清点并签字。专人负责对药品领用、存储、标识、发放实施监管。

4.建立药品安全性监测制度，发现不良事件应及时报告并记录。

5.临近效期高危药品贴近效期标识。

（四）麻醉科普通药品管理

1.制定药品管理制度，实行药品库基数、麻醉恢复室药品柜基数管理。对药品领用、存储、标识、发放实施监管。

2.每班专人管理、交接、清点并签字。补充恢复室药品基数柜、各麻醉车，药品按基数摆放整齐、分类明确、标识清楚。麻醉药品按照规定地点和顺序放置，保证供应，并及时补充消耗药品和清理过期失效药品。

3.需低温保存药品，放置恢复室专用冰柜并上锁，钥匙专人保管。每日固定班次检查冰柜：运行状态、温度、卫生、签字记录。

4.每台手术间建立麻醉药品箱，每日由麻醉医师领取，手术结束后归还至麻醉科药品库房，固定班次按基数补充。

5.外出麻醉箱内药品按基数摆放，每日清点并签字。外出麻醉结束后及时补充并签字。

6.每日固定班次核对药品后，麻醉药品柜上锁以免丢失。

7.所有药品每月清查有效期，根据相应规定针对近效期药品，贴近效期标识。近效期药品提前取出并补充。

四、仪器设备及耗材管理

（一）仪器设备管理

1.麻醉科专用库房保管仪器，各仪器按照其不同性质妥善保管，标识清楚，专人负责麻醉科仪器设备的检查、保养、报修和消毒工作。仪器建立使用档案，包括购买时间、价格、验收报告、启用时间、使用说明书、维修记录等内容。

2. 设立麻醉恢复室仪器设备清点本，每日清点、检查使用性能并登记签字。

3. 设立麻醉恢复室仪器使用登记本，领用需要登记，使用后及时归还，由当班护士检查回收。

4. 手术间放置固定仪器设备，每日清点、检查设备使用性能并登记。

5. 所有仪器设备定期检查，其中麻醉机、监护仪、微量泵等当日所需设备于开台手术前均需开机检测，通过检测后，方可使用，保证其处于功能状态。

6. 设立专人每日对设备、设施（如中心供氧、中心负压吸引、麻醉废气管路等）进行质量检查，确保患者医疗安全。

7. 针对抢救设备，如心电图机、除颤仪，应根据医院规定，每周充电、检测，充电及检测记录登记，保证抢救仪器有效使用。

8. 设计外借仪器清点记录本。

（二）耗材管理

1. 制定麻醉耗材管理制度，并指定专人负责，进行出入库及台账制度，使用后及时计费，避免漏费、错费。

2. 总务护士负责领取耗材，到货后清点、入库。麻醉科设置专用库房保存各类麻醉耗材，库房物品摆放整齐，标识清楚，按有效期先后顺序摆放。

3. 高值耗材由护士发放，医师领取后登记签名。

4. 各手术间可放置常用普通耗材，基数管理，每日专人清点补充。每月检查有效期。

五、护理文书质量标准

1. 护理文书书写做到客观、真实、准确、及时、完整。

2. 护理文书书写使用中文和专业医学术语。书写工整、字迹清晰、表述准确、语句通顺、标点符号正确。书写过程中不可随意涂改。护理文书按照规定的格式和内容书写，由有资质的护理人员签名。

3.试用期、进修人员书写护理文书，必须经过本科室具有职业资格并经注册的护理人员审阅，并双人签名。

4.因抢救急、危重患者未能及时书写护理文书的，必须在抢救结束后6小时内据实补记，并加以注明。

六、医疗安全（不良）事件管理办法

1.医疗安全（不良）事件，是指医院运行和各类人员的医疗活动中，任何可能影响患者的诊疗结果，导致增加痛苦、经济负担和可能引发医疗纠纷或医疗事故的因素及事件；或者是影响医护人员人身安全和医疗工作正常运行的因素和事件。

2.分级报告与管理：医疗安全（不良）事件分为Ⅰ～Ⅳ个等级，其中Ⅰ级、Ⅱ级事件，属于强制性上报事件；Ⅲ级、Ⅳ级属于鼓励上报事件。

（1）Ⅰ级事件（警告事件），是指非预期的死亡和非疾病自然进展过程中造成永久性功能丧失。

（2）Ⅱ级事件（不良后果事件），是指在疾病医疗过程中因诊疗活动而非疾病本身造成的患者机体与功能损害。

（3）Ⅲ级事件（未造成后果事件），是指虽然发生了错误事实但未给患者机体与功能造成任何损害，或有轻微后果而不需任何处理可完全康复。

（4）Ⅳ级事件（隐患事件），是指由于及时发现错误，但未形成事实。

3.医护人员和科室（部门）应当及时识别并报告各类医疗安全（不良）事件，同时提出质量改进建议。遵守早发现早报告的原则，立即向科室负责人报告、向科主任报告，科室负责人应当及时向医疗质量控制管理办公室报告。

4.科室每月讨论一次医疗安全（不良）事件中疑难问题，提出质量持续改进措施或解决建议。

5.医疗安全事件报告程序

（1）当发生不良事件后，当事人详细填写《医院不良事件报告单》，据实报告事件发生的时间、地点、过程、患者情况、采取措施、可能预后等内容。

（2）主管医护人员或值班人员在发生或发现 I 、 II 级不良事件时，应当立即处置，最大能力地降低患者损伤，在当日（24 小时）内，尽快电话通知负责单位，登录医院医疗不良事件报告系统，完成网络直报。主管医护人员或值班人员在发生或发现 III 、 IV 级不良事件时，应当及时终止事件发生，尽快通知负责单位，在 2 个工作日内，登录医院医疗不良事件报告系统，完成网络直报。

参考文献

［1］周志强，罗爱林．麻醉专业质量控制指标（2020 修订试行）解读．临床外科杂志，2021，29（1）：29-31．
［2］国家卫健委：发布 15 项卫生行业标准．医院管理论坛，2018，35（5）：3．
［3］王吉善，陈晓红，王圣友，等．中国医疗不良事件报告与质量改进的分析研究．中国卫生质量管理，2020，27（6）：28-32．

第 2 节　麻醉门诊护理管理质量标准

麻醉门诊是麻醉术前评估门诊的简称，是指以经确诊需实施外科手术或拟在麻醉下进行无痛检查、治疗且有特殊合并疾病的住院患者或门诊患者为对象的集疾病咨询与诊疗为一体的临床门诊科室。该医疗单元的建立能够提高医患沟通效率，成为医患间交换信息的高效平台[1]。麻醉门诊护理工作要求如下：

（一）麻醉门诊护理工作职责及人员要求

1. 人力资源配备

开展手术室外麻醉（无痛诊疗）、日间手术麻醉、椎管内分娩镇痛、麻醉科门诊等工作，以及由麻醉科护士承担术后镇痛随访、总务管理、教学与科研等工作的医疗机构，按需进行人力资源管理。

2. 护士要求

医学院校护理学专业毕业、取得护士执业资格并经过注册，原则上在临床工作满 2 年以上，经过相关培训并考核合格，方可从事麻醉科护理工作。

（二）麻醉门诊护理服务要求

配合麻醉科医师做好患者预约诊疗、门诊就诊、麻醉准备、健康教育、麻醉实施、跟踪随访等相关护理工作。

1. 麻醉门诊护理

依据医院麻醉门诊等专科门诊设置与医疗服务内容，为门诊患者提供麻醉与镇痛相关护理、预约、宣教、随访等服务。麻醉门诊可规范麻醉前访视，完善麻醉前准备，提高麻醉前评估质量，减轻患者焦虑[3]。

2. 术后随访及急性疼痛护理

为麻醉手术后患者提供麻醉后随访，了解患者对麻醉医疗及护理服务的评价并不断改进；协助术后急性疼痛评估，并协助麻醉科医师及时处理严重急性疼痛与疼痛治疗相关的并发症；识别麻醉相关并发症并遵医嘱处理。

3. 疼痛诊疗护理

主要包括癌痛、慢性疼痛诊疗及居家疼痛管理等相关的护理评估以及服务。

（三）麻醉门诊设备设施配置要求

麻醉科门诊应设立独立的诊室，并建立完善的信息系统，包括门诊和住院电子病历系统、麻醉手术管理系统、医院信息系统等。

综合治疗室应具备：

1. 基础设施　电源、高压氧源、吸氧装置、负压吸引装置。

2. 基本设备　麻醉机、多功能监护仪、除颤仪、血压计、简易人工呼吸器、气管插管器具。

3. 麻醉及疼痛治疗相关设备　射频热凝治疗仪、彩色超声仪、体外冲击波治疗仪、神经电刺激定位仪、经皮神经电刺激仪等。

（四）麻醉门诊质量标准

1. 急救物品合格率＝急救物品合格件数 / 急救物品总件数 ×100%

合格率＝ 100% 视为合格。

2. 无菌物品合格率＝合格物品件数 / 被抽查的总件数 ×100%

合格率＞ 95% 视为合格。

3. 手卫生合格率＝正确的手卫生次数 / 实际进行的手卫生次数 ×100%

合格率 > 95% 视为合格。

4. 门诊病历质量合格率＝门诊病历质量要求门诊病历数 / 门诊病历总数 ×100%

合格率 > 95% 视为合格。

5. 麻醉护理服务满意度＝抽查满意项数 / 抽查总项数 ×100%

合格率 > 95% 视为合格。

6. 患者入门诊后麻醉取消率＝患者入门诊后麻醉取消数 / 入室患者总数 ×100%

取消率 < 5% 视为合格。

7. 麻醉开始后手术取消率＝麻醉开始后手术开始前手术取消数 / 同期麻醉总数 ×100%

取消率 < 5% 视为合格。

8. 非计划改变麻醉方式占比＝非计划改变麻醉方式患者数 / 同期接受麻醉患者总数 ×100%

占比率 < 5% 视为合格。

9. 不良事件发生率＝发生不良事件的病例数 / 可供评价不良事件的总病例数 ×100%

发生率 < 5% 视为合格。

参考文献

［1］李建忠 . 开设麻醉门诊及麻醉护理单元的可行性研究 . 人人健康，2020，13：177.

［2］陈朝君，冯惠东 . 麻醉门诊规范化管理的实施与成效 . 当代护士（下旬刊），2021，28：164-165.

［3］李集慧，邹凌燕，陈海莲，张岩，刘震，鞠衍馨 . 基层医院建立麻醉门诊的做法与体会 . 实用医药杂志，2018，35：96-97.

［4］余丽清，卢琳，陈萍 . 麻醉护士参与麻醉门诊工作的效果评价 . 麻醉安全与质控，2018，2（06）：335-338.

第3节 疼痛门诊护理管理质量标准

疼痛已被列为第五大生命体征，疼痛管理质量已成为衡量医院医疗质量的标准之一。疼痛门诊是在麻醉科主任领导下由专职医师负责的临床诊疗专科，依据患者症状、体征、生化检查、影像学检查做出诊断和疾病程度的评估，从而确定适合的治疗方法，包括口服药物、局部药物注射、神经阻滞、物理治疗等，从而减轻患者的疼痛。

一、疼痛门诊要求及资质

1. 医学院校护理学专业毕业、取得护士执业资格证书并经过注册。
2. 相关岗位培训的合格证书，经护理部定期考核合格后上岗。

二、疼痛门诊护士工作细则

1. 应认真细致地进行预检分诊，做到传染病患者不漏检。对疑似传染病患者，及时给予隔离处置。
2. 应做好开诊前准备工作，预习病历，询问病情，备齐各种检查报告单、透视单及摄片报告等。
3. 应组织好患者的候诊与就诊。配合医师进行诊疗工作。对患者态度和蔼，耐心解答问题。
4. 应熟练掌握无菌操作和消毒隔离，同病房质量标准要求。
5. 应遵循岗位责任制，同病房质量标准要求。

三、疼痛门诊护理工作质量标准

1. 急救物品合格率＝急救物品基数 / 急救物品完好数量 ×100%
合格率＝ 100% 视为合格。
2. 无菌物品灭菌合格率＝合格物品件数 / 被抽查的总件数 ×100%
合格率＞ 95% 视为合格。
3. 护士手卫生合格率＝护士实际进行手卫生合格次数 / 符合手卫生指征的要求次数 ×100%
合格率＞ 95% 视为合格。

参考文献

［1］王兴菊.综合营业部门诊管理工作改善与创新途径探析.中国误诊学杂志，2010，10（33）：186-187.

［2］朱丰根，黄淑琼，陈寿权.信息技术优化医院门诊管理流程.中国医院管理，2007，6（27）：118-119.

［3］任长海，王艳.加强门诊管理，提高医疗服务质量的探索与实践.现代医院管理，2007，5（6）：44-45.

第 4 节　术间麻醉护理管理质量标准

麻醉是手术顺利实施与进展的必须前提，麻醉工作离不开麻醉科护士的密切配合，因此，要想确保麻醉效果，促进手术的顺利进行，麻醉科护士就必须以科学、认真的工作态度，严谨、规范的操作程序与麻醉科医师配合。

一、麻醉科护士资质

1. 医学院校护理学专业毕业、取得护士执业资格证书并经过注册。

2. 相关岗位培训的合格证书，经护理部、麻醉科定期考核合格后上岗。

二、手术间麻醉护理管理质量标准（表 6-1）

表 6-1　手术间麻醉护理管理质量标准

内容	评估标准	合格	不合格
备台	药品准备：严格按照无菌操作、遵医嘱准备麻醉药品、一般急救药品等 吸痰装置准备：妥善安装好负压吸引器装置，准备适合型号的吸痰管 全麻物品准备：气管导管、牙垫、口咽通气道、面罩、螺纹管、注射器、喉镜、无菌喉镜叶片（若无无菌喉镜叶片，到恢复室更换后，检查喉镜功能）、胶布 椎管内麻醉物品准备：小推车、无菌外科手套、消毒液、一次性腰硬联合麻醉穿刺包或一次性硬膜外麻醉穿刺包		

续表

内容	评估标准	合格	不合格
	特殊插管用物准备：可视喉镜、纤支镜		
	特殊物品准备：自体血仪器、鼓风机、液体加温仪、动静脉压力套装		
	监护仪待机，线路盘绕，整齐放置		
	电脑开机，打开 HIS 系统、麻醉信息系统等		
麻醉机检测	麻醉机开机，检查电源、气源		
	检查并更换钠石灰		
	检查挥发罐是否妥善固定，开关锁是否关闭，查看七氟烷剩余量		
	检测麻醉机：开机检测（机控、容控）		
	全麻患者连接呼气末二氧化碳监测管路、连接面罩		
晨交班	准时参加晨交班，认真听取交班内容		
核对	两种方式核对患者姓名、病历号、手术方式、病房、床号、手术侧别、标识，三方核对单		
连接监测	血压袖带（避开手术侧）、血氧饱和度、心电图、测量血压（3～5 min/ 次），获取患者信息		
协助医师	协助医师给氧去氮（3～5 min）、面罩吸氧、正压通气、协助医师插管，拔除气管导管导丝、气囊注气，连接螺纹管		
	肺部听诊，胶布固定气管导管、将麻醉机通气模式由手动控制改为机械通气，遵医嘱调节七氟烷挥发罐刻度		
记录单填写	麻醉记录单项目填写完整无漏项、药物剂量准确记录、手术收费无遗漏、正确填写毒麻药处方		
	书写术前访视记录单		
物品处理	喉镜叶片：到污洗间清洗后擦干送 PACU，同时换回无菌喉镜叶片备用		
	软纤镜：污洗间清洗、浸泡消毒后（消毒登记、具体消毒方法见消毒制度），放入盒中备用		

续表

内容	评估标准	合格	不合格
	视可尼、可视喉镜：污洗间清洗、浸泡消毒后，放入盒中备用		
生命体征观察	无创血压监测：定时测量，浮动超过患者基础血压±20%；及时上报麻醉医师，遵医嘱对症处理		
	有创血压监测：连接动脉压力装置，发现异常情况及时上报医师，遵医嘱对症处理		
	心率：（心率＜45 次 / 分）即刻上报医师		
	心电图：掌握正常心电图图型，初步判断异常心电图图型，发现异常后及时上报		
	密切关注手术步骤		
手术结束	遵医嘱及时停止药物输注、严密观察患者生命体征、注意自主呼吸恢复情况及患者苏醒情况		
	麻醉记录单填写完成、二线医师确认收费、填写术后访视单		
	准备下一台手术所需物品：同备台		
协助护送患者	转运患者入恢复室前、停止并撤除监测、全麻患者将麻醉机通气模式：机械通气改为手控呼吸，简易呼吸器连接呼吸管路		
	确保患者运送途中安全（患者呼吸通畅、正确使用简易呼吸器）		
	交接病情：手术台号、患者姓名、手术名称、方式、术中用药、特殊情况、既往史、过敏史		
	患者符合转出手术间标准，麻醉记录单保存后打印，医疗文件医师签字确认后停止并撤除监测，患者转出手术间		
接 PACU 患者入手术间	协助麻醉医师与手术医师、PACU 护士核对：患者姓名、台号、手术部位、麻醉用药、特殊情况		

内容	评估标准	合格	不合格
	全麻患者：协助麻醉医师将 PACU 麻醉机通气模式：机械通气改为手控呼吸，简易呼吸器连接呼吸管路，确保患者呼吸通畅，进入手术间，呼吸管路连接麻醉机，麻醉机通气模式改为机械通气，遵医嘱调节麻醉机参数		
	正确连接监测（脉搏血氧饱和度、血压、心电图）		
	非全麻患者：协助麻醉医师确保患者转运途中安全，进入手术间连接监测，测量患者麻醉平面		
后续工作	记录麻醉单准确，麻醉费用收取及时、准确；麻醉机、注射泵等麻醉科仪器物品清洁消毒、整理归位		

参考文献

［1］李晓静，张文，吕爱华，等．手术间麻醉护士工作模式的探讨．当代护士：下旬刊，2020，27（11）：4.

［2］陈章平，曾婷婷，昺于梅，等．麻醉手术科护理管理体会．医学研究，2020，2（1）：1.

［3］迟梦琳，何丽．手术间麻醉护士标准流程建立的管理实践．北京医学，2018，40（6）：2.

第5节　麻醉恢复室护理管理质量标准

麻醉恢复室亦称麻醉后监测治疗室（postanesthesia care unit，PACU），作为患者术后观察病情、监测生命体征、处理恢复期并发症的护理单元，其护理质量与患者围麻醉期医疗安全息息相关[1]。2017 年，原国家卫生计生委办公厅印发的《关于医疗机构麻醉科门诊和护理单元设置管理工作的通知》中提出，应提高麻醉科护理服务质量，加强质量管理控制[2]，构建全面合理的麻醉恢复室护理管理质量标准是关键。

一、麻醉科护士资质

1. 医学院校护理学专业毕业、取得护士执业资格证书并经过注册。

2. 相关岗位培训的合格证书，经护理部、麻醉科定期考核合格后上岗。

二、麻醉恢复室护理管理质量标准

以"结构-过程-结果"理论为构建基础，形成麻醉恢复室护理管理质量评价标准。

（一）结构管理

结构是提供医疗服务的各种设置，通常指人员、设备及其组织形式。麻醉结构管理要求符合各项麻醉基本标准的管理，也是实施麻醉质量管理理的基础。质量标准[3-4]见表6-2。

表 6-2　麻醉恢复室护理管理质量标准——结构指标

一级指标	二级指标	三级指标
1. 结构指标	1.1 组织管理	弹性排班，每日设有备班人员
		床护比：1∶0.5 ～ 1
		学历层次（本科以上人数 / 总护理人员数）
		离职率（离职人数 / 总护理人员数）
	1.2 规章制度及规范	麻醉护理岗位职责
		人员排班轮转制度
		查对制度落实
		患者转运交接班制度
		消毒隔离制度
		麻醉药品及高风险药品管理
		护理病历书写
		药物不良反应处理预案、流程
		各类手术患者护理常规及技术规范
		不良事件处理及上报制度

一级指标	二级指标	三级指标
	1.3 人员配备及教育	高级技术层次（副高职称以上人数 / 总护理人员数）
		熟悉麻醉专科理论知识
		熟练使用各种麻醉监护仪器
		掌握麻醉后常见并发症及护理知识要点
		掌握出入麻醉恢复室的标准
		掌握术后各种引流管的观察及评估相关知识
		掌握恢复室的消毒、院感知识
		熟练配合医师进行气管插管及拔管的操作
		正确评估全麻术后患者肌力恢复情况
		掌握术后疼痛评估方法、观察镇痛效果和镇静评级
		掌握 PACU 麻醉机、各种监护仪器设备的操作
		有 PACU 护士分层培训制度与计划
		有科研教育培训计划
	1.4 仪器设备及药品管理	仪器专人管理，有仪器操作流程及应急预案
		医疗器械、设备表面清洁，定期消毒
		呼吸机 / 麻醉机配置达标率
		监护仪配置达标率（监护仪数 / 床位数）
		负压吸引设备配置达标率
		床旁超声仪配置达标率
		转运患者的监测和通气设备配置达标率
		血气分析仪使用合格率
		除颤仪、心电图机备用状态，有检测记录
		急救设备、药品、物品管理合格率
		有 PACU 药品管理制度，药物无过期，清点有记录

续表

一级指标	二级指标	三级指标
		静脉、外用药分开放置
		基础药品基数检查合格率
		高危药品管理合格率
		毒麻药品管理合格率
	1.5 环境管理	环境安静、整洁、宽敞、光线明亮，每张床位间设有隔帘，患者转运通道通畅
		有层流新风系统，无层流系统时，紫外线灯定期消毒并记录，紫外线灯管定期有监测登记
		每张床位床号标注清楚、准确
		温度湿度达标
		物品摆放有序，抢救设备固定位置放置，标识清楚
		生活垃圾、医疗垃圾分类明确
	1.6 能力评价	主动思维能力
		沟通协调能力
		团队合作能力
		主动学习能力
		教育科研能力

（二）过程管理

过程管理是遵循指南或者诊疗常规实施麻醉护理工作的实际过程，过程就是为了实现既定目标的工作程序，即医疗的活动顺序和相互协调，过程管理是整个质量管理中最为重要的环节，好的过程管理是获得好的结果的必要保证。质量标准见表 6-3。

表 6-3　麻醉恢复室护理管理质量标准——过程指标

一级指标	二级指标	三级指标
2. 过程指标	2.1 基础护理	床单元整洁合格率
		患者基础清洁合格率
		患者体位舒适
		环境整洁达标率
		护理人员手卫生合格率
	2.2 麻醉专科护理	术前麻醉患者信息核对正确率
		术前麻醉配合操作正确率
		恢复室与手术间转运患者信息核对正确率
		使用药品医嘱执行正确率
		吸痰操作规范率
		雾化操作规范率
		氧疗操作规范率
		皮肤损伤预防执行率
		呼吸机、监护仪使用正确率
		简易呼吸器使用正确率
		气管导管拔除正确率
		体温管理合格率
		疼痛管理合格率
		动脉置管患者动脉血气标本采集合格率
		患者麻醉苏醒评估合格率
		各种管路、通路维护合格率
		正确记录护理文书
	2.3 主动思维能力	评估和预见能力
		应变能力
		分析和综合能力
		判断和决策能力

（三）结果管理

结果管理是对结果指标进行测量、分析、评估和比较，并且经过结果反馈，进一步改进过程管理中存在的问题。质量标准见表 6-4。

表 6-4　麻醉恢复室护理管理质量标准——结果指标

一级指标	二级指标	三级指标
3. 结果指标	3.1 满意度	护士对排班满意度（调查表）
		患者满意度（调查表）
		医师对护士工作满意度（调查表）
	3.2 患者结局	患者二次气管插管发生率
		非计划拔管发生率
		皮肤损伤发生率
		跌床 / 坠床发生率
		PACU 转出延迟率
		各系统并发症发生率
		给药差错发生率
		导尿管相关性感染发生率
		中央静脉导管相关血流感染发生率
		呼吸机相关性肺炎发生率

参考文献

［1］徐秋香，马森 . 麻醉恢复室护理质量敏感性指标的构建 . 护理管理，2021，28（3）：6-9.

［2］韩文军，邓小明，曾因明 . 浅议我国麻醉学科护理单元的建设与管理 . 国际麻醉学与复苏杂志，2019，40（10）：899-902.

［3］国家卫生健康委办公厅 . 国家卫生健康委办公厅关于印发麻醉科医疗服务能力建设指南（试行）的通知 . 国卫办医函〔2019〕884 号，2019-12-09.

［4］王海芳，眭文洁，毛莉芬 . 护理质量评价体系与考核标准 . 北京：清华大学出版社，2016：106-113.

第6节 疼痛病房护理管理质量标准

疼痛被列为第五大生命体征，日益受到医疗机构的重视。原卫生部于"三级综合医院评审标准（2001版）"中首次将"疼痛治疗管理与持续改进"纳入评审标准，疼痛管理质量已成为衡量医疗质量的标准之一。遵照权威评审标准开展疼痛管理质量评价是医院完善疼痛管理及开展持续质量改进的前提和必要条件[1]。构建疼痛护理质量管理指标，对疼痛病房患者术后疼痛进行标准化、规范化管理，有助于提升疼痛护理质量，增强患者舒适体验，值得在临床中推广应用。

一、疼痛病房人力资源管理

1. 疼痛病房护理人员在科主任、科护士长的领导及相关医师的引导下，由疼痛病房护理小组人员负责执行多模式镇痛方法。

2. 成立疼痛病房护理小组，小组人员包括科室护士长、疼痛专科护士、个案管理员、护理组长、质控人员和患者及其家属等。

二、疼痛病房护理质量评价标准

1. 高质量的疼痛护理管理需要护士全面掌握疼痛护理知识，制定护理规范从而给予临床护士护理实践指导，而定期监测疼痛护理的敏感指标可以及时对疼痛在职继续教育项目进行调整。

2. 根据要素质量、环节质量和终末质量三个维度建立疼痛护理质量评价指标。

（1）要素质量是指提供护理工作的基础条件质量，评价要素质量主要着眼于评价护理工作的基本条件，包括管理制度、服务组织体系、培训项目等。只有建立疼痛护理规程、通过各种方式的培训、推广规范化实践等途径，才能从根本上解决质量问题。

（2）环节质量指标是检验护士进行疼痛管理实践行为的重要依据，从疼痛评估实践到疼痛干预，再到疼痛护理记录，充分体现护理人员在疼痛管理过程中行为的主动性和有效性，进而实现疼痛护理服务的标准化。

（3）终末质量评价强调从患者角度来评价所得到护理服务的质量结

果，该指标反映疼痛护理管理的最终成效。

3. 疼痛护理质量指标

（1）疼痛评估准确率＝评估准确的护士人数／抽查总人数

准确率＞ 95% 视为合格。

（2）疼痛观察及时率＝观察及时的护士人数／抽查总人数

及时率＞ 95% 视为合格。

（3）疼痛护理记录合格率＝护理记录合格的病例数／抽查总病例数

合格率＞ 95% 视为合格。

（4）疼痛干预有效率＝疼痛干预有效的病例数／抽查总病例数

有效率＞ 90% 视为合格。

（5）疼痛控制满意度＝疼痛控制满意的病例数／抽查总病例数

满意度＞ 90% 视为合格。

4. 疼痛护理质量指标建立后，疼痛评估准确率、疼痛观察及时率、疼痛护理记录合格率等各方面指标值体现了多角度全面评价疼痛护理质量的作用。疼痛护理质量可以系统、全面地反映疼痛管理的质量，具有较强的导向性，管理者采用现场抽查的方式，可及时了解与观察疼痛护理的效果，科学动态地评估护理质量。

三、疼痛干预

疼痛干预有效性包括 3 个二级指标：

1. 疼痛评分 ≤ 3 分

2. 疼痛频率 24 h 内 ≤ 3 次

3. 使用镇痛药物 24 h ≤ 3 次

这 3 个指标均同时满足，则判定疼痛干预有效。

四、满意度调查

疼痛管理满意度采用患者对疼痛病房的满意度问卷，评价患者对疼痛控制措施、关注度及镇痛效果的满意度。

参考文献

［1］陈佳佳，童莺歌，刘冬华.国内外5项疼痛管理质量评审标准的比较.护理学杂志，2016，31（11）：5.

［2］黄天雯，陈晓玲，谭运娟，等.疼痛护理质量指标的建立及在骨科病房的应用.中华护理杂志，2015，50（2）：148-151.

［3］朱春芳，张伟，冯国和，等.标准化癌痛护理管理指标体系的构建研究.护理与康复，2015，14（11）：1003-1005.

［4］吴丹，杜鹃，吴德全，等.等级医院评审促进护理质量持续改进.护理学杂志，2013，28（19）：3-5.

［5］赵红彦，陈海燕，采用JCI标准实施术后疼痛管理的体会.中国卫生质量管理，2014，21（1）：92-93.

［6］何莉，雷雨，张玉莲.疼痛护理在癌痛规范化治疗示范病房的作用及效果评价.现代肿瘤学，2015，23（18）：2678-2680.

［7］陈国荣，张晓丽，李君艳，等.癌痛规范化治疗与医护质量满意度的调查.中国疼痛医学杂志，2014，20（12）：882-884.

第7节　麻醉重症监护室（AICU）护理管理质量标准

随着我国医疗技术水平的进步，手术禁忌证相对减少，但并存复杂严重合并症的手术患者逐渐增多。与此同时，由于我国社会人口结构老龄化的趋势，术后危重患者的数量也在逐渐增加，患者的围术期安全受到极大挑战。统计数据表明：虽然麻醉质量不断提高，麻醉直接相关的死亡率显著下降，其中发达国家麻醉直接相关的死亡率已降到30万分之一，但患者术后远期死亡率并没有得到根本改善。如何改善患者远期预后，是当代麻醉学科亟待解决的问题。因此，建设由麻醉医师主管的麻醉重症监护室（anesthesia intensive care unit，AICU）意义重大。

一、护理人员资质

1.医学院校护理学专业毕业、取得护士执业资格证书并经过注册。

2.相关岗位培训的合格证书，经护理部、麻醉科定期考核合格后上岗。

二、收治范围

1. 凡麻醉后患者未清醒，自主呼吸未完全恢复或肌肉张力差或因某些原因气管导管未拔除者，均应送麻醉重症监护室。

2. 凡各种神经阻滞发生意外情况，手术后需要继续监测治疗者。

3. 麻醉患者由麻醉医师护送至麻醉重症监护室，必要时与手术医师共同护送。搬运与护送过程中应密切观察病情，防止躁动，防止各种导管脱出，注意呼吸道梗阻，患者保暖等。

三、护理管理质量标准

（一）建立管理小组

AICU 采取护士长-护理组长-责任护士的分层管理模式，优化护理组织结构。

1. 护士长主管临床护理质量控制，定期检查，做到质量持续改进。

2. 护理组长根据每日工作量合理分配，督促组内下级护士将工作落实到位，并基于环节质量检查表，定期抽查护理工作落实情况，定期进行疑难病例讨论，同时承担新入职护士、实习护士、进修护士的带教与考评工作。

3. 责任护士协助护理组长完成急危重症及抢救患者的护理，带领组内其他护士完成当日护理工作。

（二）监护与治疗质量标准

1. 麻醉科医师应向麻醉重症监护室医师、护士详细交班，包括：

（1）患者基本信息：姓名、年龄、术前情况（包括既往史、现病史）。

（2）手术麻醉相关信息：麻醉方式、麻醉用药、手术方法及手术中的意外情况等。包括麻醉过程中出现特殊情况，如影响患者术后早期恢复存在的问题，如化验值、静脉穿刺困难、插管困难、术中血流动力学不稳定或心电图有异常变化；手术中生命体征（血压、脉搏、呼吸、尿量和体温等）情况，特殊病情变化等，经过何种治疗性药物处理，效果如何；围手术期液体平衡情况，包括输液量和种类、尿量、出血量。

（3）患者目前病情状况：各种导管，如胸腔、腹腔引流管，胃肠道减压管，动静脉穿刺导管，导尿管等，各项化验检查等。

（4）患者特殊物品交接。

2. 值班护士接收患者，测量血压、脉搏、呼吸、脉搏血氧饱和度等。与麻醉医师交接病情。将患者妥善固定，以免坠床或发生非计划性拔管事件。

3. 文字记录

（1）患者年龄、手术方法、诊断、既往史、服药史、过敏史、术前生命体征变化。应记载的特殊情况如耳聋、性格改变或语言障碍。

（2）导管留置情况：

1）气管导管：型号、固定深度、听诊双肺呼吸音是否对称、口腔内外的皮肤及黏膜情况。

2）血管内导管：位置、型号、深度（视需要，如深静脉导管等）、留置日期、性能、周围皮肤状况等。

3）引流管：位置、型号、引流量。

（3）血压、呼吸、脉搏、脉搏血氧饱和度、心电图、血常规、尿量、补液量及速度和引流量。

（4）输液量和种类，尿量，引流量。

（5）根据 Aldrete 或者 Steward 评分评估患者，经麻醉医师判定后方可转出 AICU。

4. 质控小组成员分工及职责明确。

5. 对转入、转出例数定期进行汇总。

参考文献

［1］王燕燕，陈松兰. 麻醉护理管理研究进展. 中国护理管理，2011，11（6）：73-75.

［2］王妍，田敏，袁越，等. 国内外护理安全及其评价体系的研究进展. 护理研究，2018（7）：1011-1014.

［3］中华医学会重症医学分会. 中国重症加强治疗病房（ICU）建设与管理指南. 中国危重病急救医学，2006，18（7）：387-388.

［4］成守珍，汪牡丹，陈利芬，等. ICU 护理安全质量评价指标体系的构建. 中华护理杂志，2014，49（3）：270-274.

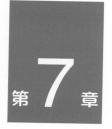

第7章 麻醉护理安全预案与应急处置流程

（曹　朋　牛蕾蕾　张　燕　刘　婷　齐得州
赵凌云　孙学丽　刘秀林）

第1节　麻醉护理安全管理规定

麻醉护理工作是近年来为适应现代麻醉学发展而建立的一项护理内容，麻醉护士已成为麻醉手术科的重要人员配备，负责患者围麻醉期的护理工作。术前麻醉护理访视，麻醉准备，麻醉物品、药品及毒麻药品的管理，仪器耗材的管理，仪器设备及物品的消毒及感染控制，患者术后恢复，镇痛泵及术后随访等工作，均由麻醉护士负责，因此麻醉护理安全管理尤为重要。麻醉护理安全应从以下几个方面进行管理规定。

一、强化麻醉护士医疗护理质量和安全意识

1. 加强麻醉护士核心制度的学习，明确职责，保障护理质量与护理安全。

2. 强化麻醉护士业务能力，定期进行专科培训及考核。

3. 加强麻醉护士法律法规的学习，增强法律观念，提高质量意识与安全意识。

二、建立麻醉护理专科应急预案及应急程序

建立麻醉护理专科应急预案及应急程序，针对麻醉护理工作专业性特殊性定制，定期进行应急预案培训、演练及考核，以确保患者安全。

三、建立健全麻醉药品安全管理

1. 麻醉科常规药品管理：麻醉护士需熟悉常用药品的名称、剂量、

用法、作用机制及储存方式。

2. 第一类精神药品必须做到"五专管理"：专人负责、专柜加锁、专用账册、专用处方、专册登记。

四、建立健全麻醉手术科设备、仪器管理

1. 麻醉护士需熟悉各类麻醉相关仪器设备使用方法。由专人负责，定期进行仪器设备的维护保养工作，确保各种仪器设备正常运行。

2. 做好维修保养登记。对各类麻醉机、呼吸机、多参数监护仪、脉搏血氧饱和度、微量注射泵等仪器的运行情况、维修情况登记在册。

五、加强麻醉手术科医院感染管理

1. 建立科室医院感染管理小组，定期组织院感知识培训及考核。

2. 加强麻醉耗材的感染管理。

（1）麻醉手术科一次性耗材，必须在院感部门的监测许可后投入使用。

（2）非一次性物品如鼻咽肛温探头、脉搏血氧饱和度探头、听诊器、血压袖带等直接或间接与皮肤黏膜接触，使用完毕后，应按照院感要求进行消毒处理后方可使用。

（3）麻醉恢复室物表及地面应按照院感相关要求进行定期消毒擦拭。

3. 加强麻醉手术科医疗废物的管理。

六、加强麻醉手术科信息管理系统的安全性和时效性，规范麻醉护理文书的书写

七、患者围麻醉期护理安全管理

1. 做好患者麻醉术前访视：评估患者病情及心理状态，与麻醉医师沟通后，做好患者手术当日的麻醉用品准备工作。

2. 手术当日协助麻醉医师做好患者的麻醉管理与监测工作，防止麻醉并发症的发生。

3. 麻醉恢复室的安全管理

（1）严格控制进入麻醉恢复室的患者范围：全身麻醉患者、部分区域阻滞麻醉患者、麻醉后生命体征不平稳的患者。

（2）与术间麻醉医师、手术医师、巡回护士、做好患者进入恢复室的交接工作。

（3）做好患者呼吸、循环系统及神经系统的监测。

（4）严格执行患者出恢复室的标准，转运途中携带监护仪，保持输液管路通畅，推车绑带完好，麻醉护士转运患者至病房并与病房护士交接。

参考文献

［1］刘金碧.浅谈麻醉护理安全管理.内蒙古中医药，2011，4（56）：2.

［2］郑朝敏.麻醉恢复室的安全管理.中华护理学会.创建患者安全文化——中华护理学会第15届全国手术室护理学术交流会议论文汇编（下册）.中华护理学会，2011：2.

［3］马涛洪，韩文军.麻醉护理工作手册.北京：人民卫生出版社，2017：33-64.

［4］刘保江，晁储璋.麻醉护理学.北京：人民卫生出版社，2013：119-152.

第2节 麻醉护理突发事件处置预案

一、突发呼吸心搏骤停应急处置预案

本预案旨在降低因发生呼吸心搏骤停对患者所造成的伤害。

1.医护人员应严格遵守医院及科室各项规章制度，坚守岗位，定时巡视患者，尤其对新患者、重患者加强巡视，及早发现病情变化，尽快采取抢救措施。

2.急救物品做到"四固定"，定时清点，同时检查急救物品性能，完好率达到100%，保证随时处于备用状态。

3.医护人员应熟练掌握心肺复苏流程，常用急救仪器性能、使用方法及注意事项。抢救仪器定时充电，防止电池耗竭。

4.发现患者在恢复室内猝死，应迅速做出准确判断，第一发现者不要离开患者，应立即进行胸外按压、人工呼吸等急救措施，同时呼叫其他医务人员。

5.增援人员到达后，立即根据患者情况，依据本科室的心肺复苏抢救程序配合医师采取各项抢救措施。

6. 抢救中应注意心、肺、脑复苏，开放静脉通路，必要时开放两条静脉通路。

7. 发现患者在走廊、厕所等恢复室以外的环境发生猝死，迅速做出正确判断后，立即就地抢救，行胸外心脏按压、人工呼吸等急救措施，同时呼叫其他医务人员。

8. 其他医务人员到达后，按心肺复苏抢救流程迅速采取心肺复苏，及时将患者搬至病床上，搬运过程中不可间断抢救。

9. 在抢救中，应注意随时清理环境，合理安排呼吸机、除颤仪、急救车等各种仪器的摆放位置，腾出空间，利于抢救。

10. 参加抢救的各位人员应注意互相密切配合，有条不紊，严格查对，及时做好各项记录，保留各种药瓶和安瓿，并认真做好与家属的沟通、安慰等心理护理工作。

11. 按《医疗事故处理条例》规定，在抢救结束后 6 h 内，据实、准确地记录抢救过程。

12. 抢救无效死亡，协助家属将尸体运走，向医务处或总值班汇报抢救过程结果；在抢救过程中，要注意对其他患者进行安慰。

突发呼吸心搏骤停应急处置流程总结于图 7-1。

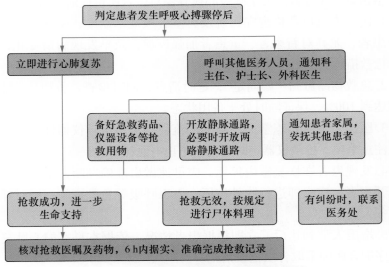

图 7-1　突发呼吸心搏骤停应急处置流程图

二、坠床跌倒处置预案

1. 发现患者不慎跌倒／坠床，应立即查看患者，了解患者病情，初步评估患者受伤部位，判断患者伤势。

2. 立即报告医师及护士长，并严密监测患者血压、心率、呼吸、意识状态等各项生命体征。

3. 医师到场后，为医师提供信息，协助医师进行检查处理后并遵医嘱搬动患者（注意有无脊髓损伤），必要时请专科医师会诊或 X 线检查及时治疗。

（1）受伤较轻者，协助患者卧床休息，安抚患者，并监测生命体征，根据病情做进一步的检查和治疗。

（2）皮肤出现瘀斑者进行局部冷敷，皮肤擦伤渗血者用碘伏消毒皮肤后，用无菌敷料包扎；出血较多或有伤口者先用无菌敷料压迫止血，再由医师酌情进行伤口清创缝合；创面较大、伤口较深者遵医嘱注射破伤风抗毒素。

（3）对疑有骨折或肌肉、韧带损伤者，根据受伤的部位和伤情采取相应的搬运方法，将患者抬至病床，配合医师对患者进行检查，协助患者进行辅助检查，并遵医嘱给药。

（4）头部受伤者，出现意识障碍等危及生命的情况时，应立即将患者轻抬至病床，严密观察病情变化，注意瞳孔、神志、呼吸、血压等生命体征的变化，配合医师迅速采取相应的急救措施。

4. 做好动态评估与病情观察，有问题及时沟通上报。

5. 与病区护士做好交接工作，术后随访患者，关注患者伤势变化情况。

6. 24 h 内按照护理不良事件上报流程逐级进行上报，科室负责人及时组织讨论，查找原因，采取针对性整改措施，减少患者跌倒／坠床等不良安全事件的发生。

7. 做好患者及家属心理护理工作。

手术患者坠床跌倒处置流程总结于图 7-2。

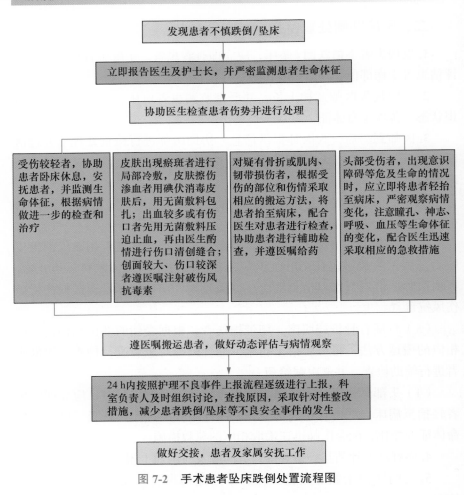

图 7-2　手术患者坠床跌倒处置流程图

三、麻醉恢复期压力性损伤处置预案

1.麻醉恢复期患者发生压力性损伤时，应立即与术间护士进行沟通手术体位并查看受压部位情况，及时上报护士长。

2.初步判断，确认压疮分期，采取适当减压措施，随时观察患者生命体征。

（1）Ⅰ期压疮、怀疑深部组织受损：局部减压、保护皮肤

1）密切观察皮肤情况，包括压疮部位的皮温变化、有无水肿、疼痛

以及皮肤变硬等。

2）保护皮肤：剪切力和摩擦力因素存在时，清洁局部皮肤后贴透明的水胶体敷料保护皮肤，皮肤破溃后需更换敷料；敷料边缘有部分掀起，可剪去掀起部分；皮肤好转后去除敷料。

3）怀疑深部组织受损：一旦皮肤破溃立即通知医师建议会诊。

（2）Ⅱ期压疮：局部减压、保护创面

1）小水疱（直径小于 5 mm）未破溃：避免摩擦，继续观察；局部清洁、消毒后，贴透明的水胶体敷料，至水疱吸收后去除敷料，如敷料有部分掀起，用剪刀剪去掀起部分。

2）大水疱（直径大于 5 mm）未破溃：局部消毒，无菌技术抽出疱内液体、保留疱皮，外贴泡沫敷料，敷料吸收渗液变色后需更换敷料，否则 7 ～ 10 天更换。

3）创面红色：0.9% 氯化钠清洁创面及周围皮肤，贴泡沫敷料覆盖创面，7 天更换敷料。

4）创面颜色发白或不清洁：0.9% 氯化钠清洁创面及周围皮肤，含银敷料覆盖创面，5 ～ 7 天更换敷料。

5）如经上述处理压疮无好转或加重，请"压疮质量管理组"会诊协助处理。

（3）Ⅲ期、Ⅳ期及无法分期压疮：局部减压，保护创面

1）压疮伤口处理：医师会诊后由外科门诊护士处理。

2）记录：责任护士协助换药并在患者护理记录中记录压疮处理情况。

3）足跟处的稳定型焦痂（干燥、紧密附着、完整而无红斑或波动感）可起到"机体天然屏障"的作用，不应去除。

3. 与病区护士及主管医师进行交接，并准确记录。

4. 24 小时内上报护理不良事件。进行案例分享，护士长监督护理措施的落实改进情况，分析原因，防止不良事件发生。

5. 对患者及家属进行健康宣教，取得患者及家属对压疮处理措施的了解和配合。

麻醉恢复期压力性损伤处置流程见图 7-3。

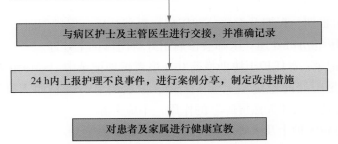

图 7-3　麻醉恢复期压力性损伤处置流程图

四、麻醉给药错误处置预案

1.立即停止当前用药，静脉用药者保留静脉输液通路，更换液体及输液器。

2.立即报告麻醉医师和护士长（必要时报告手术医师，组织抢救）。

3. 密切监测患者生命体征变化，评估错误药品性质和剂量，确认已开放的静脉通道有效，必要时增加开放静脉输液通道。

4. 根据药物的作用和患者的反应立即采取补救措施，认真、准确、及时执行医嘱，尽量减轻由于给药错误造成的不良后果。

5. 积极配合给予相应处置措施，并配合开展临床救治，做好抢救准备。

6. 如反应较轻或暂时无反应者遵医嘱给予相应处理；如发生严重过敏反应参照手术患者药物过敏性休克的应急预案流程；如发生心搏呼吸骤停参照手术患者心搏呼吸骤停的护理应急预案流程。

7. 密切观察患者病情变化，必要时需暂停手术，等待生命体征及循环稳定后再行手术。

8. 妥善保管发生用药错误的各种相关记录、检验报告，不得擅自涂改、销毁。

9. 及时对现场实物封存，包括输液器、注射器、残存药品、药物等，以备鉴定。

10. 做好相关病情及处置记录，例如：患者生命体征、用错药物的名称、剂量、用药途径、反应时间、不良反应的症状、体征及处理经过等。

11. 及时逐级报告护士长、科主任等。

12. 根据医院要求 24 h 内进行不良事件上报。

13. 做好患者及家属的安抚工作。

14. 科室负责人及时组织讨论，查找原因，采取针对性整改措施，减少同类错误发生的可能性。提出改进措施并监督落实。

麻醉给药错误处置流程见图 7-4。

五、中心静脉输液管路意外脱出处置预案

1. 发生中心静脉输液导管意外脱出，首先需评估判断中心静脉输液导管脱出程度。

（1）轻度脱出：导管部分脱出体外，长度小于 5 cm。

（2）中度脱出：导管脱出体外，长度 5.1 ～ 10 cm。

（3）重度脱出：导管部分脱出体外，长度 10.1 ～ 20 cm 或导管完全脱出。

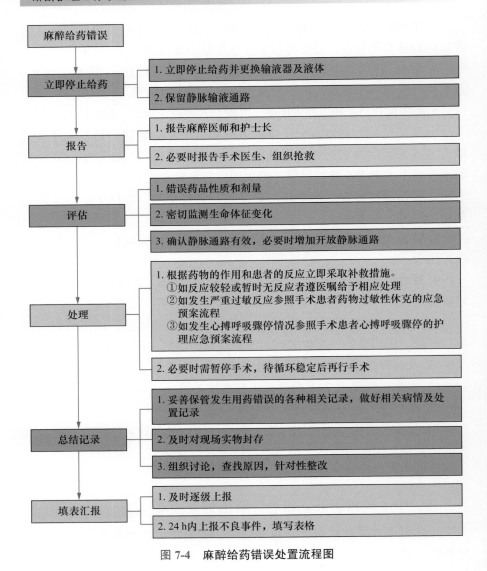

图 7-4　麻醉给药错误处置流程图

2. 密切观察患者生命体征及中心静脉输液置管处情况，观察出血量、判断脱出时间及有无液体渗入组织中。

3. 立即报告护士长、麻醉医师并协助给予处置。确认中心静脉输液导管脱出后，由麻醉医师和手术医师根据病情共同决定是否需要再次建立中心静脉输液通道，必要时建立新外周循环静脉通路紧急替代。

4. 确认意外脱出中心静脉输液管路具体情况，对症处理。

（1）导管部分脱出时，立即确认并标记脱出长度，麻醉医师确认导管回血通畅情况。

1）若回血通畅，确认导管有足够长度仍在血管内后，对穿刺点周围皮肤进行充分消毒，遵医嘱给予重新固定，并做好记录。

2）若回血不通畅，立即用无菌纱布压住穿刺点压迫止血以及防止空气栓塞，拔出中心静脉输液管路，同时需检查导管是否完整，必要时需行胸片检查有无导管残留或并发症出现。

（2）导管全部脱出时，立即用无菌纱布压住穿刺点压迫止血以及防止空气栓塞。同时需检查导管是否完整，必要时需行胸片检查有无导管残留或并发症出现。

5. 如中心静脉输液脱管后有部分液体渗入周围组织，应立即报告麻醉医师，与麻醉医师共同根据渗入液体性质进行相应处理。

6. 做好患者及家属的安抚工作。对处于麻醉清醒期的患者，应及时给予心理支持及安抚，缓解其紧张情绪；对于躁动患者，需要加强约束，以防止中心静脉输液导管等管路再次脱出。

7. 及时逐级报告护士长、科主任等。

8. 根据医院要求 24 小时内进行不良事件上报。

9. 科室负责人及时组织讨论，查找原因，采取针对性整改措施，减少同类错误发生的可能性，提出改进措施并监督落实。

中心静脉输液管路意外脱出处置流程总结于图 7-5。

六、气管导管术中漏气应急处置预案

本预案旨在降低气管导管术中漏气对患者所造成的伤害，提高在发生此类事件时麻醉护士的应对能力，明确正确的处理流程。

1. 气管插管全麻术中，麻醉护士发现麻醉机机械通气潮气量无法达到预设值，麻醉机出现"回路漏气"的相关报警，风箱无法正常充满，呼气末二氧化碳分压明显降低，甚至无法测出等情况。

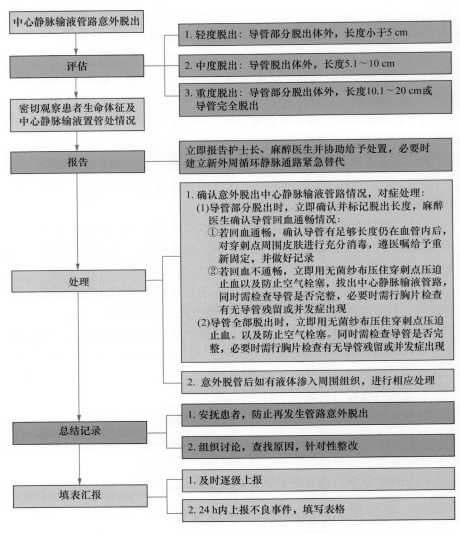

图 7-5　中心静脉输液管路意外脱出处置流程图

2. 麻醉护士立即通知麻醉医师，或者请巡回护士协助通知麻醉医师，同时检查通气回路，确认回路连接紧密，然后排查气管导管是否漏气。

（1）气管导管套囊漏气：检查气管导管距离门齿距离适宜，固定良好，套囊测压装置显示气管导管压力低于正常水平，通过充气装置将套囊压力补充正常，持续观察套囊是否仍存在漏气情况。如果反复出现套囊漏气情况，遵医嘱，必要时协助麻醉医师更换气管导管。

（2）气管导管脱出：

1）若气管导管部分滑脱，协助麻醉医师将套囊内气体排尽后，将气管导管插至适当位置，确认气管导管位置正确、深度适宜后，将套囊充气，妥善固定气管导管。

2）若气管导管完全脱出，应立即开放气道，面罩加压辅助通气，必要时停止手术操作，优先保证有效的辅助通气，同时准备气管插管用物，协助麻醉医师进行气管插管。如患者为俯卧位，应与外科手术医师沟通，协助患者翻身，翻身进行面罩通气会影响手术的无菌区域时，将无菌切口覆盖无菌纱布后，用无菌敷料覆盖，再完成翻身和面罩通气。迅速协助麻醉医师完成气管插管，将套囊充气，固定气管导管，并连接麻醉管路和麻醉机进行机械通气。

3.严密监测患者生命体征，必要时遵医嘱提高通气氧浓度，进行动脉血气分析，调整麻醉机通气参数，患者生命体征平稳后，可恢复手术进程，选择适当途径上报不良事件。

气管导管术中漏气应急处置流程总结于图 7-6。

七、气管插管使用呼吸机发生意外脱管应急处置预案

1.患者意外脱管，重在预防，护理人员应注意：

（1）对于气管插管的患者应采取一次性气管导管固定器或黏性较好的胶带进行有效的固定。

（2）患者面部潮湿、分泌物过多导致胶带脱落时应及时更换。

（3）对于烦躁不安的患者，给予必要的肢体约束，或根据医嘱给予镇静药物。

（4）为患者实施各种治疗（如翻身、拍背、吸痰）时应专人固定套管，在病情允许的情况下尽量分离呼吸机管道，以防套管受呼吸机管道重力作用而至脱管。

（5）更换固定系带时，应两人操作，一人固定套管，一人更换。

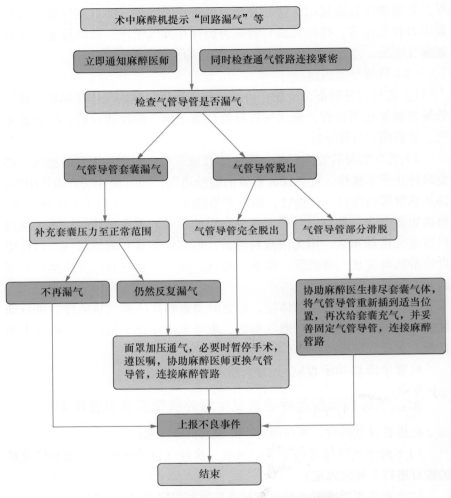

图 7-6　气管导管术中漏气应急处置流程图

2. 当疑似发生意外脱管时，立即清理呼吸道并通知麻醉医师，听诊肺部呼吸音，评估插管位置及深度，气囊未脱出声门，放出气囊内气体，吸清气管插管内及口鼻腔内分泌物，重新将气管插管轻轻送入，并判断气管插管是否插入成功，不成功则准备重新进行气管插管；若气囊脱出声门以外，放出气囊内气体并拔出气管插管，吸清口鼻腔分泌物，根据患者病情进一步处理，护士应严密观察病情及生命体征。

3. 如自主呼吸相对规律且血氧饱和度良好者，给予高流量面罩吸氧，并保持呼吸道通畅；如患者自主呼吸微弱，呼吸急促，血氧饱和度明显下降，烦躁不安者或无自主呼吸，应立即开放气道，予以简易呼吸器人工通气，给予 100% 纯氧吸入，立即协助医师重新气管插管或环甲膜穿刺并配合抢救。如患者出现心搏骤停时应立即给予心脏按压等抢救措施。

4. 当患者需再次插管时，护士应立即告知医师患者的年龄、体重，并备好再次插管所需用物，备好简易呼吸器及加压吸氧的面罩、吸引器、吸痰管。备好呼吸机，并遵医嘱设定好呼吸机参数。

5. 根据心电监测及血气指标，除颤仪备床旁备用。根据医嘱给予患者肌松剂、镇静剂等。

6. 给患者加压给氧时，为防止患者胃肠胀气，要轻轻按压患者胃部，并严密观察患者，防止患者出现呕吐或误吸。

7. 麻醉医师插管时，注意监测患者的生命体征，以便及时发现异常，及时处理抢救患者。插管后，确定插管位置，固定好气管插管，再次清理呼吸道，保持呼吸道通畅，连接呼吸机，遵医嘱复查动脉血气并根据调整呼吸机参数。

8. 对于躁动的患者应给予适当的约束。清醒患者应做好心理护理，取得配合。

9. 严密观察患者生命体征及神志、瞳孔、血氧饱和度的变化并及时通知医师处理。

10. 做好详细抢救记录，分析意外脱管原因，提出改进措施，根据护理不良事件上报流程及时上报。

气管插管使用呼吸机发生意外脱管应急处置总结于图 7-7。

八、气管切开使用呼吸机发生意外脱管应急处置预案

1. 患者意外脱管，重在预防，护理人员应注意：

（1）对于颈部短粗的患者，应使用加长型气管套管，并牢固固定。

（2）对于烦躁不安的患者，给予必要的肢体约束，或根据医嘱给予镇静药物。

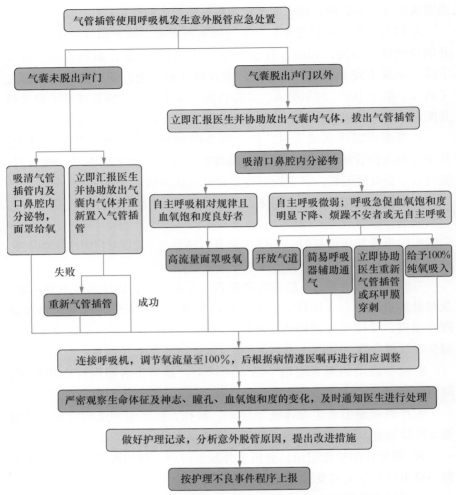

图 7-7　气管插管使用呼吸机发生意外脱管应急处置流程图

（3）为患者实施各种治疗（如翻身、拍背、吸痰）时应专人固定套管，在病情允许的情况下尽量分离呼吸机管道，以防套管受呼吸机管道重力作用而至脱管。

（4）更换固定系带时，应两人操作，一人固定套管，一人更换。

2. 发生气管切开导管意外脱管时，立即用血管钳撑开气管切口处，同时通知医师，根据患者情况进行处理。

3. 备好简易呼吸器及加压吸氧的面罩、吸引器、吸痰管。备好呼吸机，并设定好呼吸机参数。

4. 有自主呼吸的患者，安慰患者，保持呼吸道通畅，给予面罩吸氧。立即通知医师，做好抢救准备。密切观察病情变化，协助医师更换套管重新置入。

5. 无自主呼吸的患者，当患者气管切开时间超过一周窦道形成时，立即人工通气并保持呼吸道通畅，改善缺氧，立即汇报医师同时备好更换套管所需用物，协助医师更换套管重新置入，连接呼吸机，调节氧流量至 100%，后根据病情遵医嘱再进行相应调整。

6. 如切开时间在一周以内未形成窦道，保持呼吸道通畅，用纱布盖住气切口处，开放气道，简易呼吸器辅助通气，立即汇报医师，协助医师重新置管，操作时间不宜过长，严密观察生命体征及神志、瞳孔、血氧饱和度的变化，并备好气管插管所需用物；一旦不成功或患者生命体征发生变化应立即行气管插管，然后再设法重新置管。连接呼吸机，调节氧流量至 100%，后根据病情遵医嘱再进行相应调整。

7. 同时应迅速准备好抢救药品和物品，根据医嘱给患者肌松剂、镇静剂等，如患者出现心搏骤停时立即给予心脏按压。

8. 协助医师查动脉血气，根据结果遵医嘱调整呼吸机参数。

9. 严密观察生命体征及神志、瞳孔、血氧饱和度的变化，及时通知医师进行处理。

10. 做好护理抢救记录，分析意外脱管原因，提出改进措施，按护理不良事件程序上报。

气管切开使用呼吸机发生意外脱管处置流程总结于图 7-8。

九、麻醉恢复期大出血的应急处置预案

1. 患者在麻醉恢复室停留期间出现术后大出血，麻醉恢复室护士需立即通知主管麻醉医师，麻醉医师接到通知后应立即评估患者情况，根据患者情况进行相应处理。

2. 建立静脉通路（至少开放两条以上静脉通路），快速静脉输液、输

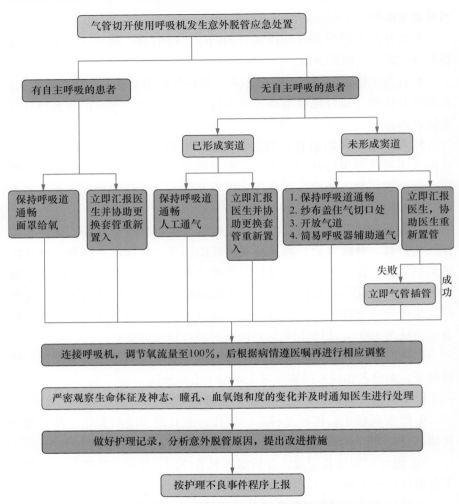

图 7-8 气管切开使用呼吸机发生意外脱管应急处置流程图

血以紧急扩容，原则是早期、快速、足量，必要时遵医嘱给予血管活性药物。建立静脉通路后遵医嘱进行输血、输液，必要时可对液体、血液进行加压袋辅助输注。加压输血、输液时需密切关注。液体、血液输注完成后及时更换，防止气体输入。血管活性药物应标识清楚，给予血管活性药物前确保静脉通路通畅，确保血管活性药可以及时发挥作用。使用微量泵辅助血管活性药泵注时，确保微量泵处于备用状态，可以正常使用。

3.备好抢救药物，发生心搏骤停时配合麻醉医师进行心肺复苏操作。备好肾上腺素等抢救药物，关注患者意识、呼吸等生命体征的变化，出现心搏骤停、心室颤动时配合麻醉医师进行心肺复苏、除颤等操作。

4.保持呼吸道通畅，给予氧气吸入。备好气管插管、喉镜、口咽通气道、听诊器等物品，必要时协助麻醉医师进行气管插管操作；气管插管完成后协助麻醉医师进行气管插管的固定。

5.密切关注患者病情变化，严密监测血压、脉搏、尿量、四肢末梢微循环、体温、皮肤颜色、呼吸以及神志等，有条件时可监测肺动脉楔压、心室舒张末期容量等来判断休克的程度和治疗的有效性。同时，应动态监测动脉血气、电解质、血糖、血乳酸、血红蛋白、血细胞比容以及凝血功能。根据患者贫血、水电解质平衡紊乱和凝血功能异常等情况及时给予相应护理。对于甲状腺、扁桃体等手术后大出血的患者，需要尤其关注患者呼吸情况的变化，及时备好环甲膜穿刺包等紧急抢救物品。

6.及时通知手术医师，根据外科医师医嘱进行相应护理措施。及时通知手术医师，对患者大出血的部位进行评估、判断，如果是手术部位大出血，应及时进行手术探查止血。

7.执行口头医嘱时，需复述一遍医嘱，双方确认后方可执行。抢救结束后及时完善抢救记录。

8.流程如图7-9。

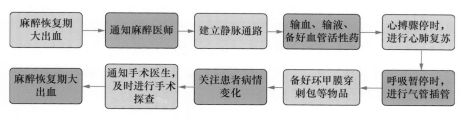

图7-9 麻醉恢复期大出血的应急处置流程图

十、过敏性休克的应急处置预案

1.患者出现意识改变、胸闷、气促、面色苍白、皮肤瘙痒、血压下降、四肢冰冷、脉搏细速等过敏性休克症状，立即停止可能致敏的药物并通知麻醉恢复室主管麻醉医师。患者在麻醉恢复室停留期间出现过敏性休克症状，麻醉恢复室护士需立即排查可能导致患者出现过敏性休克的药物，及时通知主管麻醉医师、护士长、科主任。主管麻醉医师接到通知后应立即评估患者情况，根据患者情况进行相应处理。

2. 立即平卧，患者情况允许的情况下采取中凹卧位，注意保暖。

3. 遵医嘱皮下注射或者静脉注射肾上腺素 0.5～1 mg，小儿酌量减少。如症状不缓解，每隔 30 min 皮下注射或静脉注射 0.5 ml，直至脱离危险期。遵医嘱给予苯海拉明、异丙嗪等抗组胺药与甲泼尼龙、地塞米松等激素类药物。

4. 建立静脉通路（至少开放两条以上静脉通路），遵医嘱给予去甲肾上腺素、多巴胺等血管活性药物。建立静脉通路后遵医嘱进行输液，必要时可对液体进行加压袋辅助输注，加压输液时需密切关注，液体输注完成后及时更换，防止气体输入。遵医嘱给予去甲肾上腺素等血管活性药物，血管活性药应标识清楚，给药前确保静脉通路通畅，确保血管活性药可以及时发挥作用。

5. 保持呼吸道通畅，给予氧气吸入，遵医嘱给予氨茶碱解除支气管痉挛。喉头水肿或呼吸抑制时，遵医嘱给予简易呼吸器加压给氧，备好气管插管、喉镜、口咽通气道、听诊器等物品，必要时协助麻醉医师进行气管插管操作；气管插管完成后协助麻醉医师进行气管插管的固定。备好环甲膜穿刺包等紧急抢救物品，如遇插管困难可协助麻醉医师进行环甲膜穿刺，以维持气道通畅。

6. 发生心搏骤停时配合麻醉医师进行心肺复苏操作。关注患者意识、呼吸等生命体征的变化，出现心搏骤停、心室颤动时配合麻醉医师进行心肺复苏、除颤等操作。

7. 密切关注患者病情变化，严格记录尿量、输液量等出入量，观察患者意识、体温、脉搏、血压等生命体征的变化，根据患者情况及时给予相应护理。

8. 执行口头医嘱时，需复述一遍医嘱，双方确认后方可执行。抢救结束后及时完善抢救记录。

9. 患者病情好转，生命体征逐渐平稳后，应安慰患者并做好心理护理。同时告知患者及家属今后避免使用同类及相似药物。

10. 流程见图 7-10。

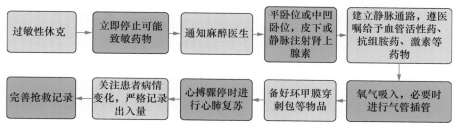

图 7-10 过敏性休克的应急处置流程图

第 3 节 仪器设备故障应急处置预案

一、监护仪故障应急处置预案

本预案旨在降低监护仪故障对患者所造成的伤害，提高在发生此类事件时，麻醉护士的应对能力，明确正确的处理流程。

1. 在使用监护仪过程中，监护仪出现异常报警、监护参数不能正常显示或出现停止工作的情况。

2. 麻醉护士立即通知麻醉医师和管理麻醉仪器设备的总务护士（下简称设备管理员），或者请巡回护士协助通知麻醉医师和设备管理员，同时检查电源和模块是否连接紧密，确认是由于监护仪故障造成，必要时从本区域 PACU 取用便携式监护仪保障监护。需要暂停手术进行时，应向手术医师说明情况。

3. 向设备管理员说明所在位置和故障的基本情况。

（1）设备管理员能够在第一时间到达现场时：

1）设备管理员到达后，应立即判断是否能现场排除故障。

2）若能现场排除故障，则尽快进行维修或更换配件。

3）若不能现场排除故障，则立即更换距离最近的备用监护仪。

（2）设备管理员短时间内无法到达现场时：

1）麻醉护士应在电话里详细说明故障情况。

2）设备管理员分析判断是否能够通过电话或者视频通话等方式远程完成排除故障。

3）若能远程排除故障，则尽快指导现场人员排除故障。

4）若不能远程排除故障，则和现场人员沟通，是否可以等设备管理员到现场后再排除故障。能等设备管理员时，参考本预案（1）内容；不能等设备管理员时，现场人员应立即更换距离最近的备用监护仪。

4.严密监测患者生命体征，患者生命体征监测恢复后，可恢复手术进程。

5.通知医工科的相关人员，尽快对故障的监护仪进行维修，完善相关流程。

6.选择适当途径上报不良事件。

流程见图 7-11。

二、麻醉机故障应急处置预案

本预案旨在降低麻醉机故障对患者所造成的伤害，提高在发生此类事件时，麻醉护士的应对能力，明确正确的处理流程。

1.常规工作前，麻醉护士在检测麻醉机过程中发现麻醉机自检无法通过，或者在使用麻醉机过程中，麻醉机出现报警，或出现停止工作的情况。

2.麻醉护士立即通知麻醉医师和管理麻醉仪器设备的总务护士（下简称设备管理员），或者请巡回护士协助通知麻醉医师和设备管理员，同时检查通气回路，确认报警是由于麻醉机故障造成，必要时取出简易呼吸器进行人工通气。人工通气需要暂停手术进行时，应向手术医师说明情况。

3.向设备管理员说明所在位置和故障的基本情况。

（1）设备管理员能够在第一时间到达现场时：

1）设备管理员到达后，应立即判断是否能现场排除故障。

2）若能现场排除故障，则尽快进行维修或更换配件。

3）若不能现场排除故障，则立即更换距离最近的备用麻醉机。

（2）设备管理员短时间内无法到达现场时：

1）麻醉护士应在电话里详细说明故障情况。

2）设备管理员分析判断是否能够通过电话或者视频通话等方式远程

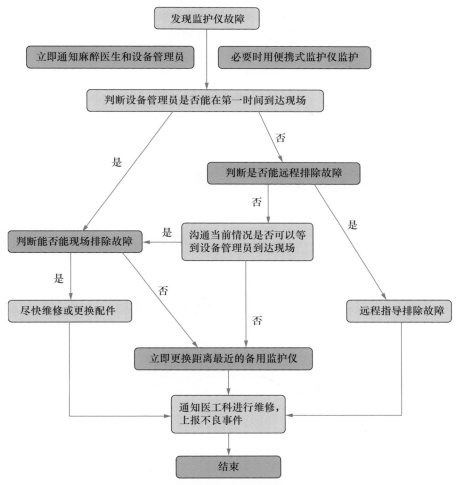

图 7-11 监护仪故障应急处置流程图

完成排除故障。

3）若能远程排除故障，则尽快指导现场人员排除故障。

4）若不能远程排除故障，则和现场人员沟通，是否可以等设备管理员到现场后再排除故障，能等设备管理员时，参考本预案（1）内容，不能等设备管理员时，现场人员应立即更换距离最近的备用麻醉机。

4.严密监测患者生命体征，必要时遵医嘱提高通气氧浓度、进行动脉血气分析、调整麻醉机通气参数，患者生命体征平稳后，可恢复手术进程。

5. 通知医工科的相关人员，尽快对故障的麻醉机进行维修，完善相关流程。

6. 选择适当途径上报不良事件。

流程见图 7-12。

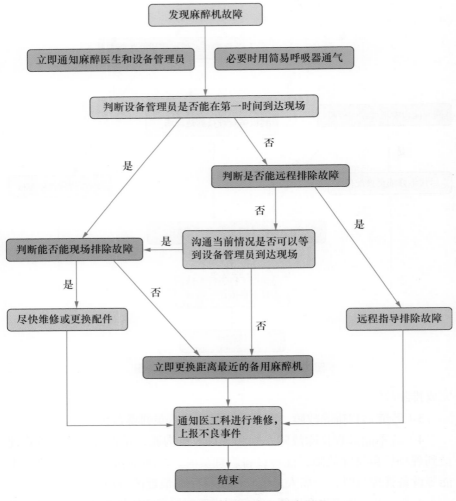

图 7-12　麻醉机故障应急处置流程图

三、呼吸机故障应急处置预案

本预案旨在降低呼吸机故障对患者所造成的伤害，提高在发生此类事件时麻醉护士的应对能力，明确正确的处理流程。

1. 使用呼吸机转运带有气管插管的患者出手术室的途中，麻醉护士发现呼吸机出现报警，或出现停止工作的情况。

2. 麻醉护士立即通知麻醉医师和管理麻醉仪器设备的总务护士（下简称设备管理员），或者请同行人员协助通知麻醉医师和设备管理员，同时检查通气回路，确认报警是由于呼吸机故障造成，必要时取出备用的简易呼吸器进行人工通气。

3. 向设备管理员说明所在位置和故障的基本情况。

（1）设备管理员能够在第一时间到达现场时：

1）设备管理员到达后，应立即判断是否能现场排除故障。

2）若能现场排除故障，则尽快进行维修或更换配件。

3）若不能现场排除故障，则立即更换距离最近的备用呼吸机，距离备用呼吸机较远时，应采用简易呼吸器人工通气的方式，尽快将患者转运至目的地，或返回手术室。

（2）设备管理员短时间内无法到达现场时：

1）麻醉护士应在电话里详细说明故障情况。

2）设备管理员分析判断是否能够通过电话或者视频通话等方式远程完成排除故障。

3）若能远程排除故障，则尽快指导现场人员排除故障。

4）若不能远程排除故障，现场人员应立即更换距离最近的备用呼吸机，距离备用呼吸机较远时，应采用简易呼吸器人工通气的方式，尽快将患者转运至目的地，或返回手术室。

4. 转运过程中严密监测患者生命体征，必要时遵医嘱提高通气氧浓度、调整呼吸机通气参数，患者生命体征平稳后，再完成交接工作。

5. 通知医工科的相关人员，尽快对故障的呼吸机进行维修，完善相关流程。

6. 选择适当途径上报不良事件。

流程见图 7-13。

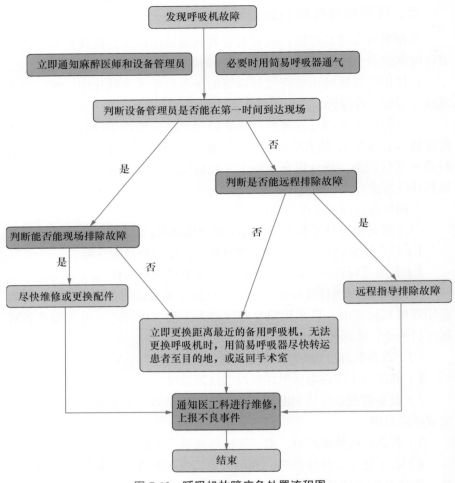

图 7-13　呼吸机故障应急处置流程图

四、注射泵故障应急处置预案

本预案旨在降低注射泵故障对患者所造成的损失，提高在发生此类事件时麻醉护士的应对能力，明确正确的处理流程。

1.在使用注射泵过程中，注射泵出现异常报警或停止工作的情况。麻醉护士立即通知麻醉医师和管理麻醉仪器设备的总务护士（下简称设备管理员），或者请巡回护士协助通知麻醉医师和设备管理员，同时检查注射器内药量和输注管路是否通畅，确认是由于注射泵故障造成，必要时按照泵注药品的优先级（一般为血管活性药＞镇静药＞镇痛药＞肌肉松弛药＞其他药物），决定是否将该注射泵药物与其他注射泵上的药物进行更换。

2. 向设备管理员说明所在位置和故障的基本情况。

（1）设备管理员能够在第一时间到达现场时：

1）设备管理员到达后应立即判断是否能现场排除故障。

2）若能现场排除故障则尽快进行维修或更换配件。

3）若不能现场排除故障则立即更换距离最近的闲置注射泵。

（2）设备管理员短时间内无法到达现场时：

1）麻醉护士应在电话里详细说明故障情况。

2）设备管理员分析判断是否能够通过电话或者视频通话等方式远程完成排除故障。

3）若能远程排除故障则尽快指导现场人员排除故障。

4）若不能远程排除故障，则和现场人员沟通是否可以等设备管理员到现场后再排除故障，能等设备管理员时参考本预案（1）内容；不能等设备管理员时现场人员应立即更换距离最近的闲置注射泵。

3. 严密监测患者生命体征，密切观察全麻患者的麻醉深度和其他监测参数。

4. 通知医工科的相关人员，尽快对故障的自体血回输仪进行维修并完善相关流程。

5. 选择适当途径上报不良事件。

流程见图 7-14。

五、负压吸引装置故障应急处置预案

本预案旨在降低负压吸引装置故障对患者所造成的损失，提高在发生此类事件时麻醉护士的应对能力，明确正确的处理流程。

1. 在使用负压吸引装置过程中，突然出现负压吸引装置停止工作的情况。

2. 麻醉护士立即通知麻醉医师和管理麻醉仪器设备的总务护士（下简称设备管理员），或者请巡回护士协助通知麻醉医师和设备管理员，同时检查中心负压是否正常供应，吸引管路是否通畅，并且连接紧密，确认是由于负

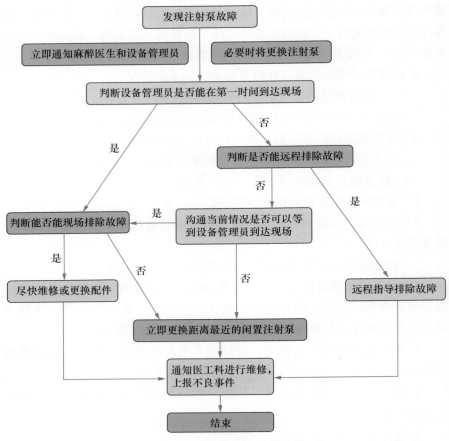

图 7-14　注射泵故障应急处置流程图

压吸引装置故障造成，必要时使用电动 / 脚踏的负压吸引装置替代使用。

3. 向设备管理员说明所在位置和故障的基本情况。

（1）设备管理员能够在第一时间到达现场时：

1）设备管理员到达后应立即判断是否能现场排除故障。

2）若能现场排除故障则尽快进行维修或更换配件。

3）若不能现场排除故障，则立即更换距离最近的备用电动 / 脚踏的负压吸引装置，特别紧急情况可以使用 50 ml 注射器进行吸引。

（2）设备管理员短时间内无法到达现场时：

1）麻醉护士应在电话里详细说明故障情况。

2）设备管理员分析判断是否能够通过电话或者视频通话等方式远程完成排除故障。

3）若能远程排除故障则尽快指导现场人员排除故障。

4）若不能远程排除故障，则和现场人员沟通是否可以等设备管理员到现场后再排除故障，能等设备管理员时，参考本预案（1）内容，不能等设备管理员时，现场人员应立即更换距离最近的备用电动／脚踏的负压吸引装置，特别紧急情况可以使用 50 ml 注射器进行吸引。

4. 严密监测患者生命体征，密切观察患者的呼吸状态，及时评估是否需要进行吸痰操作。

5. 通知医工科的相关人员，尽快对故障的负压吸引装置进行维修，并完善相关流程。

6. 选择适当途径上报不良事件。

流程见图 7-15。

六、自体血回输仪故障应急处置预案

本预案旨在降低自体血回输仪故障对患者所造成的损失，提高在发生此类事件时，麻醉护士的应对能力，明确正确的处理流程。

1. 在使用自体血回输仪过程中，自体血回输仪出现异常报警或出现停止工作的情况。

2. 麻醉护士立即通知麻醉医师和管理麻醉仪器设备的总务护士（下简称设备管理员），或者请巡回护士协助通知麻醉医师和设备管理员，同时检查耗材安装是否正确，确认是由于自体血回输仪故障造成。当前储血桶不能容纳回收的血液时，可再拆一个储血桶耗材用于收集手术出血，确保手术的继续进行。

3. 向设备管理员说明所在位置和故障的基本情况。

（1）设备管理员能够在第一时间到达现场时：

1）设备管理员到达后，应立即判断是否能现场排除故障。

2）若能现场排除故障，则尽快进行维修或更换配件。

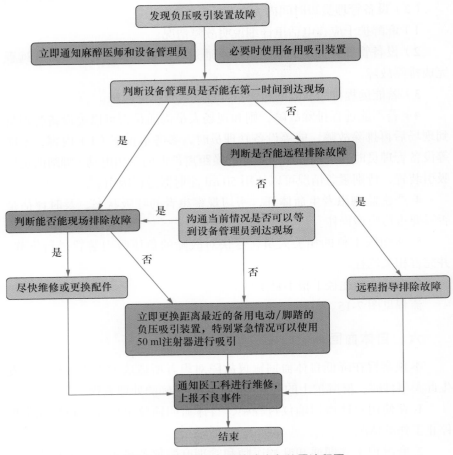

图 7-15 负压吸引装置故障应急处置流程图

3）若不能现场排除故障，则立即更换距离最近的闲置自体血回输仪。

（2）设备管理员短时间内无法到达现场时：

1）麻醉护士应在电话里详细说明故障情况。

2）设备管理员分析判断是否能够通过电话或者视频通话等方式远程完成排除故障。

3）若能远程排除故障，则尽快指导现场人员排除故障。

4）若不能远程排除故障，则和现场人员沟通，是否可以等设备管理员到现场后再排除故障，能等设备管理员时，参考本预案（1）内容，不能等设备管理员时，现场人员应立即更换距离最近的闲置自体血回输仪。

4. 严密监测患者生命体征，密切观察储血桶内收集的血液量，准备备用储血桶耗材。

5. 通知医工科的相关人员，尽快对故障的自体血回输仪进行维修，若出现耗材的质量问题，应向耗材管理员上报，完善相关流程。

6. 选择适当途径上报不良事件。

流程见图 7-16。

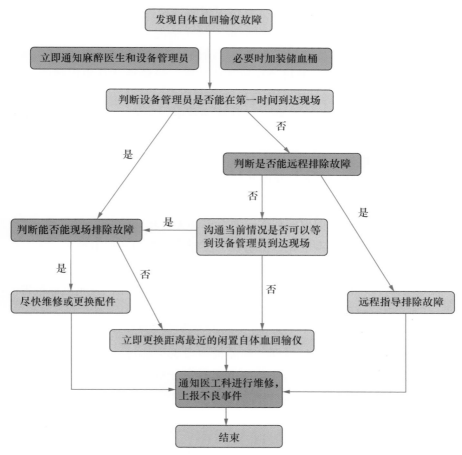

图 7-16 自体血回输仪故障应急处置流程图

第4节 麻醉药品和精神药品使用管理应急预案

麻醉药品和精神药品（简称"麻精药品"）是指列入国家麻醉药品目录、精神药品目录的药品。在使用麻醉和第一类精神（以下简称"精一类"）药品管理过程中，发现药品残损或变质、存放密码柜电池电量低无法打开保险柜、药品被盗抢或丢失等事件，为确保医疗安全，制定相应应急处理措施。

1. 检查发现药品破损或变质。

（1）药品破损，需当事人提供情况说明、相关影像资料，科室主任、护士长签字后交至药房，由药房负责人核实情况签字后交至药库，药库麻醉和精神药品管理员进行汇总登记。请领新药品，完成入库登记。

（2）药品变质，须填写"麻醉药品、第一类精神药品报损销毁登记表"，临床科室主任、护士长签字后交至药房，由药房负责人核实情况签字后交至药库，药库麻醉和精神药品管理员进行汇总登记。请领新药品，完成入库登记。

2. 密码柜电池电量低无法打开。

应立即启用外接电池，开启药柜后，保管人员应更换密码柜电池。

3. 药品被盗抢或丢失。

（1）当事人应立即保护现场，遇有可疑人员将其控制。

（2）及时上报科室主任、护士长、医疗主管部门和保卫处。

（3）及时通过调取监控视屏，追溯丢失现场情况。

（4）待现场被封闭后，积极配合相关部门调查情况，完成追踪报告。

（5）领取新药品，完成入库登记。

4. 持续改进

追溯药品破损、药品过期、药品被盗或丢失经过，分析原因，明确到人员、到班次，针对疏漏环节，组织科室分析总结，吸取经验，避免再次发生此类事件。

处理流程见图7-17。

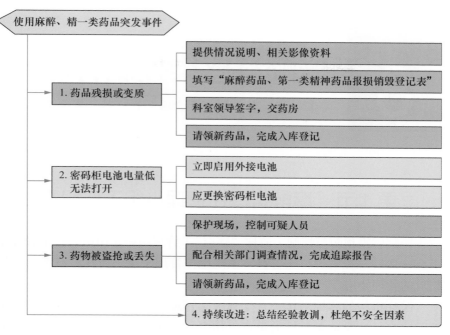

图 7-17　使用麻醉、精一类药品突发事件应急处置流程图

【注意事项】

1.麻醉和精神药品按照"五专"管理：专人负责、专柜加锁、专用账册、专用处方、专册登记。做到账、物、批号相符，实现来源可查、去向可追、责任可究的全程闭环式可追溯管理。

2.定期清点、检查麻醉和精神药品的有效期，临近过期的药品及时更换。

3.定期检查密码柜的电池，发现电池欠压时及时更换电池。

4.清点、使用麻醉和精神药品后，及时锁密码柜，离开护士站时，关闭药疗室门，保证药品放置位置在监控可视范围。

麻醉科感染控制管理

（张　静　李　骏　于雪瑶　崔　静　霍金金）

第1节　麻醉科感控管理小组工作职责

医院感染预防与控制（简称"感控"）管理组织是由医院感染管理委员会—医院感控管理科—各科室医院感控管理小组—所在科室医护人员构成的管理架构。

医疗机构的感控工作一直受到医院管理者和社会的高度重视，防止医院内交叉感染也是感控的重点工作之一。麻醉科作为医院内的重要平台和关键枢纽科室，怎样能够有效实施感控措施，加强对患者、医护人员的保护是值得探讨的议题，可采取切实可行的管理办法、分工明确、落实责任、属地管理加强感控工作管理。

一、麻醉科感控管理小组构成及工作职责

麻醉科感控管理小组成员以麻醉科主任为组长，临床医疗主任和科室护士长为副组长，分管医师和护士序列的感染防控工作，参加院内感控专员的医师或护士为组织秘书，监督各项措施实施与反馈情况。其他成员负责整理临床问题，落实具体临床工作。工作小组定期召开工作例会，梳理问题，完善科室制度。

1.负责本科室医院感染的各项工作，结合本病区医院感染防控工作特点，如：医院感染的主要部位、主要病原体、主要侵袭性操作和多重耐药菌感染，根据医院感染管理制度，制定适合本科室相关感染预防与控制措施及流程，并组织实施落实。

2. 主动监测麻醉科感染病例，发现有医院感染病例在规定时间内上报医院感染管理科，有流行或爆发趋势时，积极协助调查；配合医院感染管理科进行本科室的医院感染监测工作，及时报告医院感染病例，并应定期对医院感染监测、防控工作的落实情况进行自查、分析，建立台账，发现问题及时改进，并做好相应记录，以便回溯。

3. 组织本科室进行医院感染管理工作自查，接受医院对本科室医院感染管理工作的监督、检查与指导，落实医院感染管理相关改进措施，评价改进效果，做好相应记录，配合上级行政部门的检查。

4. 定期召开工作会议，针对本科室医院感染管理工作中存在的问题及医院感染管理科的巡查意见进行认真分析，提出整改措施并组织实施评价，做好本科室的持续改进记录。

5. 定期组织本科室工作人员及属地相关人员岗位相关医院感染管理知识和及技能的培训，并记录培训内容、主讲人，保留签到记录并做好考核，并进行执行力监督，持续改进，使医护人员思想上提高对医院感染防控工作的重视，严格落实各项制度。。

6. 掌握国家卫生健康委员会，以及地方卫生行政部门下发的有关医院感染管理的法律、法规、医院感染管理规定、医院感染管理技术规范、消毒管理办法、消毒技术规范，每月向全科医护人员进行信息传达，并做登记，采取各种形式进行重点问题的考核。

7. 针对科室部分医护人员关于医院感染知识缺乏、医院感染控制意识薄弱的问题，每季度甚至每月组织全科医护人员学习手术室相关感染控制的知识，培训重点是：制度规范、消毒隔离、标准预防、无菌技术、监测方法、手卫生等内容。定期进行感染控制知识的考试，让医护人员在工作中有法可依、有章可循，使科室的院感防控工作更加规范化。小组成员应及时学习国内外感染控制工作的新动态，及时进行知识的更新。

二、麻醉科医护人员在医院感控中的职责

1. 积极参加医院感控相关知识和技能的培训，掌握与本职工作相关的医院感控知识与技能。

2. 遵循医院及本病区医院感染相关制度，落实医院感染防控的具体

措施，如手卫生、个人防护用品的使用、消毒隔离、无菌技术等标准预防措施。

3. 了解本病区、本专业相关医院感染特点，包括感染率、感染部位、感染病原体及多重耐药菌感染情况，主动进行医院感染监测与报告，配合感染管理科开展目标监测。

4. 遵循国家抗菌药物合理使用的管理原则，合理使用抗菌药物。

5. 出现医院感染聚集或疑似医院感染爆发时，麻醉科医护人员应立即报告感控管理小组，由感控管理小组报告科主任，并通知医院感染管理科，在医院感染管理科的指导下协助进行现场调查及处理。必要时接受并配合卫生行政部门的调查与样本采集。

6. 遵守属地建筑设计分区，环境应至少每日清洁，根据环境危险等级和卫生等级确定清洁的频次和消毒的水平，日常工作中保持物体表面清洁干燥。

7. 所有手术间存在疑似或类似呼吸道传染的患者，当次或当日手术结束后必须对手术室及室内设备等进行有效消毒，尤其注意麻醉机内呼吸回路的消毒，进行终末消毒。手术间的清洁应由医护人员协助保洁人员完成，由感控管理小组检查及记录消毒情况，以便回溯，在清洁前应对保洁人员进行相关知识培训，并做好人员防护。

8. 医护人员在日常医疗中，接触患者前、无菌操作前、接触患者后、接触患者血液体液后、接触患者周围环境后均应正确进行手卫生。

9. 严格掌握有创操作的适应证，避免不必要的操作。评估患者情况，尽量避开患者患有感染的时期或部位。做好相关人员的沟通与培训，配合有创操作的进行和操作后管理，重视生活垃圾、医疗垃圾的分类工作。

10. 医护人员应了解全院多重耐药菌流行趋势，掌握本科室的多重耐药菌流行情况及感染现状合理使用抗菌药物，做好标准预防和接触隔离措施，防控多重耐药菌的传播。

11. 麻醉科医护人员严格按照医院感染管理科发布的《相关感染预防管理措施》做好个人防护。有针对性地进行培训。

医院感控是医院的防控底线，防患于未然是感控的首要任务和核心理念。在相关传播性疾病防控的关键时期，防止医院内交叉感染，切断传播途径仍是防控的重要工作之一。麻醉科配合各科室完成手术，服务范围涉及医院的多个科室，加之手术室各类人员流动性大，如感染控制工作不到位，极易造成院内交叉感染。感控人员需要不断学习，提升专业能力，严格遵守循证感控理念和要求开展感控工作。

参考文献

[1] 姚泽宇，张蕾. 新型冠状病毒肺炎期间隔离病区患者的临床麻醉与手术室感控策略. 青海医药杂志，2020，50（04）：50-53.
[2] 张赤兵，隋丽娜，白玲. 科室感控小组在血液净化中心感染管理中的职能作用. 空军医学杂志，2012，28（02）：106-107.
[3] 李冰. 医疗机构感控工作要建"四项机制". 中国人口报，2021-08-20（001）. DOI：10.28125.

第 2 节 麻醉科环境类感染防控

麻醉科作为医院手术运转的枢纽科室，因其人员流动性大、医疗操作密集、设备仪器复杂繁多，是感染防控中重要的环节，应该受到高度关注。随着舒适化医疗的发展、无痛治疗的开展，医院高质量发展的要求，麻醉科医护人员并非固定一个工作地点，如：往返不同手术间、麻醉恢复室、术前病房访视患者、术后随访等、到急诊、ICU 等行紧急气管插管、无痛内镜中心、无痛人流、疼痛治疗等。因此麻醉科应制定好相关环境的清洁消毒规范，做好医护人员个人防护，避免造成院内交叉感染。

一、相关定义

环境清洁消毒是医疗机构及其工作人员对诊疗区域的空气、环境和物体（包括诊疗器械、医疗设备、病床单元等）表面，以及地面等实施清洁消毒或新风管理，以防控与环境相关感染的发生和传播的规范性要求[1]。环境表面（environmental surface）指医疗机构建筑内部表面和医疗器械设备表面。与麻醉科相关的环境，可涉及术前准备室、术前诱导室、术后恢复室（PACU）、手术间等场所，其中环境表面包含了墙面、地面、台面等，医疗器械设备表面包括了监护仪、麻醉机、微量泵等常见仪器设备。需重点关注高频接触表面（high-touch surface），高频接触表面是指患者和医护人员手频繁接触的环境表面，如床栏、床边桌、呼叫按钮、监护仪、微泵、床帘、门把手、计算机、电话等[2]。

二、清洁消毒遵循的原则

环境与物体表面，应使用微细纤维材料的擦拭布巾和地巾，采用湿式卫生清洁方式，一般情况下先清洁再消毒，当受到患者血液、体液污染时，应先去除污染，再清洁消毒[3]。对麻醉科相关区域环境和物体表面进行有序清洁，遵照由上而下，由里到外，由轻度污染到重度污染的顺序开展。同时手术室属于感染高度风险区域，其环境清洁等级分类需要消毒级，要求环境表面平均菌落总数 ≤ 5 CFU/cm^2[4]。在 2016 年 WHO 发布《预防手术部位感染全球指南》中要求：每台手术后需擦拭手术床、遥控器、仪器车、设备、输液架；污物桶、踏脚、键盘、门开关、凳子等要加强消毒；设备、吊塔、体位垫、插座、灯把手等使用过的擦拭消毒；地面、墙面污染时需要消毒。[5]

三、具体清洁消毒措施

根据 2016 年发布的《医疗机构环境表面清洁与消毒管理规范》（简称《规范》）的要求[2]，对不同要求标准的区域进行针对性清洁消毒措施，制定适用本院的清洁消毒规范，并做好日常的监督与监测工作，定期开展针对性培训，按时进行抽查与不断完善流程，以促进临床执行的规范性与安全性。

比如在手术间里，由麻醉医师或麻醉科护士对麻醉机、相关的麻醉监护设备进行物体表面的清洁消毒[6]。在麻醉护理单元，由麻醉科护士做好环境中麻醉医疗设备、桌面、台面的清洁消毒，同时做好环境清洁的监督，及时让保洁人员做好地面污物清洁消毒、医疗垃圾回收、每日环境终末消毒等。如抗击新型冠状病毒期间，结合疫情特点，制定环境消毒制度，加强地面消毒措施：保洁人员每日四次用含氯消毒剂擦拭恢复室地面；护士定期以 75% 酒精擦拭仪器设备、各导线及台面。若收治疑似新型冠状病毒感染肺炎患者，待患者转出后联系区域保洁主管使用

1000 mg/L 含氯消毒剂或过氧化氢喷雾进行全面消毒；医疗废物和生活垃圾，均需做到专人管理、及时收集、做好记录、分类存放；使用双层医疗废物包装袋进行包装，满 3/4 后喷洒消毒剂，进行密封包装。装入一次性耐压硬质纸箱内并密封，密封后禁止打开；纸箱表面用红色记号笔标注感染性医疗废物，交于手术室保洁人员处理。

常用终末消毒方式，如使用含氯消毒剂用于物体表面消毒，推荐浓度为 500 mg/L；疫源地消毒时，推荐物体表面使用浓度 1000 mg/L，遇到明显污染物时，使用浓度 10 000 mg/L。如常规手术间使用 500 mg/L 含氯消毒剂进行手术间地面、墙壁等物表擦拭。醇类消毒剂可对麻醉相关较小物体表面消毒，擦拭物体表面两遍，作用 3 min，不宜用于脂溶性物体表面的消毒，不可用于空气消毒，心电监护导线或脉搏血氧饱和度检测仪等电子末端用 75% 医用酒精擦拭消毒。特别指出的是亲脂类（有细胞膜）病毒如乙肝病毒、丙肝病毒、艾滋病毒等推荐醇类消毒剂；亲水类病毒（无细胞膜）的病毒如肠道病毒推荐含氯消毒剂。选用过氧化物类消毒剂时，注意作用时间及再次清洁。一般使用 0.1% ~ 0.2% 过氧乙酸或 3% 过氧化氢用于物体表面，喷洒或浸泡消毒作用时间 30 min，然后用清水冲洗去除残留消毒剂。

四、定期监测与监控

在规范中提到环境清洁消毒卫生质量审核标准，包括目测法、化学法和微生物法，其中微生物学检测技术是金标准，但得出报告时效性相对较长[7]。因操作便捷和时效性，化学法中的腺苷三磷酸（ATP）生物荧光监测法和荧光标记法成为考核表面清洁度最快速的新技术，纳入《规范》中，但需注意 ATP 易受其他化学物质的干扰，应用时，应关注检测表面的清洁度，而非细菌的污染程度[8]。荧光标记法应注意各自医院就统一的物体表面设置查核表，便于纳入统计分析以减少偏倚。

对于微生物法建议普通手术室只要每季度进行一次空气微生物检测；洁净手术室每年至少监测一次，新建与改建验收时以及更换高效过滤器后应进行监测，如遇到医院感染爆发怀疑与空气污染有关时随时进行监测，并进行相应致病微生物的检测。物体表面消毒监测在消毒处理后或怀疑医院感染爆发时进行采样。若采样物体表面有消毒剂残留时，采样液应含相应中和剂。

参考文献

［1］中华人民共和国国家卫生健康委员会.医疗机构感染预防与控制基本制度（试行）.北京：2019.

［2］中华人民共和国国家卫生健康委员会.《医疗机构环境表面清洁与消毒管理规范》（WS/T 512-2016）.北京：2016.

［3］谷继荣.环境及物体表面消毒在预防和控制医院感染中的作用.中国感染控制杂志，2012，11（03）：231-235.

［4］中华人民共和国国家卫生健康委员会.医院消毒卫生标准（GB15982-2012）［EB/OL］.北京：2012.

［5］世界卫生组织（WHO）.预防手术部位感染（SSI）全球指南［EB/OL］.（2016-11-05）［2018-08-19］.http：//www.who.int/infection-prevention/publications/ssi-prevention-guidelines/en/.

［6］李骏，邓述华，张会芝.COVID-19疫情期间手术间环境表面清洁消毒措施与质量控制.医院管理论坛，2020，37（04）：88-91.

［7］胡必杰，倪晓平，谭金爱.医院环境物体表面清洁与消毒最佳实践.上海：上海科学技术出版社，2012，4-5.

［8］中华人民共和国国家卫生部.医疗机构消毒技术规范（WS/T 367-2012）.中华人民共和国卫生行业标准，2012-04-05.

第3节　麻醉科技术操作类感染控制

随着临床医学的发展，麻醉科在医疗机构中的作用越来越凸显。麻醉科作为平台科室，在医疗安全保障、运行效率、舒适化医疗方面发挥着重要支撑作用。手术治疗的前提是安全的麻醉。为保障患者的医疗安全，预防和控制麻醉科院内感染工作非常重要。麻醉科的常见麻醉方法包括：气管插管全身麻醉，椎管内麻醉，外周神经阻滞麻醉等，同时还囊括各类血管内导管的留置，血液管理等技术操作。麻醉科各类技术操作存在着感染的风险，如气管插管引发气溶胶及分泌物喷溅，各类导管留置引发血液污染等。因此做好麻醉科常用技术操作的感染控制对医疗安全起到决定性作用。

一、气管插管

气管插管是麻醉科全麻手术最常见的一种技术操作。因操作时，麻醉医师需要与患者近距离接触，极易造成因分泌物喷溅而造成污染。并且术后下呼吸道感染一直是全麻气管插管带来的主要并发症，影响患者预后恢复，给患者的身心健康造成极大影响。

（一）气管插管易引发的相关感染问题

原因一是因口鼻腔中存在大量的病原菌，在患者全麻状态下，插管不熟练、反复插管，容易造成呼吸道局部黏膜损伤，病原菌下移，引起感染。二是手术及麻醉时间长，使气管黏膜损伤加重及分泌物增多，容易造成下呼吸道感染，甚至发生肺炎[1]。三是拔除气管导管时机不当，容易引起胃内容物回流，进入下呼吸道及肺部，造成感染。

（二）预防措施

1. 在进行气管插管时，严格无菌操作，使用符合 WS/T367-2012《医疗机构消毒技术规范》的硬镜或一次性喉镜片，使用一次性导管、牙垫，做到一人一用一损毁，工作人员在操作前洗手及戴无菌手套，减少手部细菌置入。

2. 体位护理：在病情允许时，为避免胃内容物反流，患者采取床头抬高 30°～45°或半卧位。

3. 按需吸痰：在气管插入后有痰鸣音时立即吸痰，注意吸痰管插入深度高过插管开口的 4～5 cm，并监控吸痰管道分离，以避免患者纵隔摆动。

4. 在对拔管指征进行判断时，要明确拔管指征，对不具备拔管指征的患者避免立即拔管。以防造成喉部自卫反射未建立，造成气管及食管分泌物误吸[2]。

二、椎管内麻醉

椎管内阻滞的感染并发症包括穿刺部位的浅表感染和深部组织的严重感染。前者表现为：局部组织红肿、压痛或脓肿，常伴有全身发热。后者包括：蛛网膜炎、脑膜炎和硬膜外脓肿。细菌性脑膜炎多表现为发热、脑膜刺激症状、严重的头痛和不同程度的意识障碍，潜伏期约为 40 h。其确诊依靠蛛网膜下隙穿刺脑脊液化验结果和影像学检查。

预防措施：

1. 整个麻醉过程中应严格遵循无菌操作程序，建议使用一次性椎管内阻滞包。

2. 理论上任何可能发生菌血症的患者都有发生椎管内感染的风险，是否实施椎管内阻滞应结合患者病情，进行个体化的利弊分析。

3. 除特殊情况，对未经治疗的全身性感染患者不建议采用椎管内麻醉。

4. 对于已有全身性感染的患者，如已经过适当的抗生素治疗，且表现出治疗效果（如发热减轻）可以施行蛛网膜下隙麻醉，但对这类患者是否可以留置硬膜外隙导管或鞘内导管仍存在争议。

5. 对在椎管穿刺后可能存在轻微短暂菌血症风险的患者（如泌尿外科手术等）可施行蛛网膜下隙麻醉。

6. 硬膜外隙注射糖皮质激素以及并存潜在的可引起免疫抑制的疾病，理论上会增加感染的风险，但 HIV 感染者并不作为椎管内阻滞的禁忌[3]。

三、外周神经阻滞麻醉

外周神经阻滞麻醉穿刺部位轻度感染无明显临床表现。严重感染时穿刺部位或导管周围有红肿、压痛甚至溢脓等表现。单次阻滞感染很罕见。

预防措施：

1. 严格执行无菌操作。

2. 导管留置时间不宜太久，以不超过 48 h 为宜，但在密切观察和科学护理情况下可以根据具体情况适当延长导管留置时间。

3. 用隧道技术留置导管可降低感染的发生率。

4. 适当使用抗生素。

5. 若发生感染应拔除导管，有脓肿形成时考虑切开冲洗引流[4]。

四、血管导管相关感染

为了对麻醉状态的患者进行血流动力学监测或者患者治疗需要，麻醉医师需要为患者留置血管内导管。随着患者体内留置导管，其导管相关感染的风险随之增加。临床上血管导管根据进入不同的血管分为动脉导管和静脉导管，而静脉导管根据导管尖端最终进入血管位置分为中心静脉导管和肺动脉漂浮导管。

（一）置管前预防措施

1. 严格掌握置管指征，减少不必要的置管。

2. 对患者置管部位和全身状况进行评估。

3. 选择能够满足病情和诊疗需要的管腔最少、管径最小的导管。选择合适的留置部位，中心静脉置管成人建议首选锁骨下静脉，其次选颈内静脉，不建议选择股静脉。

4. 置管使用的医疗器械、器具、各种敷料等医疗用品应当符合医疗器械管理相关规定的要求，必须无菌。

5. 患疖肿、湿疹等皮肤病或呼吸道疾病（如感冒、流感等）的医护人员，在未治愈前不应进行置管操作。

6. 如为血管条件较差的患者进行中心静脉置管有困难时，有条件的医院可使用超声引导定位下穿刺。

（二）置管中预防措施

1. 严格执行无菌技术操作规程。

2. 置入中心静脉导管时，必须遵守最大无菌屏障要求，戴工作圆帽、医用外科口罩，按《医务人员手卫生规范》有关要求执行手卫生并戴无菌手套、穿无菌手术衣或无菌隔离衣、铺覆盖患者全身的大无菌单。置管过程中手套污染或破损时应立即更换。置管操作辅助人员应戴工作圆帽、医用外科口罩、执行手卫生。

3. 采用符合国家相关规定的皮肤消毒剂消毒穿刺部位。

4. 中心静脉导管置管后应当记录置管日期、时间、部位、置管长度，导管名称和类型、尖端位置等，并签名[5]。

五、血液管理

自体血回输技术也是麻醉科常见的技术操作之一，一般将患者术中出血进行收集，经过抗凝、洗涤、滤过等处理，回输给患者。对于此类操作，更应注意操作过程中无菌观念，避免血液污染[6]。

参考文献

[1] 崔乃荣，贾珍，王建民.气管插管全麻术后患者下呼吸道感染的危险因素分析.中华医院感染学杂志，2015，25（08）：1828-1829，1832.

[2] 王方华，罗军，周林杰.全麻患者气管插管后下呼吸道感染危险因素分析.中华医院感染学杂志，2015，25（12）：2793-2795.

[3] 吴新民，王俊科，庄心良等.椎管内阻滞并发症防治专家共识（快捷）.中国继续医学教育，2011，3（10）：141-148.

[4] 米卫东，万里，王庚.外周神经阻滞并发症防治专家共识.临床麻醉学杂志，2020，36（09）：913-919.

[5] 国家卫生健康委办公厅医政医管局.血管导管相关感染预防与控制指南（2021版）[EB/OL].（2020-03-30）[2020-04-14].http://www.nhc.gov.cn/yzygj/s7659/202103/dad04cf7992e472d9de1fe6847797e49.shtml.

[6] 周宗科，翁习生，孙天胜，等.中国骨科手术加速康复——围术期血液管理专家共识.中华骨与关节外科杂志，2017，10（1）：1-7.

第4节 麻醉科药物安全注射感控控制

安全注射（safety injection）是指对接受注射者无害、使实施注射操作的医护人员不暴露于可避免的风险，以及注射后的废弃物不对环境和他人造成危害的注射操作，是阻断医院感染传播，保障患者安全和医护人员职业安全的基本路径和有效措施[1]。因麻醉科的特殊工作属性，已成为不安全注射的高危科室。如何提高药物安全注射，成为麻醉科急需解决的问题。

一、影响药物安全注射的相关因素

1.注射器具不安全 注射器具消毒、灭菌不规范；注射器具反复使用、医疗垃圾随意丢弃、不能正确使用锐器盒等现象都会给安全注射带来更高的风险[2]。

2.注射药液不安全 包括不规范的贮存保管启用；不规范的复用，共用。当手术周转节奏快时，存在一药多用、共用的现象。

3.违反无菌技术操作和手卫生 在紧凑、高效的工作节奏下，有不规范操作、违反无菌原则和不及时的手卫生是不可避免的。

4. 药物种类繁多 存在药品名称相似或相近、外包装相似等情况，容易出现用药注射差错。

二、药物安全注射实践的管理与对策

1. 制定与规范、安全注射相关的政策及法规 目前，许多国家都相继颁布和出台了一些与注射相关的制度规范和法律法规，但涉及注射滥用、针刺伤、医疗注射安全等方面的还尚未健全。因此，建立健全相应的组织机构，完善与注射相关的法律法规、管理机制、监测与评价系统刻不容缓。

2. 加强对医护人员教育和培训 针对医护人员的教育策略应着重于识别高风险环节，如无菌操作、回套针帽，拒绝重复使用注射器，废物分离等重点环节培训，以减少不安全注射的危害。

3. 使用智能注射器材 普及手术中可以重复使用的各类穿刺针应加强安全设计，防止手术过程中发生针刺伤；推广防止反复使用的注射器，通过对针栓或针头的安全设计，从而预防注射器的重复使用[3]。这两种智能注射器材的应用，会大大提高临床的安全注射性。

4. 使用彩色药物标签 彩色标签法是专门为麻醉学科设计的，用于区分麻醉学科相关药物种类、提高药物辨识度的重要方法，同时可以提升危机事件发生时的抢救效率。

总之，通过识别不安全注射的相关因素，开展针对性措施，如教育培训、采用智能注射器等方法持续提升医护人员安全注射意识，推广使用药物彩色标签，时刻有感染防控意识，才能保证临床医疗质量的安全。

参考文献

[1] 杨小叶，李福玮，黄卫东，等. 安全注射现状分析与管理对策研究. 中华医院感染学杂志，2017，27（23）：5516-5520.
[2] 龚世江，陈登翠，梁万衡. 传染病医院医务人员 HIV 职业暴露情况分析. 护理管理杂志，2014，14（02）：121-122.
[3] 王庆妍，康虹，肖霖，等. 消毒供应中心锐器伤发生现状及影响因素. 中华护理杂志，2013，48（05）：432-435.

第 5 节 手 卫 生

在临床实践中，各种诊疗、护理工作都离不开医护人员的双手，如不加强手卫生就会直接或间接地导致医院感染的发生。目前，手卫生已成为国际公认的控制医院感染和耐药菌感染最简单、最有效、最方便、最经济的措施，是标准预防的重要措施之一。

一、基本概念

（一）手卫生（hand hygiene）

手卫生是医护人员在从事职业活动过程中的洗手、卫生手消毒和外科手消毒的总称。

（二）洗手（hand washing）

洗手是医护人员用流动水和洗手液（肥皂）揉搓冲洗双手，去除手部皮肤污垢、碎屑和部分微生物的过程。

（三）卫生手消毒（antiseptic hand rubbing）

卫生手消毒是医护人员用手消毒剂揉搓双手，以减少手部暂居菌的过程。

（四）外科手消毒（surgical hand antisepsis）

外科手消毒是外科手术前医护人员用流动水和洗手液揉搓冲洗双手、前臂至上臂下 1/3，再用手消毒剂清除或者杀灭手部、前臂至上臂下 1/3 暂居菌和减少常居菌的过程。

二、手卫生管理

（一）制定手卫生制度

手卫生是控制医院感染的重要措施，将措施制度化有利于医护人员的执行和感染防控的管理，所以医院应根据《医务人员手卫生规范》[1]制定相应的手卫生制度，并严格执行。

（二）配备手卫生设施

手卫生设施是手卫生措施实施的物质基础，有效、便捷的手卫生设施可以有效提高手卫生的依从性。

（三）定期开展培训

医疗机构应定期开展广泛的手卫生培训，培训形式和内容应根据培训对象不同而调整，使广大医护人员能掌握必要的手卫生知识和技能，提高其无菌观念和自我保护意识与技识，保证手卫生的效果。

（四）加强监督指导

医疗机构应加强对临床、医技部门及其他部门人员的手卫生监督，包括开展对手卫生设施的管理；对照 WHO 提出"手卫生的五个重要时刻"（接触患者前；进行无菌操作前；接触体液后；接触患者后；接触患者周围环境后）开展对医护人员的指导与监督，提高手卫生的依从性。

（五）开展效果监测

应加强手卫生效果的监测，每季度对手术室、产房、导管室、层流洁净病房、重症监护病房、新生儿室、口腔科（门诊及病房）等部门工作的医护人员进行手消毒效果监测；当怀疑医院感染爆发与医护人员手卫生有关时，应及时进行监测，并进行相应的致病微生物检测。卫生手消毒后，监测的细菌菌落总数应 $\leqslant$ 10 CFU/cm^2；外科手消毒后，监测的细菌菌落总数应 $\leqslant$ 5 CFU/cm^2。

三、手卫生设施

（一）洗手设施

1. 流动水洗手设施 洗手应采用流动水，水龙头应位于洗手池的适当位置。手术室、产房、导管室、层流洁净病房、重症监护病房、新生儿室、感染疾病科、口腔科（门诊及病房）等重点部门必须配备非手触式水龙头；有条件的医疗机构在诊疗区域均宜配备非手触式水龙头。

2. 清洁剂 洗手的清洁剂可为肥皂、皂液或含杀菌成分的洗手液。使用固体肥皂需保持干燥，皂液或洗手液浑浊或变色时需及时更换；盛放皂液或洗手液的容器宜一次性使用，重复使用的容器应每周清洁和消毒。

3. 干手设施 洗手后需正确进行手的干燥。干手设施最好为一次性使用的纸巾；也可使用纯棉小毛巾，一人一用一消毒；还可使用干手机等其他可避免手再次污染的方法。另备盛放擦手纸或小毛巾的容器。

（二）卫生手消毒设施

医院需配备合格的速干手消毒剂，最常应用于手部皮肤消毒的消毒剂有如乙醇、异丙醇、氯己定、乙醇与氯己定的复合制剂等。剂型包括水剂、凝胶和泡沫型。手消毒剂应为符合国家有关规定的产品，医护人员有良好的接受性，宜使用一次性包装，并且无异味、无刺激性。

（三）外科手消毒设施

1. 手术室（部）洗手设施　应用流动水洗手，洗手池设置在手术间附近，水池大小、高度适宜，能防止洗手水溅出，池面应光滑无死角易于清洁，每日清洁与消毒。洗手池及水龙头的数量应根据手术间的数量设置，水龙头数量应不少于手术间的数量，水龙头开关应为非手触式。

2. 清洁用品　包括清洁剂、清洁指甲用物、手卫生的揉搓用品等。手刷的大小、刷毛的软硬度要合适。定期检查手刷质量，发现不合格及时更换。刷手工具应方便取用，一人一用一消毒，消毒前必须先用清水冲洗干净并干燥。

3. 外科手消毒剂　常用外科手消毒剂有氯己定与醇类的复合制剂、碘伏和氯己定等。以免冲洗手消毒剂为主，消毒后不需用水冲洗。消毒剂宜采用一次性包装，放在非手触式的出液器中。重复使用的消毒剂容器应每周清洁与消毒。

4. 干手物品　清洁毛巾、无菌巾。均应一人一用，用后清洁、灭菌；盛装毛巾的容器应每次清洗、灭菌。

四、洗手

（一）洗手操作步骤

1. 准备　打开水龙头，调节合适水流和水温。

2. 湿手　在流动水下，使双手充分淋湿。

3. 涂剂　关上水龙头并取适量清洁剂均匀涂抹至整个手掌、手背、手指和指缝。

4. 揉搓　认真揉搓双手至少 15 s，具体揉搓步骤见图 8-1。

5. 冲净　打开水龙头，在流动水下彻底冲净双手。

6. 干手　关闭水龙头，以擦手纸或毛巾擦干双手或在干手机下烘干

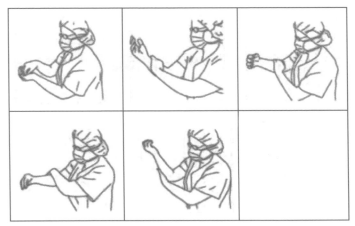

图 8-1　外科免冲洗手消毒

引自《医务人员手卫生规范 WS/T313—2019》[1]

双手；必要时取护手液护肤。

（二）卫生手消毒步骤

1. 洗手　按洗手步骤洗手并保持手的干燥。

2. 涂剂　取速干手消毒剂于掌心，均匀涂抹至整个手掌、手背、手指和指缝，必要时增加手腕及腕上 10 cm。

3. 揉搓　按照揉搓洗手的步骤揉搓双手，直至手部干燥。

4. 干手　自然干燥。

参考文献

[1] 医务人员手卫生规范 WS/T313—2019 [J]. 中华医院感染学杂志，2020，30（05）：796.

第 6 节　麻醉科常用仪器设备消毒

一、麻醉科仪器设备特点

麻醉科仪器设备因其适用范围的特殊性和重要性，具有精密、价格高昂、专业性强、管理要求高的特点。麻醉科常用的仪器设备包括除颤仪、麻醉机、各种监护仪、麻醉喉镜片、纤维支气管镜、神经肌电刺激仪、血液回输仪、简易人工呼吸器、插管钳、食管超声探头、液体加温仪等[1]。仪器设备因其精密性和材质的特殊性，消毒处理方法各不相同，其消毒管理需要严格把控[2]。

二、麻醉仪器设备的消毒原则

可复用仪器设备需要严格遵循清洁消毒原则，建议临床首先按照污染后使用导致患者感染风险分级管理，如达到进入人体组织、无菌器官的医疗器械、器具和物品必须达到灭菌水平；接触皮肤、黏膜的医疗器械、器具和物品必须达到消毒水平；各种用于注射、穿刺、采血等有创操作的医疗器具必须一人一用一灭菌。其次按照污染后清洁消毒与灭菌要求分类管理，根据可复用医疗仪器设备使用后污染程度，设置暂放专区，避免污染环境，引起微生物传播，同时遵守重复使用的诊疗器械、器具和物品，使用后应先清洁，再进行消毒或灭菌的原则。

三、具体仪器设备的消毒方法

（一）纤维支气管镜、金属喉镜片、普通超声探头

清洗、消毒、存放及使用等整个过程及环境建设，要符合国家卫生部门一系列文件规定如 WS/T367-2012《医疗机构消毒技术规范》、GB15982-2012《医院消毒卫生标准》、WS 507-2016《软式内镜清洗消毒技术规范》等。支气管镜保障团队（含护理人员、洗消工）及使用人员（医师）都要参与消毒隔离相关文件的学习[3]。可复用喉镜片清洁后多采用过氧化氢低温等离子或环氧乙烷灭菌法。纤维支气管镜多采用邻苯二甲醛或戊二醛等浸泡消毒。普通超声探头更多采用卡瓦布擦拭的方式清洁消毒。

（二）麻醉机

因为麻醉机作为麻醉科最常见、最重要的设备之一，感染防控必须引起重视。根据患者感染疾病的性质、强度及传播途径等，并参照麻醉机产品说明书进行清洁、灭菌与消毒。根据现有政策、医院感控原则，制定合理、切实可行的清洁消毒流程，是做好麻醉机感染防控重要手段。

表面清洁消毒建议每日对麻醉机表面进行湿式清洁，可首选消毒湿

巾，如卡瓦布或洁力佳等擦拭消毒；其次可选用 75% 酒精湿布擦拭，如遇血迹污染及时用 500 ～ 1000 mg/L（特殊感染 2000 mg/L）含氯消毒液擦拭消毒，不宜采取喷洒消毒方式。麻醉机内呼吸回路用麻醉机回路消毒机进行消毒，常采用复合醇消毒机，即将麻醉机内呼吸回路与消毒机回路通过螺纹管进行对接，无需拆卸麻醉机，雾化消毒 10 min，解析干燥 20 min，即可完成消毒[4]；也可将内呼吸回路送往消毒供应中心进行高压蒸汽灭菌处理。特殊感染者使用麻醉机机械通气后应清空钠石灰罐后单独进行彻底清洗消毒，其各部件应消毒后彻底干燥再备用[2]。具体灭菌方法是将麻醉机内呼吸回路的各部件拆卸后，送医院消毒供应室，按照麻醉机说明书的要求，选用合适的方法进行灭菌消毒。灭菌的流程包括：拆卸、清洗、消毒、灭菌、干燥、备用。

（三）插管钳

插管钳是金属材料，使用后需在比例为 1∶200 的全效多酶清洗剂里浸泡 5 ～ 10 min 再用清水冲净，擦干后高压灭菌处理[2]。

（四）简易呼吸器等器材

先拆卸至最小单位，清除可见污染物，再放入 1∶200 的全效多酶清洗剂里浸泡 5 ～ 10 min 再用清水冲净，在流动水下刷洗皮囊表面、内腔和关节，最后再用 500 mg/L 含氯消毒液浸泡 30 min，纯净水漂洗干净，烘干备用。螺纹管、面罩、牙垫、吸痰管、非金属喉镜片均为一次性使用，一人一用[2]。

（五）其他仪器设备

心电监护仪、除颤仪、神经肌电刺激仪、液体加温仪、微量泵等特殊仪器使用后，如果有体液污染，及时用清水擦拭干净，再用 75% 乙醇或 500 mg/L 含氯消毒液进行擦拭，最后再用清水再次擦拭。若无体液污染，用含复合双链季铵盐消毒液的消毒湿巾擦拭即可[2]。

参考文献

［1］程远，郑洁萍，陈淑萍．麻醉科医院感染的危险因素分析及预防控制措施．中华医院感染学杂志，2013，23（2）：366-367.

［2］林程程，汪淑敏，赖红燕，等．麻醉科仪器设备消毒管理策略分析．麻醉安全与质控，2020，4（05）：283-286.

［3］吴玉兰，孙灵，徐美英，等．建立适合麻醉科的支气管镜消毒制度与质控标准．麻醉安全与质控，2019，3（1）：28-30. DOI：10.3969/j.issn.2096-2681.2019.01.006.

［4］曹英浩，王古岩．麻醉机内呼吸回路消毒及灭菌的指导建议．中华麻醉学杂志，2018，38（12）：1417-1420.

［5］Dubler S，Zimme rmannS，FischerM，et al. Bacterial and viral contamination of breathing circuits after extendeduse：anas-pect of patient safety？. Acta Anaes thesiol Scand，2016，60（9）：1251-1260.DOI：10.1111/aas.12768.

［6］McGain F，Algie CM，O'Toole，et al. The microbiological and sustainability effects of washing anaesthesia breathing circuits less frequently. Anaes thesia，2014，69（4）：337-342. DOI：10.1111/anae.12563

［7］杨凡，李武平，王宇，等．消毒麻醉机内部管路使用有效时间的研究．现代医学，2014，42（04）：332-335.

［8］Tablan OC，Anderson LJ，Besser R，et al. Guidelines for preventing health-care—associated pneumonia，2003：recommendations of CDC and the Healthcare Infection Control PracticesAdvisory Committee. MMWR Recomm Rep，2004，53（RR-3）：1-36.

［9］贾文祥．医学微生物学．2版．北京：人民卫生出版社，2010：420.

第7节　锐器伤的预防与处理

锐器伤是指护理人员在护理活动中，由医疗利器造成皮肤深部足以使受伤者出血的皮肤损伤[1]。污染的锐器伤是导致医护人员发生血源性传播疾病的最主要职业因素。据统计，临床护士是医院中锐器伤发生率最高的职业群体。分析锐器伤的原因，了解如何进行有效的锐器伤预防和处理，有效减少锐器伤的发生，是保证护理人力资源的重要环节[2]。

一、锐器伤发生的原因

（一）操作过程中的不安全因素

1. 操作频繁，护士每天从事注射、清洗器械、处理医疗废物等锐器有关的操作，锐器伤的风险高。据统计，护理操作中发生锐器伤例数排名前几位的依次为掰安瓿、处理针头、废物、注射、外科手术缝合等。

2. 锐器伤发生率与护理工作强度、护理人员工作时心理状态、所在科室有关。护理工作强度越大，锐器伤发生率越高，可能与医院护理人员缺编、超负荷工作、急危重症患者多、病情复杂、治疗护理措施繁多有关。

3. 护士徒手取下针头，用双手回套针帽是发生针刺伤的重要原因；或在接触血液和体液操作中不戴手套；在处理破碎玻璃和掰安瓿时大部分不用护手设备，造成护士在污染的锐器丢弃和运输过程中受到损伤。

4. 手术中传递剪刀及刀片，传递手术器械时没有在双方视线内进行而导致误伤。

（二）防护意识薄弱

大多数护士能正确认识被 HIV、HBV、HCV 等污染锐器损伤的后果，科学防范。不要存在侥幸心理，对锐器伤的危害程度不够重视，认为被感染的可能性不大。

（三）医院管理部门不够重视

医院对护士职业暴露缺乏系统的教育、管理和监督，或者教育流于形式，而对于操作培训机会少，导致个人职业防护知识、防护意识相对缺乏。

（四）视力水平

锐器伤发生率还与护理人员视力水平有关，调查结果显示视力水平较低的护理人员发生锐器伤的概率相对较高[3]。应注意环境因素，光线强弱，避免黑暗环境及强光刺激。

二、预防

（一）加强安全操作技能训练，规范操作行为

1. 锐器如用后的针头等直接放入耐刺、防渗漏的利器盒中。

2. 禁止手持锐器随意走动。

3. 禁止将使用后的一次性针头重新套上针头帽，如果必须套回一定要单手操作。

4. 禁止用手直接接触使用后的针头、刀片等锐器。

5. 禁止将针等锐器随手传递；进行侵袭性诊疗、护理操作中，要保

证充足的光线，防止被针头、缝合针、刀片等锐器刺伤或者划伤。

6. 丢弃的锐器无论是否使用均按损伤性废物处理。

（二）加强安全意识及防护知识的宣教

1. 加强安全及防护知识教育，了解正确处理锐器伤的重要性，改变不正确的个人操作习惯，建立安全管理理念。

2. 增强标准预防意识，提高感染性疾病的预防控制知识水平。

3. 进行知识宣教，内容包括：标准预防的概念、医院感染现状、引起锐器损伤的危险因素及对身心健康的影响，以及如何正确合理使用防护用品。

（三）做好预防锐器伤的各种规范操作训练

1. 通过锐器伤训练纠正护士在工作中不良的操作习惯和行为。

2. 接触各种与血液、体液有关的操作时戴手套。

3. 使用注射器时不让指尖触及针头，操作完毕不回套针帽，禁止用手分离污染的针头和注射器。

4. 在治疗室配置药液时戴手套，防止掰安瓿划破手指。

5. 传递各种锐器时使用容器传递，针头、刀片、缝合针用后立即放入锐器盒内，放置 2/3 满时立即盖好盖子，贴上标签，焚烧处理。

（四）改善医疗工作环境

1. 安全的操作环境能有效减少护士被锐器损伤的次数，如在进行侵袭性诊疗、护理操作过程中，要保证充足的光线，采用安全针头注射器，负压标本试管采血，提供便于丢弃锐利废物的容器。

2. 规范医疗废品的处理，医疗垃圾应在卫生部门统一规定下在固定场所焚毁[4]。

（五）加强个人防护，合理安排人力资源

1. 护理人员在工作忙，任务重，急于完成工作时，常忽略职业个人防护。对工作量大，危重患者多的科室，加强人员配备，实行弹性排班，合理安排护理人力资源，减轻临床护理人员职业紧张感，减少因工作忙乱引起的职业损伤。

2. 对视力水平较低的护理人员适宜安排锐器伤发生率较低的工作岗位。

（六）加强护士的健康管理

1. 建立护士健康档案。

2. 建立损伤后登记上报制度并严格执行。

3. 建立锐器伤处理流程。

4. 建立受伤护士的监控体系，追踪伤者的健康情况。

（七）严格管理医疗废物，使用具有安全装置的护理器材

三、锐器伤的处理措施

（一）处理

1. 发生锐器伤应立即进行紧急处理，捏住伤口处近心端，防止微生物进入血液循环，尽可能挤出伤口处的血液，用肥皂水或流动水进行冲洗伤口 5 ～ 10 min，用 75% 酒精或 0.5% 碘伏消毒后包扎伤口。

2. 皮肤和黏膜污染时，立即用肥皂液和流动水清洗污染的皮肤。

3. 溅入口腔、眼睛等部位，用清水、自来水或生理盐水反复冲洗黏膜。

（二）报告和登记

填写针刺伤事件登记表，记录刺伤过程、利器名称、型号、可能污染的病原微生物种类等内容，进行感染评估，采取阻断感染的措施。

（三）尽早检测抗体及上报

1. 立即对受伤者及患者进行 HBV、HCV、HIV 抗体检测。

2. 误伤者 2 天内注射破伤风抗毒素。

3. 对于受到 HBV 感染的针刺伤者 24 h 内接种高价免疫球蛋白及全套乙肝疫苗。

4. 对于 HCV 感染的针刺伤者应注射干扰素 300 U/L，共 3 天，观察 6 ～ 9 个月。

5. 确认感染 HIV 阳性者应及时向 HIV 职业暴露安全储备点报告进行风险评估，确定用药的必要性及方案，在医师指导下应用抗病毒制剂或 3 种药物联合化疗。2 h 内服药，能将感染从 0.3% 降至 0.06%。暴露后 4 周、6 周、6 个月、12 个月定期检测 HIV 抗体[5]。

6. 暴露后追踪并随访。

参考文献

［1］李小寒．尚少梅．3版．北京：人民卫生出版社，2012：119-137．

［2］郭满容，林应标．临床护士锐器伤的原因、预防及处理．大家健康（学术版），2012，6（20）：52-53．

［3］施晨英，王路年，姚卓娅．医务人员锐器伤的调查及预防处理措施∥全国静脉治疗护理学术交流暨专题讲座会议论文汇编，2006：172-174．

［4］郭巧莉，张银娣．护士职业伤害原因及预防措施．全科护理，2009，7（02）：159．

［5］戴青梅，王立英，刘素美，李法云．医护人员职业性损伤的危险因素及防护对策．中华护理杂志，2002（07）：52-54．

麻醉科护理教学

第 **9** 章　（邓曼丽　韩燕敏）

第1节　麻醉科护理教学小组职责

1.建立教学小组架构　麻醉科护理教学小组在麻醉科主任，护士长的领导下工作，由护理教学组长负责具体落实。是麻醉科临床护理教学管理的决策小组，要求结合护理部年度教学工作计划，完成麻醉护理各项教学任务。

2.制订年度教学计划　教学小组结合科室实际制订每年各级护士和各类学员教学计划和教学目标，按计划实施，定期检查评价教学工作的落实情况，总结推广教学经验，确保教学工作的正常运转和良好秩序。

3.加强教学工作管理　按教学要求统筹规划、组织协调、督导检查教学工作，促进教学管理的科学化、制度化、规范化，促进教学质量不断提高。

4.强化师资队伍建设　健全临床麻醉护理教师资格认定标准，推进麻醉护理教师水平提升，负责临床护理教师的选拔与培训。

5.定期组织教学活动　教学组长负责教学活动分工，组织本专科护理查房，危重/疑难病例讨论；组织完成各类考核；定期组织讨论修订各层级学员年度学习计划。

6.建立教学评价机制　组织麻醉护理教学双向反馈机制，实施护理教师评优优先奖惩措施，充分调动临床护理人员参与麻醉护理教学工作的积极性。

7.开展多种教学活动　学习掌握多种先进的教学方法，开展各类学员分层培训、定期考核制度，及时了解本专业教学发展动态，改进教学模式和方法，促进学员对专业知识的掌握。

8. 了解麻醉护理学科前沿性发展趋势 积极参加国家、省、市级继续教育项目，定期组织科室护理学术活动，提高麻醉护士专科护理能力。

9. 负责护理教学用具管理 管理麻醉护理教室，以及负责教学所需仪器设备、教具、材料、书籍的保管更新，保障教学活动正常运行。

10. 负责麻醉护理教学资料管理 做好年度教学材料的保管与归纳，保存教学资料档案。

第2节 麻醉科护理分层级教学

一、制订培训目标和计划

根据麻醉科室临床护理工作的实际需求和工作岗位的职责、内容及护理能力，制订麻醉科护士培训目标和培训计划。

二、各级护理人员分层

岗位	工作年限
N0	1 年 新护士
N1	2～3 年
N2	4～5 年
N3	6～8 年
N4	9～10 年

三、培训总目标与计划

1. 每月组织业务学习 1 次，护理查房 1 次。每月组织学习护理核心制度、基础护理知识、专科护理常规、护理急救配合、护理应急预案及处置流程等。

2. 每季度组织院内感染防控培训 1 次。

3. 每月进行基础护理操作培训与考核 1 次，麻醉专科护理技术操作 1

次，应达到成绩合格≥ 90 分以上。

4. 按要求参加医院、护理部组织的业务学习、三基理论和技术操作考核。

5. 按医院规定完成本年度相应职称的继续教育学分。

四、具体培训方案

（一）N0 级护士

1. 培训目标 了解麻醉护理岗位职责；熟悉麻醉科各项规章制度和工作要求；掌握护理十项核心制度；掌握麻醉基本理论、技能，掌握临床常用仪器设备操作方法及流程；掌握麻醉科常用仪器设备消毒、灭菌方法。能够在高年资护师指导下完成麻醉恢复期临床护理工作，发现异常情况及时报告医师，保证患者安全。

2. 培训计划 培训时长 6 个月至 1 年。由 N2 级护士担任带教老师。

3. 培训内容 护理部岗前培训；麻醉科室管理规定、工作制度、医疗职业法律法规、护士职业素质，护理人文沟通。麻醉科各项规章制度；护理核心制度；麻醉护理基本理论知识；麻醉护理基础技能、专科技能；麻醉护理各岗位人员工作职责和各班次工作流程；麻醉科常用仪器设备操作方法及使用流程。

4. 培训及考核方法

（1）按要求参加护理部的规范化基地培训。

（2）每月组织理论学习 2 次，基础技能培训 1 次，麻醉专科技能培训 1 次，月底完成考核。

（3）每季度组织麻醉护理应急预案演练、护理查房，院感知识培训及考核。

（二）N1 级护士

1. 培训目标 掌握麻醉恢复室各类管理制度和工作要求；掌握麻醉恢复期患者监护要点；掌握麻醉基本理论、操作技能；能够按操作规范独立完成各类麻醉术前配合、术中监测护理、麻醉术后患者的监护工作；能够配合危急重症患者的监护和抢救，达到护师水平。完成护士规范化培训后的继续教育。

2. 培训计划　培训时长 1～2 年，由 N2 和 N3 级护士担任带教老师。

3. 培训内容　除完成护理部的培训安排之外，还应加强围麻醉期专科训练及考核，培训重点为患者的病情观察、病情判断能力；使护士掌握各专科患者的病情观察，能够发现异常病情变化、培养护士及时处理问题的能力；准确熟练进行各项护理监测操作；掌握麻醉科常用仪器设备消毒、灭菌方法；仪器设备的维护常规和登记方法。

4. 培训与考核方法

（1）每月对基础护理操作及专科操作进行抽考 1 次，及时发现和纠正操作细节问题，以提高护士正规、熟练操作的能力。

（2）参加科室不良事件分析讨论，能够提出处理及预防措施，防范和减少不良事件的发生。

（3）每月对麻醉基本理论、基本知识进行随机提问；每季度进行书面理论考核，强化对基本理论知识的理解、应用。

（4）组织培训应急预案演练流程、护理查房。

（三）N2 级护士

1. 培训目标　提高对围麻醉期患者急危重症护理能力及临床带教能力培养；能参与组织科内护理查房；独立承担危急重症患者的监护；能够高效配合医师完成患者抢救；能为患者提供围麻醉期全程舒适化护理；能够指导低年资护士完成常规护理工作。

2. 培训计划　培训时长 1～2 年，由 N3 和 N4 级护士担任带教老师。

3. 培训内容　除完成护理部的培训及围麻醉期的专科培训外，还应加强对常见并发症的预防及护理的培训；能够承担麻醉护理实习生、新护士带教工作，能够参加护理教学查房讨论；具备危急重症患者急救知识及技能；能够检查及排除常用仪器设备的故障。

4. 培训与考核方法

（1）每月组织理论学习 1 次，技能培训 1 次。可采取自学、小组讨论、案例分析等形式，每季度完成考核，以闭卷考试及床旁操作形式考核为主。

（2）组织护理人员对每例不良事件进行分析讨论，提出处理及预防措施，防范和减少不良事件的发生。

（3）进行应急预案演练，参加护理查房并讨论。

（4）承担低年资护士培训。

（四）N3 级护士

1. 培训目标　重点加强对单个护理小组管理能力的培养。能处理本小组护理技术难题，在应急事件中能够指挥、协调本小组护理人力，能协助护士长进行日常质控管理等；能主持护理单元危重病例讨论、参与院内会诊，能够有效组织开展患者抢救工作；承担下级护士的教学和管理工作。

2. 培训计划　培训时长 2 ~ 3 年，由 N4 级护士担任带教老师。

3. 培训内容　除完成护理部的培训及围麻醉期的专科培训外还应根据护士的专长进行临床护理、专科操作、教学授课、临床科研、临床管理等能力的专项培养。培训护士抢救工作的组织与协调能力；对低年资护士的带教、指导、沟通能力等；并积极参加科室新技术的开展及实践。

4. 培训与考核方法

（1）自学、进修、参加专科进修班或参加更高一级的学历深造。

（2）每月承担科室讲座、低年资护士培训、科室质量管理等工作，由护士长进行考评。

（3）每季度参加一次理论及操作考核。

（五）N4 级护士

1. 培训目标　加强质控管理和创新能力的培养。能够实施麻醉护理单元质量控制；能够对科室管理制度及流程提出改进措施，参与科室规章制度及工作流程的修订；能够制订下一级护士的带教计划；能够组织护理科研项目立题与实施。

2. 培训内容　继续加强高年资护士护理管理、临床操作、临床教学、临床科研等各方面能力培养。

3. 培训与考核方法

（1）自学、进修、参加专科进修班、参加国内专业学术会议，每年组织一次理论考试。

（2）每月承担科室讲座、低层级护士培训、科室质量管理等工作，由教学小组进行考评。

第3节　麻醉科各职称护士教学计划

麻醉科护士各职称护士教学应从新护士规范化教学入手，逐步完善各职称护士的培训考核措施，为培养麻醉专科护士打下扎实的基础。

一、护士

（一）教学目标

通过 1～3 年麻醉护理规范化培训，使其熟练掌握：

1.专科理论　熟练掌握麻醉科护理各岗位工作职责及流程；熟练掌握麻醉恢复期护理常规和各外科麻醉恢复期护理常规；熟练掌握麻醉恢复期常见并发症的预防及护理措施，了解麻醉学基础知识及各麻醉方法、麻醉监测技术、术后 PCA 随访。

2.专科技能　熟练掌握护理部 27 项基础护理操作；掌握麻醉科常用 20 项专科技术操作；轮转麻醉护理各岗位。

（二）培训计划

1.第一年专科理论目标　熟练掌握外科护理常规，麻醉恢复期护理常规，学习麻醉专业相关教材，每月记学习笔记，月底交护士长检查。参加护理部继续教育不少于 10 次，参加科室继续教育不少于 20 次。技能目标：每月由教学组长组织练习基础操作 1 项和专科技术操作 1 项；完成护理病历 1 篇。

2.第二年专科理论目标　掌握麻醉解剖、临床常用药品药理知识、配置方法。学习麻醉专业相关教材，每月记学习笔记，月底交护士长检查。参加护理部继续教育不少于 10 次，参加科室继续教育不少于 20 次。技能目标：除巩固掌握麻醉科专科技术操作，还应熟悉麻醉科常用急救技术，如麻醉机辅助加压面罩吸氧，以及气管导管插管、环甲膜穿刺等麻醉操作技术的配合；完成护理病历 1 篇。

3.第三年专科理论目标　熟练掌握麻醉恢复期常见并发症护理；小儿、老年等特殊患者护理重点；学习麻醉专业相关教材，每月记学习笔记，月底交护士长检查。参加护理部继续教育不少于 10 次，参加科室继续续教育不少于 20 次；技能目标：熟练掌握 27 项基础护理操作，20 项麻醉专科操作技术以及常见问题及预防措施。

（三）计划实施

1. 教员安排 护士长、教学组长（主管护师）及麻醉医师担任护理教师。

2. 培训计划

（1）每月安排 2 次继续教育课程，要求护士全程参与培训，每月做学习笔记。

（2）每月进行专科技术操作考核 1 次，基础技术操作考核 1 次。

（3）每年进行专科理论考核 1 次。

（4）参加护理部组织的护理基础理论考核。

（5）完成本年度护理部布置的培训及考核项目。

（四）考核与评价

1. 全体护士积极参加护理部继续教育课程。

2. 按学分手册要求修满当年学分。

3. 要求所有护士均在 1 ～ 3 年后晋升为护师。

二、护师

（一）教学目标

通过为期 5 年的专科规范化培训，使麻醉科护师熟练掌握以下内容：

1. 理论知识 除要求护士了解、熟悉、掌握、熟练掌握的专科理论知识外，还包括下列内容：熟悉麻醉学基础、麻醉药理学、麻醉患者评估等基础麻醉知识；熟悉各外科手术后麻醉恢复期护理常规和各专科护理要点；熟练掌握麻醉和精神药品、重点药品管理制度和规范使用流程；掌握麻醉麻醉配合基本知识。

2. 护理技能 熟练掌握 30 项麻醉专科护理操作；熟练掌握高风险气管导管拔除及并发症护理；熟练掌握麻醉恢复期护理各类评估方法；掌握麻醉护理各岗位护理程序；掌握麻醉护理配合基本技能。

（二）培训计划

1. 第一年

（1）通读麻醉护理相关专业教材，每月组织1次，每次学1～2个章节，并做好笔记。

（2）掌握临床麻醉护理基本知识，围麻醉期常用监测技术与护理。

（3）完成麻醉护理教学讲课1次。

（4）完成护理论文1篇。

2. 第二年

（1）通读麻醉专业相关教材，每月组织1次，每次学1～2个章节，并做好笔记。

（2）掌握相关麻醉基础理论，基本技能；各外科患者麻醉护理配合技能。

（3）完成麻醉护理教学讲课1次。

（4）完成护理论文1篇。

3. 第三年

（1）通读麻醉专业相关教材，每月组织1次，每次学1～2个章节，并做好笔记。

（2）掌握各类麻醉药品药理知识，常用配置剂量和方法。

（3）承担实习护士、新护士带教，完成麻醉护理教学讲课2～3次。

（4）完成护理论文1篇。

4. 第四年

（1）掌握麻醉恢复期各类评估方法，总结积累护理经验。

（2）继续承担实习护士、新护士带教，完成麻醉护理教学讲课2～3次。

（3）要求发表护理论著1篇。

5. 第五年

（1）巩固练习专科技术操作，以及操作常见问题预防措施，总结积累护理操作经验。

（2）继续承担实习护士、新护士带教，完成麻醉护理教学讲课2～3次。

（3）要求发表护理论著1篇。

（4）自学英语至少达到大学4级水平。

（5）任职护师期间完成规范化培训。

（三）计划实施

1. 教员安排 护士长、教学组长。

2. 讲课安排 每月 2 次麻醉护理继续教育；参加科室组织的病例讨论及麻醉专业知识讲课。

3. 考核安排 参加护理部组织的基础理论考试 1 次 / 年；参加科室专科理论考试 1 次 / 年；每月组织基础护理操作考核 1 次，麻醉专科护理技术操作考核 1 次。

（四）考核与评价

1. 护师每年参加继续教育课程不得少于 20 次。

2. 基础理论考试成绩 ≥ 80 分；专科理论成绩 ≥ 85 分；专科技术操作成绩 ≥ 90 分。

3. 按学分手册要求修满当年学分；所有考核结果由护士长考评。

4. 5 年规范化培训合格期满后晋升为主管护师。

三、主管护师

（一）教学目标

除要求护士、护师了解、熟悉、掌握、熟练掌握的专科理论知识和技术操作外，还包括下列内容：

1. 理论知识 了解外科各专科麻醉方法、特点；掌握危重病学和重症监护基本护理理论；掌握疼痛护理基本理论及评估方法；掌握麻醉恢复期常见并发症的急救和护理；掌握护理部、科室质控内容及检查方法等。

2. 护理技能 熟练掌握多种麻醉常用急救技术：口咽鼻咽通气道置入法、麻醉机辅助加压面罩吸氧法、经口气管导管插管法、喉罩置入法等；掌握各专科麻醉的护理配合及物品准备；熟悉麻醉特殊监测技术及配合。

（二）培训计划

1. 教员安排 护士长带教。

2. 讲课安排 按护理部及科室计划参加继续教育课程。

3. 考核安排　参加护理部基础理论考试 1 次 / 年、麻醉专科理论考试 1 次 / 年；每月组织的基础护理技术操作考核 1 次、麻醉专科护理技术操作 1 次。

（三）教学安排

1. 通读麻醉相关专业教材，每月自学 1～2 个章节，并做好笔记。

2. 掌握围麻醉期各类突发事件应急预案及抢救流程、麻醉护理专科技术操作常见问题及预防措施。

3. 承担科室实习护士、轮转护士、进修护士以及麻醉专科护士的教学工作，完成教学讲课 ≥ 15 次 / 年。

4. 提高科研水平，每年按要求发表护理论著 1 篇，本专业专题报告 2 篇。

5. 掌握麻醉科质量控制与安全管理制度和措施、麻醉科感染控制措施，提高护理管理能力。

（四）考核与评价

1. 按学分手册要求修满当年学分。

2. 按任职期间要求发表论文。

3. 护士长制定考核标准并定期考核。

四、高级职称及以上

（一）教学目标

除要求护士、护师、主管护师了解、熟悉、掌握、熟练掌握的专科理论知识和专业技术操作外，还应掌握以下内容：

1. 理论知识　熟练掌握护理临床教学的基本方法及理论；熟练掌握临床科研的基本方法及理论；熟悉本专科危重症抢救措施及应急预案；熟悉本单位各项管理规章制度；了解围麻醉护理新业务新技术的发展动态；英文达到能查阅文献，与同行进行专业交流。

2. 护理技能　熟练掌握围麻醉期相关护理技能；熟练掌握临床麻醉疑难病例的护理；熟练掌握危重症患者抢救的组织与管理；熟练掌握临床教学的基本方法、组织与管理；掌握临床护理科研的方法及流程；承担院内护理会诊、专项督导组任务等。

（二）培训计划

通过自学、进修、参加麻醉护理专业学术活动，麻醉专科护士学习班的形式，不断提升专业能力。

（三）教学安排

1. 通读麻醉相关专业教材，掌握抢救的组织及应急处置流程的制定。

2. 承担进修护士、麻醉专科护士带教任务；完成带教教学讲课 20 次 / 年。

3. 每年开展新业务或新技术 1 项。

4. 按要求发表护理论著。

5. 自学英语能阅读英文文献，能与国外同行进行专业交流。

（四）考核与评价

1. 按要求完成学分手册内容并修满当年学分。

2. 按护理部要求参加培训与考核。

第 4 节　麻醉科各类护理学员教学计划

一、麻醉科实习护士

（一）教学目标

通过系统化专科培训，使麻醉科实习护士在实习期间熟练掌握以下内容：

1. 麻醉专科护理基本内容；护理学基础知识；术中麻醉护理基本流程；麻醉恢复室监护患者流程。

2. 麻醉护理各班次工作内容、工作流程；单个麻醉护理岗位职责及工作制度。

3. 麻醉恢复期护理常规；了解 3 种以上麻醉恢复期患者常见并发症护理。

4. 掌握 6 项麻醉护理专科技术操作，熟练掌握 6 项基础护理技术操作。

5. 了解麻醉科常用药品及耗材。

（二）教学安排

1. 由护士长、教学组长统一入科培训、各临床护理教师负责专人带教。

2. 每周 1 次专科护理理论讲课，专科护理操作统一示教并练习。

3. 入科培训　熟悉麻醉科工作环境及各辅助区域；学习麻醉科护理相关制度；麻醉恢复室护理工作制度；麻醉恢复期医护患沟通文明用语服务规范；麻醉和精神类药品使用管理流程；医疗文书填写规范。掌握 6 项常用专科技术操作：①心电监护使用技术；②呼吸机使用及故障排除法；③咽、鼻咽通气管置入法；④患者安全转运；⑤吸痰气管导管拔除法；⑥全麻物品、药品准备。

4. 护理临床实践（以麻醉恢复室实习为例）

（1）第 1 周：熟悉麻醉科工作环境，学习与掌握恢复室临床护理基础工作；各班次工作流程及工作内容；恢复室护理记录单的填写。

（2）第 2 周：学习麻醉恢复室监护患者流程；掌握恢复期护理交接班流程；患者安全转运制度；患者出入恢复室标准；恢复期患者 Aldrete 评分法。

重点掌握内容及考查：恢复室护理记录单的填写、患者入、出室交接班流程、患者安全转运。考核人：临床带教老师。

（3）第 3 周：学习各专科全麻术后恢复期患者监测与护理要点。

（4）第 4 周：麻醉科麻醉和精神类药品管理流程；常用麻醉和精神类药品配置与使用；常用急救药品管理及使用。

重点掌握内容及考查：掌握患者低风险拔管指征；1 种急救药品的配置与使用。考核人：临床带教老师。

（5）第 5 周：了解麻醉恢复期患者常见并发症：呼吸系统并发症；循环系统并发症；麻醉苏醒延迟；术后躁动、谵妄、疼痛、恶心呕吐、反流误吸；低温、寒战、高热；过敏反应等。

（6）第 6 周：巩固与总结学习期间所有知识；交出科小结；组织出科座谈会。

重点掌握内容及考查：理论试卷考核，操作考核。考核人：教学组长。

（三）理论授课安排

根据具体学习时间进行理论授课，授课次数不得少于 6 次，每次课时为 1 小时。

（四）出科考核评价

以试卷的形式考核基本理论与专科理论；按技术操作要求考核基础护理技术 1 项，专科护理技术操作 1 项。

（五）实习期间要求

实习护士在实习期间应遵守科室及医院的管理规定，上课期间仔细听讲，认真做好笔记，结业出科时每人交出科学习小结 1 份。

二、麻醉科轮转护士

（一）教学目标

通过为期 4 周的规范化培训，使其他科室轮转护师在学习期间熟练掌握以下内容：

1. 熟悉麻醉科护理工作制度；各班次工作内容、工作流程；各护理岗位工作职责。

2. 围麻醉期护理常规及监护患者流程；各类麻醉方式的护理配合。

3. 麻醉恢复期常见并发症及处理。

4. 麻醉、精神药品管理制度及流程；常用麻醉、精神类药品配置与使用。

5. 4 项麻醉护理专科技术操作。

（二）教学安排

1. 由教学组长统一入科培训、各临床护理教师负责专人带教。

2. 每周 1 次专科护理理论讲课、专科护理操作统一示教。

3. 入科培训 熟悉麻醉护理工作环境；麻醉护理工作制度；麻醉护理单元文明用语服务规范；术间麻醉护理工作流程，麻醉恢复期患者护理流程；外科患者护理交接班流程；麻醉、精神类药品管理规范；医疗文书填写规范；掌握 4 项恢复室专科技术操作：①患者安全转运；②口咽鼻咽通气道置入；③气管导管拔除法；④呼吸机使用及故障排除法。

4. 临床教学（以麻醉恢复室轮转学习为例）：

（1）第 1 周：熟悉麻醉科工作环境，了解围麻醉期护理工作流程；

掌握各班次工作内容；掌握恢复室护理记录单的填写；掌握恢复室仪器设备使用方法。

（2）第2周：掌握麻醉恢复室舒适化护理流程；恢复期护理交接班制度及流程；患者出入室标准；恢复期拔除气管导管指征。

（3）第3周：掌握麻醉恢复期护理常规；麻醉科总务工作流程；麻醉、精神类药品规范化管理流程；熟练掌握麻醉护理4项专科技术操作。

（4）第4周：掌握各专科全麻术后恢复期患者监测及护理要点；掌握麻醉恢复期常见并发症及护理。

（三）理论授课安排

授课次数不得少于4次，每次课时为1小时。

（四）出科考核评价

以试卷的形式考核基本理论与专科理论；按技术操作要求考核专科护理技术操作1项。

（五）实习期间要求

学习期间应遵守科室及医院的管理规定，上课期间仔细听讲，认真做好笔记，结业出科时交出科学习小结1份。

三、麻醉科进修护士

（一）教学目标

通过为期6个月的麻醉护理系统化培训，使麻醉进修护士在麻醉科学习期间掌握以下内容：

1. 麻醉恢复室护理工作 熟练掌握麻醉恢复室护理工作制度、流程、职责；熟练掌握恢复期患者护理交接班流程，患者监护流程，常用麻醉护理专科技术操作；常用仪器设备使用方法。

熟练掌握麻醉恢复期护理常规，各专科全麻术后恢复期护理要点，麻醉恢复期常见并发症处理及护理。

熟悉麻醉恢复期护理安全应急预案与护理抢救流程；掌握多种人工气道护理技术。

熟悉麻醉恢复室专科护理质量标准。

2. 麻醉总务工作 熟悉麻醉总务工作流程；掌握麻醉护理信息化管理工作；熟练掌握麻醉科药品请领及管理流程；熟练掌握麻醉耗材发放回收与管理流程；掌握麻醉外出点药品、物品管理方法；熟悉麻醉收费工作流程。

3. 术间麻醉护理配合工作 熟练掌握术间麻醉护理工作职责及流程；掌握常用术间麻醉护理专科技术操作；掌握各类仪器设备使用方法；掌握麻醉学基础知识及各类麻醉方法护理配合；掌握麻醉期间各种监测技术；熟练掌握各专科围麻醉期护理要点，麻醉常见并发症处理及护理；术后 PCA 随访；掌握围麻醉期感染控制规定；掌握麻醉急救配合技术。

4. 无痛诊疗麻醉护理工作 掌握无痛诊疗护理工作职责及流程；无痛诊疗麻醉护理配合；熟悉麻醉门诊收费录入；熟悉无痛诊疗药品、物品管理；了解麻醉门诊评估患者流程；了解疼痛科门诊及病房工作内容。

5. 其他麻醉护理岗位工作 根据各单位麻醉护理岗位开展情况制定。

（二）教学计划

1. 带教安排 护士长、教学组长、临床责任组长。

2. 授课安排 ①每月参加麻醉护理继续教育讲课；②每周参加护理部及科室晨课、病例讨论及继续教育授课；③每月 2 次麻醉护理进修生专科理论授课。

（三）临床实践

1. 入科培训

（1）熟悉麻醉科工作环境及各工作区域；了解科室规章制度与管理规定。

（2）了解护理部十项核心制度；麻醉护理专业进修培训计划；手术室及麻醉科感染控制标准；麻醉护理工作制度；麻醉科文明用语服务规范；麻醉、精神类药品管理规范；医疗文书填写规范；麻醉科护理工作常规及围术期麻醉护理工作；麻醉科护理质量控制管理及质量标准。

（3）掌握麻醉科护理专科技术操作 12 项：①心电监护；②电除颤；③呼吸机使用及故障排除；④吸痰气管导管拔除法；⑤全身麻醉诱导护理配合；⑥有创血压监测护理配合；⑦全麻物品准备；⑧常用麻醉药品

配置；⑨椎管内麻醉护理配合；⑩经口／鼻气管内插管术护理配合；⑪患者安全转运；⑫麻醉机辅助加压面罩通气法。

2. 麻醉恢复室临床护理

（1）学习并掌握麻醉恢复室临床护理工作制度；恢复室各级护理人员职责，各班工作程序，恢复室护理职责及监护患者流程；麻醉护理管理模式；恢复室护理教学管理。

（2）学习并掌握恢复室护理记录单的填写；常用麻醉护理专科技术操作；常用仪器设备使用方法；麻醉恢复室专科护理质量控制标准。

（3）学习并掌握麻醉恢复期护理常规；各专科全麻术后患者监测与护理要点（以《麻醉恢复室规范化护理工作手册》为教学参考）。

（4）学习并掌握恢复期患者常见并发症处理（呼吸系统并发症；循环系统并发症；麻醉恢复延迟；术后躁动、谵妄和疼痛；恶心、呕吐、反流和误吸；低温、寒战和高热；肾脏的并发症；过敏反应等）；麻醉恢复期护理安全应急预案与护理抢救流程。

（5）学习并掌握麻醉、精神类药品规范化管理流程。

3. 术间麻醉护理配合　①全麻物品准备；②全麻气管插管术的护理配合；③各种麻醉体位摆放护理配合；④临床实践气管插管（快插、慢插、环甲膜注射等）；⑤常用麻醉监测技术、新技术等；⑥各专科围麻醉期患者护理；⑦围手术期常见麻醉并发症及意外的护理；⑧有创动静脉监测的配合；⑨常见人工气道护理技术。

4. 麻醉总务工作　学习并掌握总务护士工作流程；掌握麻醉科物品、药品管理，核对与请领；麻醉护理感染控制；掌握麻醉收费录入；麻醉外出点物品、药品管理。

5. 无痛诊疗麻醉护理以及麻醉门诊评估　了解已开展无痛诊疗技术科室的麻醉护理工作制度、工作流程；掌握无痛诊疗麻醉护理配合要点；熟悉麻醉门诊收费录入；熟悉无痛诊疗麻醉药品、物品管理；了解麻醉门诊评估患者流程；了解疼痛科门诊及病房工作内容。

（四）理论授课安排

根据具体学习时间进行理论授课安排，授课次数不得少于12次，每次课时为1小时。

（五）出科考核评价

以试卷的形式考核基本理论与专科理论；按技术操作要求考核专科护理技术操作 1 项。

（六）实习期间要求

学习期间应遵守科室及医院的管理规定，上课期间仔细听讲，认真做好笔记，结业出科时交出科学习小结 1 份。

第 5 节　麻醉科专科护士培训

一、总体目标

按照中华护理学会麻醉科专科护士教学大纲，通过系统全面规范化培训，培养热爱麻醉护理事业，专业理论扎实，护理技能优秀的麻醉专科护士。

二、培训对象

麻醉科护士。

三、培训内容及要求

（一）基本理论知识

1. 法律法规　了解《护士条例》《侵权责任法》《医疗事故处理条例》《传染病防治法》《医疗废物管理条例》《医院感染管理办法》《医疗机构临床用血管理办法》等相关法律法规。

2. 规章制度　掌握麻醉护理工作相关规章制度（无菌技术操作原则，医嘱执行、危重症患者护理管理、危急值报告及处置、麻醉相关病历书写、麻醉药品管理、麻醉耗材管理、麻醉科仪器设备消毒隔离、职业暴露防护等制度）、护理岗位职责及各班次工作流程等。

3. 安全管理　掌握患者安全目标，患者风险评估观察要点及防范护理措施，麻醉、精神类药物的管理与应用、各类麻醉科应急风险预案、护患纠纷预防与处理、护理不良事件的预防与处理等。

4. 护理文书 麻醉恢复室护理记录单、护理记录单、麻醉记录单、麻醉后访视记录单等护理文书的书写规范。

5. 熟悉麻醉科常用药物的作用、副作用、剂量及使用方法。掌握急救车内各种物品的位置，急救药的剂量、作用、副作用以及急救车内各种物品使用方法。

6. 掌握麻醉恢复期各专科患者的护理常规和护理要点；掌握恢复期常见并发症及抢救处置原则，熟悉各种抢救技术、抢救配合、抢救物品准备和使用。

7. 掌握围麻醉期患者病情观察方法及护理要点，熟悉危重症患者的麻醉护理工作内容和标准。

8. 熟悉常见心律失常的心电图波形，基本掌握简易呼吸器、呼吸机、麻醉剂使用方法、注意事项、常见故障排除、输液泵的使用及报警处理等。

9. 掌握麻醉医嘱处理、麻醉计价收费方法。

10. 掌握突发意外事件应急处置流程，熟悉常用的应急电话以及应急情况的处置上报流程。

（二）重点护理技术操作

由操作小教员负责培训并考核，要求专科护士学员熟练掌握中华护理学会要求的心肺复苏、电除颤、呼吸机吸痰3项技术操作。

四、培训时间及方式

培训总时长2个月。规章制度、专业理论、专业技术操作可采取集体授课、教员演示等方法进行，临床实践能力须采取一对一专人带教方式进行。

五、考核方法

考核包括两部分：由总带教老师组织，按中华护理学会要求组织理论考试，3项技术操作练习和抽考。

第6节 麻醉科护士资质准入

1.麻醉护理不同于病房普通护理岗位，属于特殊护理岗位，因此要求麻醉科护士必须具备良好的专业素质与较强的应急处置能力。

2.麻醉科护士必须具备有本科及以上学历。

3.所有麻醉科护士均应达到普通护士岗位资质准入标准，并在培训1年后方可申请麻醉护理岗位的资质准入。

4.科室负责制订专科理论与技能操作培训计划，并进行培训与考核。

5.对考核合格并符合条件的人员由科室按照特殊岗位准入申请，填写特殊护理岗位准入审批表，并上报护理部。

6.护理部按照特殊护理岗位准入标准对科室上报的审批表进行审核，提出准入意见，并公布通过名单，通过者在相应岗位可独立从事麻醉护理工作并承担法律责任。

7.脱离麻醉护理岗位2年以上者，需重新接受岗位培训与考核，合格后经再次准入方可独立上岗。

第7节 麻醉护理模拟教学

情景模拟教学是根据教学内容和教学目的，在教师的指导下，利用设计相类似于实际生活中的人物、场景和事件，使得学生同情景相容，对其中的各种角色进行扮演，同时实战演练，从而对所学知识做到更好地理解和掌握，使实践能力得到提高。其典型特征是接近现实的工作内容，具体表现在：

1.由于教学环境与过程比较接近事件或事物发生与发展的真实情景，有利于提高护士的形象思维能力。

2.能够让护士在角色演练中体会到岗位的地位、作用、处境、工作要领。

3.有利于让护士通过模拟事件发生、发展的每个环节，发现自己的创新潜能，找出自己工作上的不足，从而增强对实际问题的预测与处理能力。

4.能够从模拟演练活动得出的结果或结论中领悟到事物的发展演变规律。

麻醉护理情景模拟教学以在麻醉护理过程中常见的并发症以及围麻醉期常见危机事件护理配合等为案例实施教学，具体步骤如下：

1.组织准备

①确定教学对象：导师选择合适的情景模拟的案例；②确定教学目标；③角色分配：根据学员人数进行分组，一般为 5 ～ 8 人一组，每组选择 1 ～ 2 名拟定为培训人员；④准备教学辅助工具：根据实际工作场景布置教学现场，尽量还原现场。

2.情景模拟

①学员的角色扮演：学员既要围绕特定的情景思考、针对问题提出护理策略，又要有较强的表演能力和较好的口才表达能力。②教师的引导作用：导师要起到指导和引导的作用，激发学员在角色扮演中做出更好的表现；控制节奏，及时调整，不能出现冷场，不能离题太远；同时需要较强的应变能力。教学导师 2 人，1 人负责整体模拟场景控制，1 人负责记录学员目标完成情况。

3.归纳提炼

角色扮演结束后，教师对模拟过程进行点评总结，一方面指出学员在整个过程中的优点和不足，另一方面需要为学员提供案例涉及的理论框架并作出有针对性的相关分析。1 名导师负责引导参与培训学生分析病因，提出护理诊断与措施，另 1 名导师负责归纳总结知识点，并提出深层次的问题共同学习，深入思考。

4.质量评估

教学质量评估是一个重要的环节。其出发点是评估课程对培训目标、教学目的和学员需求的实现程度。主要包括对教学内容的评估和对任课导师的评估：①自我反思在参与和观察中增长的知识、技能，以及在特定环境中岗位与岗位（或角色与角色）之间的相互关系和影响；②反思对某一岗位（或角色）的理解。用简短的文字将上述反思和理解进行总结形成反馈，教给老师。一般在教学结束三天内由学员完成。

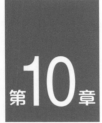

第10章 麻醉护理科研

（朱欣艳　王晓营）

第1节　麻醉护理科研小组工作职责

一、工作职责

1.制定本学科建设发展规划，讨论决策本科科研工作重大事宜。

2.管理本科日常科研事务：包括组织科研项目申报、评审和实施，组织和开展学术交流，定期举办科研工作会议等。

3.统筹科研工作的开展：科研实验室的规划和建设，组建合适的科研团队，开展科研工作。

二、具体职责

1.在组长的领导下，负责本科室的科研项目管理和科研成果管理及转化工作。具体负责年度科技发展计划以及科技成果管理工作计划的编制、上报和组织实施。

2.负责科学研究项目申报工作。负责科研申报项目的遴选、专家评议以及本院学术委员会审查的具体组织、申报项目材料的整理及上报。

3.负责对外工作联系、科研材料申报、科研工作室规划与建设。

4.负责科研立项课题的过程管理。具体负责立项课题的实施情况检查和督促，督促项目的开题、中期检查和结题管理。

5.负责科技成果鉴定及奖励的申报组织工作。具体负责成果鉴定及奖励申报项目的材料审查、申报材料整理上报等。

6.负责本科科研成果的推广宣传、科技成果展览、成果转化以及技术转让等工作的组织实施。

7.负责项目管理和成果管理的档案资料收集、整理和归档工作。负责科技保密的具体组织实施工作。

8.负责项目和成果的统计工作。负责立项课题、科技成果、学术著作、学术论文、专利发明等的登记审核工作。

9.负责组织和开展各级别学术交流工作。具体负责学术会议信息的收集、组织人员参加学术会议和会后资料的整理和会议总结。

10.负责聘请本学科国内外学者到我院作学术报告。具体为报告申请、学者接待和学术报告会场安排。

11.负责组织本科科研工作会议。具体为每个月组织一次科研工作会议，会议内容为本科科研相关工作以及科研相关的紧急会议。

12.完成院里交办的其他工作。

三、成员分工

1.组长 全面负责本科科研工作。

2.秘书 主要负责各类科研通知、科研文件精神、科研会议的上传及内容下达。做好科研材料及成果的收集、初步汇总、归档整理工作。学术报告申请、专家接待和学术报告会场安排等事宜。组织本学科科研会议并做好会议记录。做好科研工作室规划与建设。

3.成员 配合科研小组，积极完成科研小组分配的工作。

四、科研小组成员准入标准

科研小组成员面向是本科室所有护士，对于科研研究有兴趣的人员，并自愿报名参加，人数不限。设立科研小组组长，科研小组采用流动形式管理，小组内成员若出现工作不积极以致影响其他成员的工作，则予以劝退；未加入科研小组的护士若后期观察优秀，则积极引进。

（一）科研组长准入标准

1.科室中青年业务骨干，原则上45岁以下的护士长、学科骨干、带头人培养对象等，科护士长及以上职务可依个人条件放宽至47岁。

2.来院工作2年以上，硕士研究生及以上学位，或来院5年以上的本科学位护士。

3. 有一定临床科研基础和外语水平，熟练应用计算机，掌握检索查新方法。

4. 有科研课题，学习国际先进新技术、新方法者优先。

（二）科研组员准入标准

1. 对科研感兴趣并有一定的求知欲望。

2. 年龄：35 岁及以下。

3. 学历：大学本科或以上学历、有学位。

4. 职称：具有护士及以上职称。

5. 曾发表过统计源、护理核心期刊文章或参与过科研课题者优先。

第2节 麻醉护理科研方向、目的

一、麻醉护理科研目的

科学研究是促进学科进步和发展的动力，是提高工作质量的重要保证[1]。在麻醉护理科研发展明显落后的今天，加强护理科研的学习，是提高护理质量的有效保障。同时，由于诸多原因，我国护理事业的发展步伐比较缓慢，总体水平不高，在研究领域、方法和手段方面，较之先进国家的护理研究存在明显不足。从行业长期发展来看，培养和提高护理人员的科研意识，加强麻醉护理科研的研究，也有助于推动麻醉护理行业的发展[2]。同时，护理科研推动临床护理实践的进程，临床护理的发展促进护理研究水平的提高。护理科研的开展与护理质量的提高相得益彰，推广科研成果，使更多的护理人员了解科研成果，进而在工作中应用科研成果推动护理工作，提高护理质量，才是护理科研工作的最终目的。

二、麻醉护理科研方向

我国麻醉护理专科发展及研究情况显示，中国现阶段的麻醉护士主要侧重较为基础的工作（即物品药品管理、麻醉设备维护、麻醉费用登记及麻醉复苏期间的护理等），因此目前的麻醉护理科研也主要集中于护理管理、教学、护理专科技术及临床观察等方面[3]。但随着麻醉护理及麻醉专科护士的发展，麻醉护士的工作范畴也更为明确和清晰，麻醉护理质量模型的构建，疼痛预防与处理等都将是未来的发展方向与研究热点[4]。

参考文献

［1］庄心良，曾因明，陈伯銮.现代麻醉学.3版.北京：人民卫生出版社，2003.

［2］曾因明.麻醉学.2版.北京：人民卫生出版社，2011：17-21.

［3］刘保江，晁储璋.麻醉护理学.北京：人民卫生出版社，2013.

［4］陈慕瑶，陈旭素，丁红.麻醉专业护理技能培训手册.北京：科学出版社，2020.

第3节　麻醉护理科研课题申报流程

一、麻醉护理课题申报

一般是由卫生厅、科技厅或医院等部门组织并发布，申报人需及时到相关网站上查看课题申报通知信息，了解具体的申报要求，课题指南选题信息等[1]。

二、选题

通过多方面筛选、验证，确定一个值得研究，且符合课题指南的选题。

三、医学课题论证

此为撰写课题申报书中的主要内容，包括选题依据、研究内容、研究方法、研究步骤、研究成果等。

四、课题组搭建

参考文献

［1］陈旭素，黄毓婵.麻醉科护理基本知识与技术.北京：人民军医出版社，2015.

第 4 节　麻醉护理专利申报流程

一、专利申请

申请专利首先申请人应向国家知识产权局提交专利申请，在提交专利申请时应提交必要的申请文件，并按规定交纳相关的费用。同时专利申请可以采用书面形式或者电子形式[1]。

二、专利局的受理

申请人提交了专利申请后，专利局确定专利申请日，给予申请号，并发出受理通知书。

三、初步审查

专利局受理申请后，会对专利申请进行初步审查。在初步审查合格之后，自申请日起满 18 个月内公布。

初步审查的结果有：

1. 申请的专利如果是实用新型或者外观设计专利的，初步审查合格后，将授予专利权；初步审查不合格的，申请人应补正，如果补正合格的，将授予专利权，补正仍然不合格的，将驳回专利申请人的申请。

2. 申请的专利是发明专利的，初步审查合格后，将进入实质性的审查；如果初步审查不合格的，申请人应补正申请，补正合格的也将进入实质性的审查，补正仍然不合格的将驳回申请。

四、实质审查

发明专利初步审查合格的或者经过补证申请合格的，专利局将专利申请启动实质性的审查[2]。实质性审查主要是评价专利的新颖性、创造性、实用性等。

如果实质性审查合格的，专利局将对申请的发明专利授予专利权；如果不合格的，申请人应相应的修改申请文件，合格的授予专利权，不合格的驳回专利申请。

五、授予专利权

申请人在接到授予专利权通知书后，需要办理登记手续。申请人应当在规定的期限内缴纳专利登记费、年费和公告印刷费，同时还应当缴纳专利证书印花税。申请人在办理登记手续后，方可获得专利权证书[3]（图 10-1）。

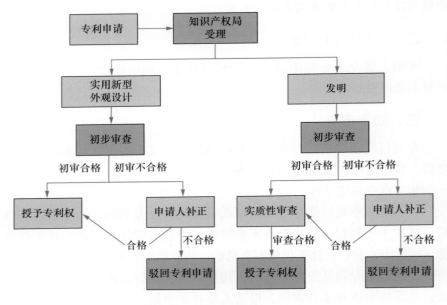

图 10-1　授予专利权流程

参考文献

［1］熊云新，叶国英 . 外科护理学 . 4 版 . 北京：人民卫生出版社，2021

［2］蒋莉莉，阮洪，王骏 . 麻醉护理的发展与研究现状 . 护理研究，2009，23（31）：2829-2831.

［3］吴隽彦 . 麻醉专科护师核心能力课程的研究 . 上海：上海交通大学，2015.

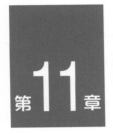

麻醉科信息化管理

（何　苗　王秀丽　王　茜）

第1节　麻醉科信息特点

现代化的综合性医院建设与管理，要求医院具备充足和完善的诊疗器械配备、具备完善的管理制度，同时也越来越多地强调电子化、信息化内容，医院信息化发展不仅符合现代化医疗工作的需求，也在很大程度上反映了医院的管理水平[1]。2019年国家卫生健康委办公厅《关于印发麻醉科医疗服务能力建设指南（试行）的通知》（国卫办医函〔2019〕884号）[2]中指出"二级及以上医院麻醉科应建立符合国家卫生健康委医院信息化相关要求的麻醉电子信息系统，并以此作为质量控制的技术平台。通过远程医疗，加强与上下级医疗机构麻醉科协作，促进医疗资源上下贯通"。

一、麻醉信息管理系统的组成

麻醉信息管理系统是一种用于医院麻醉科室对手术患者的手术麻醉信息记录和管理的围术期临床信息系统，覆盖了从提交手术申请、分配手术、术前访视、术中记录、术后恢复的全过程。该系统与医院信息系统（hospital information system，HIS）、实验室信息系统（laboratory information，LIS）、影像归档和通信系统（picture archiving and communication systems，PACS）、电子病历系统（electronic medical record system，EMRS）等医院现有信息系统实现无缝链接和高度集成，能够实时采集不同型号监护仪设备的体征趋势图和数值，实现围术期患者信息的自动采集、共享与保存，生成电子化麻醉记录单，大大地促进了麻醉学科的发展[3]。

二、麻醉信息管理系统的特点

麻醉信息管理系统的主要特点包括：①麻醉及护理记录数字化，提高医护工作效率，规范工作流程。患者麻醉及护理记录直接从监护仪上采集数据，不仅解决了手写记录单费时费力的问题，而且能动态、实时、准确反映手术患者情况，为临床治疗及护理提供更多的信息；②实现高值耗材、药品的有效管理。通过信息化系统，将条码技术和信息管理技术相结合，实行高值耗材一物一码的追踪管理，避免高价值耗材滥用，且能通过该方案实现成本核算和患者计费，减少了管理误差。通过智能药车，对麻醉药品进行清点核对，提高了麻醉药品管理的安全性；③实现了 HIS、LIS、PACS 等信息系统的共享。与医院信息系统无缝连接，实时查阅患者病历、医嘱、检验/检查结果等信息，形成完整的电子病历，实现了院内信息的共享；④智能预约系统，提高麻醉质量，保障患者安全。各科室根据情况利用手术预约系统进行手术提交，手术间麻醉医师根据接台患者情况通过准备间预约系统进行麻醉相关操作预约申请，麻醉科相关工作人员能够根据当前的资源进行合理安排，确保手术资源得到优化，管理层能够根据手术申请来判断麻醉需求，根据手术预计时间及其他资源安排情况进行适当调整，以满足自动化管理；⑤实现数据的检索及统计，便于质控及护理质量的持续改进。手术麻醉过程、患者信息、手术记录等内容及每台手术医师、护士等人员的安排情况均能够进行相关查阅及时段检索，方便相关人员对麻醉科工作情况进行质控，提高麻醉信息存储的准确性及客观性，为管理方案调整提供依据。

麻醉科的信息系统建设，实现了医疗信息的记录、存储与访问，不但将麻醉科管理融入医院整体的信息管理系统，更将麻醉科的具体工作情况数据化、透明，是信息化建设的重要举措。

第 2 节　麻醉信息采集和管理的一般要求

为进一步促进麻醉专业质量控制的发展，加强麻醉信息化系统建设，应实现信息的全方位采集，以促进麻醉专业质量控制工作落地，并形成反馈，最终达成闭环管理，是麻醉科结构管理指标的要求之一[4]。

麻醉信息系统客户端可以接入监护仪、麻醉机、呼吸机、输液泵等监护设备，其采集的数据主要包含患者的手术信息、麻醉信息、患者围麻醉期监护仪上采集到监测数据，包括体温、心率、血压、血氧饱和度、氧分压、$ETCO_2$、中心静脉压等，医护人员可以根据围麻醉期患者病情设定数据自动采集的间隔时间（即间隔多久系统自动采集一次数据并保存）由监护仪自动采集到麻醉系统中，并自动形成数据表格和趋势图形，最终形成相关的麻醉及护理记录单。

通过信息采集保证了数据的客观性、实时性及连续性，确保麻醉相关数据得到量化、并使得麻醉流程逐步规范化。信息采集的一般要求有：①采集的患者数据应注意数据安全保护。不应将患者数据信息在未经授权的情况下进行传播及分享；②保证数据的真实、准确。当采集的数据出现与实际情况悬殊时，应重新采集并查找原因，保证数据的真实可信；③客观数据采集间隔适宜。医护人员应根据围麻醉期患者病情设定数据自动采集的间隔时间，以能及时掌握患者病情变化为宜。当患者病情出现变化时，应及时调整仪器数据采集的时间，保证数据的实时性[5]。

第3节　麻醉护理文书的书写规范及管理

护理文书书写合格率是麻醉专科护理的质控指标之一[5]。麻醉护理文书主要包括：术前准备护理记录单、麻醉记录单、麻醉恢复室护理记录单等。

一、麻醉护理文书书写的基本要求[6-7]

1. 麻醉护理文书书写应当遵循客观性、真实性、准确性、及时性、完整性、规范性原则。

2. 护理文书记录应使用医学规范性用语，表述准确，语句通顺。药品名应使用通用名，医学名词应以全国自然科学名词审定委员会公布的《医学名词》为依据。

3. 护理文书的书写应当使用中文，通用的外文缩写和无正式中文译名的症状、体征、疾病名称等可使用外文。

4. 如发现打印后的护理文书需要修改时，应当用双线划在原记录处，保留原记录清楚、可辨，并在空白处更正后，签修改者全名及修改日期。不得采用，刮，涂，贴等方法掩盖或去除原记录。

5. 护理文书记录按照规定内容书写完成后应由责任护士手工签全名；实习护士、无执业证书护士书写的内容，应由本护理单元的注册护士审阅、修改后并签名。

6. 护士长和高年资护士有审查修改低年资护士、进修护士、实习护士书写的护理文件的责任。

7. 因抢救急危重患者，未能及时书写护理记录的，应在抢救结束后 6 小时内据实及时补记，并加以注明。

8. 护理文件书写一律使用阿拉伯数字书写，日期和时间采用 24 小时制记录，具体到分钟。

二、术前准备护理记录单

术前准备护理记录单由麻醉科护士记录，主要内容为患者术前基本生命体征及相关麻醉操作，要求真实、详细，以为临床提供准确的护理资料。

1. 患者入准备间后连接监护仪，责任护士在操作电脑中输入患者病历号获取患者基本信息（姓名、年龄、病区、床号、住院号、诊断、手术名称）。

2. 责任护士在护理记录单眉栏中添加患者入室时间、麻醉方式、有无管路、有无手术标识、有无知情同意书、麻醉操作名称、操作者姓名、麻醉操作开始及结束时间。

3. 责任护士在护理记录单内容页中按时间间隔自动获取监护仪上患者的生命体征，包括心率、血压、呼吸、脉氧饱和度。

4. 护理记录单内容页的事件栏中应记录患者的护理操作（心电监护、吸氧、建立静脉通路、血气分析、给药等）及麻醉操作（动/静脉置管、神经阻滞等）。

5. 当患者术前准备结束后，责任护士采集出室生命体征、记录患者转出时间。

6. 打印纸质版记录单并核对，确认无误后由责任护士及麻醉医师分别签字。

三、麻醉记录单

目前，工作在手术间的麻醉护士同时承担麻醉记录单的记录工作，因此，规范记录麻醉单，也是麻醉科护士需要掌握的内容之一。

1. 准确书写患者一般情况，术前诊断，手术方式，麻醉方式，手术风险分级，麻醉开始及结束时间。

2. 及时记录患者生命体征，麻醉期间用药情况，输血输液情况，准确记录术中使用药物的剂量和给药途径。

3. 记录麻醉相关操作，如动静脉置管、神经阻滞、气管插管、硬膜外穿刺置管、蛛网膜下腔穿刺置管等。

4. 手术结束后，打印纸质版麻醉记录单并核对，确认无误后由麻醉医师核对后签字。

四、麻醉恢复室护理记录单

麻醉恢复室护理记录单是对麻醉科护士的又一项基本要求，根据患者入室情况分别记录护理观察内容及医嘱执行情况。

1. 患者入室后连接监护仪，责任护士与麻醉及手术医师交接完毕后在操作电脑中输入患者病历号获取患者基本信息（姓名、年龄、病区、床号、住院号、诊断、手术名称、麻醉方式）。

2. 责任护士对患者进行入室恢复程度评分（Steward/Aldrete 评分），记录患者入室时间，人工气道，引流管，尿管，有无动、静脉置管，有无携带血制品及血制品种类、剂量等。

3. 责任护士在护理记录单内容页中按时间间隔自动获取监护仪上患者的生命体征，包括心率、血压、呼吸、脉氧饱和度、体温。

4. 护理记录单内容页的事件栏中应记录患者的入室情况（自主呼吸、控制呼吸等）、苏醒观察情况（肌力恢复、清醒合作、拔除气管插管 / 喉罩等）、护理操作记录（吸氧、心电监护、吸痰、膨肺、动脉置管拔除、血气分析）、用药记录等。

5.患者离室时，责任护士再次评估患者恢复程度（Steward/Aldrete）并记录，并采集出室生命体征、记录患者转出时间及转归。

6.打印纸质版记录单并核对，确认无误后由责任护士及麻醉医师分别签字。

第4节　智能麻醉药柜系统

麻醉药品的自动化和智能化管理是现代医院的发展趋势。患者为围麻醉期需要使用各类麻醉药物，包括镇静、镇痛等药品，其中需要加强毒麻药及高危药品的管理[8]。根据国务院政策及医院三甲评审工作中对"特殊管理药品"的一系列要求，针对麻醉科用药情况，应遵循《医疗机构毒麻药品、精神药品管理规定》对麻醉科所用毒麻药品及精神类药品进行"五专"管理（专用账册、专人管理、专用处方、专柜加锁、专册登记），对所有药品的领用、库存、有效期以及合理安全使用应做到实时管控，做到有据可循[9]。因此，智能麻醉药柜管理系统的使用可以提高麻醉药品管理的安全性和准确性，同时能大量减少人力和物力[10]。

智能药柜的率先引入于20世纪80年代的美国，其配置率百分之九十以上，其在药品安全管理方面取得了相当显著的成效[11]。目前，我国也在逐渐广泛应用以对麻醉用药进行更规范和精准的管理。

一、智能麻醉药柜系统的功能

智能麻醉药柜系统主要由智能药柜、管理终端、数据库平台等几大部分组成。其中智能药柜的功能系统主要包括登录系统、查询系统、加药系统、取消系统和退出系统，并与医院信息系统（HIS）系统相连，实现药品的信息化管理[12]。智能药柜的主要应用场景为各手术间及准备间、麻醉恢复室，每个独立的智能药柜自带有操作系统及界面显示。有权限的麻醉医师及护士可以通过智能药柜拿取麻醉药品，药柜管理员可以对药品进行补充及清点管理。

二、智能麻醉药柜的取用流程

取用药品前，麻醉医师或护士用指纹登录打开智能药柜，取药时，可在药车显示屏中选取手术间号、患者姓名或根据患者病历号自动获取患者信息，在显示屏选取相应的药品后，需由另一位医师双人认证后方可取用麻醉或精神类药品。取用药品有指示灯引导，每个药盒独立带锁，自动称重计数，精确记录药品数量，认证通过后，药盒自动打开并取药，关闭后药车自动记录取药数量[13]。

第 5 节　镇痛泵信息化访视系统

镇痛泵作为一种有效的镇痛手段被广泛运用在临床医疗中，随着医疗监护技术及信息化的不断发展，将监护技术及无线远程控制技术运用到镇痛泵中，使得患者在镇痛泵使用过程中医护人员可以动态了解患者使用情况。建设基于网络的麻醉与疼痛评估随访信息系统，通过网络通信的方式实现远程控制管理镇痛，不仅能够极大地降低管理成本，还能及时为患者解决痛苦提高患者满意度[14]。

一、镇痛泵信息化访视系统的组成

无线远程镇痛泵监控系统包括无线镇痛泵和无线镇痛访视管理系统两部分。无线镇痛泵可以为电子输注驱动装置或一次性机械装置，无线镇痛访视管理系统包括中央监测站和基站。中央监测站可用于分析和处理镇痛泵上传的信息，或发出报警，最终形成患者的自控镇痛电子单。基站是无线镇痛泵监控系统数据传递系统，可将镇痛泵等终端设备发送的信息收集并传递至中央监测台。该系统能够实时传输各项数据到中央工作站，及时向医务人员提供终端设备的运行情况及报警信息，方便管理。无限远程镇痛泵监控系统能满足临床多台终端同时运行，实现了远程管理，全天候动态记录信息到数据库，可自动生成患者的镇痛记录单，使麻醉科的镇痛工作达到信息化、规范化、有序的管理，改变了麻醉科术后镇痛管理模式[15]。

二、镇痛泵信息化访视系统的功能

传统的镇痛泵访视需要麻醉科访视人员每日定时进行随访，管理不便，不能动态监测患者的镇痛情况，当患者在镇痛泵使用过程中出现镇痛不足、管道堵塞或镇痛泵报警等问题时，医务人员无法及时获得相关信息并进行处理，影响患者镇痛满意度，此外，既往的镇痛随访表单需手工书写，浪费人力资源，也可能造成镇痛信息填写错误的现象[16]。因此，无线远程镇痛泵监控系统用于术后镇痛访视管理包含以下功能：①访视人员可通过可以通过移动终端或电脑远程监控每位患者镇痛泵使用情况及镇痛效果，还可以搜索患者姓名、病区住院号进行指定患者的随访；②通过中央监控工作站及时采集镇痛泵的各项使用参数，如患者按压镇痛泵按钮的次数，镇痛泵药液的使用情况；③访视人员通过个人数字助理（PDA）下载患者镇痛信息进行镇痛随访，实现无纸化访视；④中央监控工作站能实时进行数据录入生成数据库，方便科室进行质控管理。

参考文献

［1］谢毅.医院麻醉科现代化管理思路分析与建议.中医药管理杂志，2020，28（5）：2.

［2］中华医学会麻醉学分会.麻醉后加强监护治疗病房建设与管理专家共识.中华麻醉学杂志，2021，41（8）：4.

［3］门艳华，曹汉忠，尹宁，等.麻醉信息管理系统信息采集准确性与系统性研究.医疗卫生装备，2017，38（7）：3.

［4］李师阳，林天文.《麻醉专业质量控制指标（2020年修订试行）》解读.中华医学信息导报，2020，35（14）：1.

［5］刘保江.麻醉护理学.北京：人民卫生出版社，2013.

［6］中华人民共和国国家卫生和计划生育委员会.电子病历应用管理规范（试行）.中国实用乡村医师杂志，2017，24（6）：3.

［7］卫生部.病历书写基本规范（试行）.中国卫生法制，2002，10（5）：4.

［8］王标.智能麻醉药品管理系统药柜的研究进展.中国医院管理，2013（4）：2.

［9］姜柏林，何苗，冯艺.智能化管理模式优化临床麻醉药品的管理.中国疼痛医学杂志，2016（8）：4.

［10］Folland S，Mills A. Dispensing erfor rate after implementation of an automated pharmacy carousel system. Am J Health Syst Pharm，2007，64（13）：1427-1431.

［11］满春霞，邹武捷，杨淑苹，等.麻醉药品和精神药品管制研究—国内外麻醉药品和精神药品的管制制度比较研究.中国药房，2017，28（1）：4.

［12］张琪，梁欣，刘洋，等.智能药柜在美国医院的应用概况及在我国的发展.中国药房，2016，27（13）：3.

［13］张力，朱余兵，朱庆贵.智能管控药品管理系统在手术室药房的应用.中国数字医学，2020，15（6）：3.

［14］范元霄，傅丽英，马娟，等.无线镇痛泵远程监控系统在术后镇痛管理中的应用.中国乡村医药，2019，26（5）：2.

［15］何苗，冯艺，陈杰.无线远程镇痛泵监控系统用于术后患者镇痛管理的可行性及有效性研究.中国疼痛医学杂志，2014，20（5）：308-313.

［16］陈安龙，魏小龙，余遥.信息化管理平台在术后镇痛规范化管理中的构建和应用.麻醉安全与质控，2020，4（3）：5.

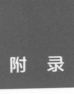

附　录

麻醉科医疗服务能力建设指南（试行）

一、麻醉科医疗服务领域

麻醉科医疗服务涵盖临床麻醉、疼痛诊疗、监护治疗、急救复苏等门（急）诊和住院服务多个领域。

（一）门诊服务

主要包括麻醉门诊、疼痛门诊以及其他利用麻醉相关技术开展的门诊诊疗服务。有条件的医院，可以整合资源设置门诊儿童镇静中心、无痛诊疗中心。设置疼痛科的医院，也可以由疼痛科提供疼痛门诊服务。

1.麻醉门诊　负责麻醉前评估、准备、预约和咨询，出院后麻醉相关情况随访，以及麻醉相关并发症的诊疗。

2.疼痛门诊　负责急慢性疼痛、癌性疼痛诊疗。可以利用医联体、远程诊疗等将疼痛诊疗服务向基层延伸，探索开展居家疼痛管理新模式。

3.麻醉治疗门诊　有条件的医院，可以开设麻醉治疗门诊，利用麻醉学技术探索开展睡眠障碍、免疫性疾病、药物依赖等病症的治疗。

（二）手术操作相关麻醉

主要包括手术室内麻醉、手术室外麻醉。

1.手术室内麻醉　在手术室内为手术患者提供的麻醉医疗服务，包括择期手术、急诊手术、日间手术。

2.手术室外麻醉　在手术室外为各类内镜、介入、组织活检等有创诊疗操作，以及自然分娩、康复治疗等疼痛程度较高的诊疗操作提供麻醉医疗服务。鼓励有条件的医院建立无痛诊疗中心，对手术室外麻醉患者进行集中管理，提高医疗质量，保障医疗安全。

（三）围手术期管理

主要包括麻醉前评估与准备、术中麻醉、麻醉后恢复、麻醉后监护治疗及围手术期急性疼痛管理。

1. 麻醉前评估与准备　麻醉前对手术麻醉患者进行评估与准备，制订围手术期管理方案。

2. 麻醉后恢复　负责所有麻醉后患者的麻醉恢复，直至患者符合返回普通病房的标准，并对术后早期麻醉和（或）手术并发症进行诊疗。

3. 麻醉后监护治疗　为保障麻醉后患者安全，提高手术患者医疗质量，鼓励有条件的二级及以上医院建立麻醉后监护治疗病房，重点为手术后的高龄、存在术前严重合并症或术中严重并发症、大手术后需要继续进行重要脏器系统功能支持和管理的患者，提供预计时间不超过 24 小时的监护及治疗服务。

4. 围手术期急性疼痛管理　为患者提供围手术期因疾病及手术引起的急性疼痛诊疗服务。

（四）住院服务

鼓励有条件的医疗机构开设疼痛病房、麻醉治疗病房、日间手术中心（日间手术病房）、临终关怀病房等麻醉相关的专科住院服务。

（五）急救复苏

参与本医疗机构内门（急）诊和住院患者的急救复苏工作，承担院内和医联体内医务人员急救复苏技术的指导及培训。

（六）重症监护治疗

没有单独设置重症医学科的医疗机构，可以由麻醉科负责重症监护病床的集中管理。

二、人力资源配置

各级医疗机构应当根据业务范畴和临床工作量合理配置人力资源，加强麻醉科队伍建设，根据实际需求和国家有关规定配备充足的麻醉科医师、护士和医技人员，有条件的医疗机构应当配备专门的研究人员和必要辅助人员。

（一）麻醉科医师

麻醉科医师的岗位职责涵盖上述麻醉科医疗服务领域的相关内容。为满足医疗服务需求，三级综合医院麻醉科医师和手术科室医师比例逐步达到 1：3，二级及以下综合医院可根据诊疗情况合理确定比例，但不低于 1：5。专科医院以满足医疗服务需求为原则合理确定比例。麻醉科门诊的医师应当具备主治医师及以上专业技术资格。开设疼痛病房的医院，疼痛病房医师与实际开放床位之比不低于 0.3：1，且满足临床工作需要。开设麻醉后监护治疗病房的人员配备要求见附件 1。

（二）麻醉科护士

医疗机构应当建立麻醉专科护理队伍，配合麻醉科医师开展相关工作，具体包括手术室内麻醉护理、手术室外麻醉护理、麻醉门诊护理、麻醉相关专科病房的护理等工作。其中，配合开展围手术期工作的麻醉科护士与麻醉科医师的比例原则上不低于 0.5：1。同时，根据工作需要配备足够数量其他岗位的麻醉科护士，负责麻醉门诊、疼痛门诊、专科病房等护理工作。麻醉专科护理具体要求见附件 2。

（三）研究人员、医技人员和辅助人员

医疗机构应当根据科室规模及工作负荷相应配置科学研究、信息管理、仪器及物资管理维护等专业人员。

（四）手术室护理人员

手术室护理队伍建设与管理按照《关于印发加强和完善麻醉医疗服务意见的通知》等有关文件执行。

三、医疗服务内容

麻醉科提供的医疗服务包括但不限于以下内容，掌握的麻醉相应关键技术见附件 3。

（一）麻醉门诊医疗服务内容

对拟实施麻醉的患者，在住院前或接受非住院麻醉前进行评估，具

体包括循环、呼吸、神经系统等重要脏器、系统功能评估，气道评估（尤其是肥胖或呼吸道梗阻等特殊患者的气道评估与准备），复杂手术或合并慢性疾病患者术前麻醉评估，严重过敏史患者麻醉前评估，围手术期用药指导等。

对存在麻醉并发症的患者进行治疗，包括术后慢性疼痛、椎管内麻醉后头痛、椎管内麻醉或区域神经系统阻滞麻醉后神经并发症等的治疗。

（二）手术操作相关麻醉医疗服务内容

为手术、有创诊疗、内镜诊疗、介入诊疗、辅助生殖、自然分娩等患者（产妇）提供麻醉、镇痛、镇静等服务，包括全身麻醉（气管插管全麻及非气管插管全麻）、椎管内麻醉、复合麻醉、外周神经阻滞麻醉、监测麻醉等不同麻醉方式。依据麻醉对象及其所施行的手术操作不同，可以分为腹部手术麻醉、骨科麻醉、心胸外科麻醉、神经外科麻醉、头颈部手术麻醉、产科麻醉、儿科麻醉等亚专业，各亚专业高难度麻醉见附件4。医疗机构要重点提高以下高风险患者的麻醉医疗服务能力，加强医疗质量控制：

1. 重症患者 实质性器官功能受限，合并1种或多种中度到重度疾病。如糖尿病/高血压控制较差、慢性阻塞性肺疾病、病态肥胖（体重指数 $\geq 40 \text{ kg/m}^2$）、活动性肝炎、酒精依赖或酗酒、心脏起搏器植入后、心脏射血分数中度下降、终末期肾病进行定期规律透析、早产儿孕后年龄 < 60 周、心肌梗死、脑血管意外、短暂性脑缺血发作或冠心病/冠状动脉支架植入病史（> 3 个月）。

2. 危重患者 合并严重系统性疾病，危及生命安全。如近3个月内心肌梗死、脑血管意外、短暂性脑缺血发作或冠心病/冠状动脉支架植入、合并心肌缺血或严重心脏瓣膜功能异常、心脏射血分数重度减低、脓毒血症、弥散性血管内凝血、急性呼吸窘迫综合征或终末期肾病未接受定期规律透析。

3. 濒死患者 如不手术则无生存可能。如胸/腹主动脉瘤破裂、极严重创伤、颅内出血合并占位效应、缺血性肠坏死合并严重循环障碍或多器官功能衰竭。

（三）围手术期相关医疗服务内容。

1. 麻醉手术前评估与准备　同麻醉门诊医疗服务内容的麻醉前评估部分，由麻醉科医师负责。

2. 术中麻醉管理　实施各类麻醉技术，并对手术患者的基本生命功能及体征进行监测、维护与调控。

3. 麻醉后恢复　对术后恢复期患者进行监护，对疼痛、谵妄、恶心呕吐、低体温等相关并发症进行处理。

4. 麻醉后监护治疗　对符合条件的患者进行监护和治疗（具体服务内容见附件 1）。

5. 围手术期急性疼痛管理　采用多种方式开展围手术期急性疼痛评估、诊疗和随访。

6. 麻醉效果及并发症的评估和随访。

（四）急救复苏医疗服务内容

主要包括参与院内外急救复苏和提供高级生命支持。

（五）疼痛治疗医疗服务内容

有条件的医院，在门诊及专科病房内开展疼痛治疗服务，具体内容见下表：

疾病名称	主要治疗方法
颈源性头痛	关节探查清理术、成形术；选择性神经阻滞（毁损）、神经射频治疗
三叉神经痛	选择性神经阻滞（毁损）、半月神经节射频治疗、三叉神经微球囊压迫术
舌咽神经痛	选择性神经阻滞（毁损）、舌咽神经射频治疗
糖尿病周围神经病变	药物等综合治疗、理疗、交感神经阻滞治疗
脊髓损伤后疼痛	药物等综合治疗、脊髓电刺激治疗
带状疱疹后神经痛	药物等综合治疗、神经调控治疗
中枢痛	药物等综合治疗、神经调控治疗
幻肢痛	神经调控治疗

疾病名称	主要治疗方法
肌筋膜炎	药物等综合治疗、软组织松解、银质针治疗
关节疼痛、腰腿痛	药物等综合治疗、软组织松解、选择性神经阻滞（毁损）
骨髓疼痛	药物等综合治疗、选择性神经阻滞（毁损）、椎体/骨成形术
周围性面神经麻痹	药物等综合治疗、神经调节治疗
突发性神经性耳聋	药物等综合治疗、神经调控治疗
臂丛神经损伤后疼痛	药物等综合治疗、神经调控治疗
腰椎手术失败综合征	硬膜外镜下或椎间孔镜下松解术、选择性神经阻滞（毁损）、神经射频治疗
腰脊神经后支卡压综合征	神经后支射频、镜下脊神经后支松解术
椎间盘源性颈腰痛	射频消融、亚甲蓝注射、内镜下神经松解术
强直性脊柱炎	药物综合、局部阻滞、椎间关节射频

（六）日间手术相关医疗服务内容

负责日间手术患者围手术期管理，特别是麻醉及手术后并发症的诊疗，直至患者出院。

（七）麻醉治疗和（或）临终关怀相关医疗服务内容

有条件的医院在麻醉治疗门诊或专科病房内开展麻醉治疗、临终关怀等医疗服务，具体内容见下表：

疾病名称	主要治疗方法
顽固性失眠	颈星状神经节阻滞、心理治疗、药物等综合治疗
严重药物依赖	深度镇静、心理治疗、药物等综合治疗
免疫性疾病	深度镇静、神经阻滞、药物等综合治疗
其他难治性疾病	深度镇静、神经阻滞、药物等综合治疗
癌性疼痛、临终关怀	姑息支持、鞘内药物输注、选择性神经阻滞或神经损毁、镇静

四、设备设施

医疗机构应当根据麻醉医疗服务和管理需求配置相应的设备设施，建设完善麻醉信息系统（具体见附件5）。

五、绩效指标

医疗机构应当通过绩效指标衡量麻醉科的工作负荷、工作效率、医疗质量和安全等情况，进一步完善激励机制，调动麻醉科相关医务人员的积极性，持续提高医疗服务质量安全和服务效率。

（一）管理指标

1. 麻醉门诊评估占比。

2. 术中自体血输注率。

3. 全身麻醉后麻醉恢复室转入率。

4. 麻醉后监护治疗病房床位使用率。

5. 术后转入麻醉后监护治疗病房患者占比。

6. 椎管内分娩镇痛率。

7. 单个手术间日平均开放时间。

（二）质量指标

1. 门诊病历质量合格率。

2. 患者入室后麻醉取消率。

3. 麻醉开始后手术取消率。

4. 非计划改变麻醉方式占比。

5. 中心静脉穿刺严重并发症发生率。

6. 椎管内麻醉后严重神经并发症发生率。

7. 非计划二次插管率。

8. 全麻后声音嘶哑发生率。

9. 麻醉后新发昏迷发生率。

10. 麻醉死亡率。

11. 麻醉后24小时内患者死亡率。

12. 麻醉后24小时内患者心搏骤停率。

13. 非计划转入重症监护室（ICU）率。

14. 麻醉后恢复室入室低体温率。

15. 麻醉后恢复室转出延迟率。

具体指标定义见附件 6。

附件：1. 麻醉后监护治疗病房建设与管理要求

2. 麻醉专科护理工作要求

3. 麻醉关键技术目录

4. 高难度的亚专业麻醉医疗服务项目

5. 麻醉科设备设施配置要求

6. 绩效指标定义

附件 1　麻醉后监护治疗病房建设与管理要求

一、收治范围

对符合麻醉后监护治疗病房转入标准的患者，通过术后监护和治疗，以保障其术后安全，降低术后并发症和死亡风险。麻醉后监护治疗时间一般不超过 24 小时。

（一）转入标准

1. 高龄、术前合并严重的重要脏器系统疾病、高危手术等，术后需继续呼吸、循环等支持与管理的患者。

2. 无严重系统性基础疾病但麻醉手术期间发生较严重并发症，如严重过敏反应、困难气道、休克、大出血等，经抢救后病情趋于稳定但需继续观察的患者。

3. 麻醉后恢复室苏醒延迟或病情不稳定，需进一步明确原因，继续观察的患者。

4. 手术或其他原因需进一步观察并发症情况，但未达到内、外科等重症监护治疗病房收治标准的患者。

5. 生命体征不稳定、暂时不适宜院内转运的患者。

原则上不收治适宜转入内科或外科等重症监护治疗病房、不可逆性疾病和不能从麻醉后监护治疗病房的治疗获得益处的患者。儿科、心脏大血管外科、神经外科和血管手术患者，术后是否收治由各医疗机构根据实际情况确定。患者在麻醉后监护治疗病房期间，相关手术科室医师应进行日常查房，关注病情变化并及时处理可能存在的手术并发症。

（二）转出标准

经治疗后生命体征平稳，重要脏器系统功能稳定，且经麻醉科主治及以上职称的医师评估可以转出的患者，应及时转出至普通病房。

经 24 小时的治疗后，生命体征仍不稳定或存在较严重的脏器功能受损、较严重的并发症，经麻醉科和外科主治及以上职称的医师评估需继续密切监护治疗的患者，转入其他重症监护治疗病房继续诊疗。

二、医疗服务能力

设置麻醉后监护治疗病房的麻醉科应具备以下医疗服务能力：

1. 完善的中枢、循环、呼吸、肝、肾、凝血等重要系统和脏器功能、内环境的监测及调控能力。

2. 麻醉后早期并发症的诊治能力，包括但不限于休克、心力衰竭、高血压、心律失常、肺不张、急性肺损伤、术后疼痛、恶心呕吐、过敏、苏醒期谵妄等。

3. 心搏呼吸骤停的抢救复苏能力。

4. 为患者提供多学科诊疗服务。

三、病房设置

麻醉后监护病房应紧邻手术室，床位数量根据医院实际需求确定并满足下列三个条件之一：①与医院手术科室床位总数之比应≥2%；②与手术台比例≥1：4；③与单日住院手术例数比例≥1：10。医疗设备设施配置参考重症医学科有关要求。

四、人力资源配备

麻醉后监护治疗病房需配备足够数量、具备麻醉及重症监护治疗能力的医护人员，可以参照以下标准配备。

1. 医师人数与床位数之比 ≥ 0.5：1。

2. 三级医院护士人数与床位数之比 ≥ 3：1，二级医院 ≥ 2：1，其中至少有 1 名在麻醉科或重症监护领域工作 3 年以上，中级以上职称的护理人员。

附件 2　麻醉专科护理工作要求

麻醉科应加强专科护理队伍建设，提高麻醉护理服务专业化水平。本要求适用于二级及以上医院。

一、麻醉专科护理服务内容

建立独立的麻醉科护理单元，开展麻醉、疼痛诊疗及无痛诊疗患者的护理服务，具体包括：专科门诊护理、围手术期护理、疼痛诊疗护理、专科病房护理。同时，开展麻醉科的总务管理，根据医院功能定位开展教学与科研。

二、麻醉专科护理服务要求

（一）专科门诊护理

依据医院麻醉门诊等专科门诊设置与医疗服务内容，为门诊患者提供麻醉与镇痛相关护理、预约、宣教、随访等服务。

（二）围手术期护理

依据麻醉医疗服务内容，为接受麻醉的患者提供围手术期护理服务，具体如下：

1. 麻醉前准备　为麻醉前患者提供麻醉相关知识宣教和心理护理；配合麻醉科医师做好麻醉相关药品、物品和仪器设备的准备；核查确认患者的各项麻醉手术前准备信息等。

2. 麻醉诱导期护理　在手术室 / 诱导室协同麻醉科医师、手术科室医师、手术室护士为患者提供心理护理、麻醉体位摆放和外周静脉通路开放；协助麻醉科医师完成麻醉相关操作以及文档整理工作等，不负责建立人工气道、动脉穿刺置管、中心静脉穿刺置管、椎管内穿刺和神经阻滞等麻醉操作。

3. 麻醉维持期护理　在麻醉科医师指导下实施麻醉相关留置管路的护理（人工气道、动静脉置管等）；协助麻醉科医师进行麻醉维持期相关操作的准备与配合；准备、抽取及核对各类麻醉相关用药，并遵医嘱使用；记录患者生命体征及其他相关指标，并遵医嘱处理；为非全麻患者提供心理护理；麻醉中危重患者救治与心肺脑复苏的配合；协助临床麻醉各类文档的整理等。

4. 麻醉恢复期护理　在麻醉恢复期为患者提供病情监测与治疗护理，直至患者达到转出麻醉恢复室标准，包括在麻醉科主治医师指导下拔除气管导管或喉罩等人工气道、观察识别并协助处理早期麻醉／手术并发症、复苏后患者转运护送与交接等护理服务。

5. 麻醉后监护治疗病房护理　为患者提供监测与治疗护理，包括生命体征的监测、机械通气的护理、管道护理，遵医嘱进行化验、检查及药物治疗、观察识别，遵医嘱处理早期麻醉／手术并发症，患者转运护送与交接等护理服务。做好患者与家属的沟通工作，及时办理入院、转科、转院等手续，并详细记录护理过程。

6. 麻醉后随访及急性疼痛护理　为麻醉手术后患者提供麻醉后随访，了解患者对麻醉医疗及护理服务的评价并不断改进；协助术后急性疼痛评估，并协助麻醉科医师及时处理严重急性疼痛与疼痛治疗相关的并发症；识别麻醉相关并发症并遵医嘱处理。

（三）疼痛诊疗护理

主要包括癌痛、慢性疼痛诊疗及居家疼痛管理等相关的护理服务。

（四）专科病房护理

依据麻醉专科病房的设置与医疗服务内容，为患者提供相应的护理服务，如重症监护治疗病房、疼痛病房、日间手术病房和麻醉治疗病房等的护理服务。

（五）总务管理

承担麻醉科药品、耗材、仪器设备、感染控制、文档信息与资料等管理工作。

（六）教学与科研

有教学与科研任务的医疗机构，麻醉科护士根据实际负责临床教学与研究的具体实施、资料管理、整理归档等。

三、人力资源配备

根据麻醉科护理工作岗位需求建设麻醉专科护理队伍，完善麻醉科护理人员的培训、考核及晋升机制。麻醉科护理工作岗位可分为门诊护士、诱导室护士、手术间麻醉护士、恢复室护士、监护室护士、病房护士、总务护士及科研护士等。可以参照以下标准配备：

1. 诱导室护士与诱导室实际开放床位比 ≥ 1：1。

2. 恢复室护士与恢复室实际开放床位比 ≥ 1：1。

3. 手术间麻醉护士与实际开放手术台的数量比 ≥ 0.5：1。

4. 麻醉后监护治疗病房麻醉科护士与实际开放床位比 ≥ 2：1。

5. 专科病房护士与病房实际开放床位比 ≥ 0.4：1。

6. 开展手术室外麻醉（无痛诊疗）、日间手术麻醉、椎管内分娩镇痛、麻醉科门诊等工作，以及由麻醉科护士承担术后镇痛随访、总务管理、教学与科研等工作的医疗机构，通过测算护理工作量，按需配备麻醉科护士。

四、质控指标

1. 急救物品合格率。

2. 无菌物品合格率。

3. 手卫生合格率。

4. 护理操作合格率。

5. 护理服务满意率。

6. 护理文书合格率。

7. 医嘱执行正确率。

8. 护理不良事件（给药错误、非计划性拔管、坠床、皮肤压力性损伤等）发生率。

附件 3   麻醉关键技术目录

一、麻醉与镇痛技术

编号	关键技术项目
1	全身麻醉
2	插管全麻
3	支气管内麻醉
4	喉罩全麻
5	非插管全麻
6	肺灌洗麻醉
7	监护麻醉
8	全身麻醉联合硬膜外麻醉
9	全身麻醉联合神经阻滞麻醉
10	局部静脉内麻醉
11	颈部硬膜外阻滞麻醉与镇痛技术（单次与连续）
12	胸部硬膜外阻滞麻醉与镇痛技术（单次与连续）
13	腰部硬膜外阻滞麻醉与镇痛技术（单次与连续）
14	腰麻（单次与连续）
15	腰麻复合连续硬膜外阻滞麻醉与镇痛技术
16	骶管阻滞麻醉与镇痛技术（单次与连续）
17	椎管内分娩镇痛技术
18	痛点阻滞技术
19	帽状腱膜阻滞技术与镇痛技术
20	眶上神经阻滞麻醉与镇痛技术
21	眶下神经阻滞麻醉与镇痛技术
22	滑车上神经阻滞麻醉与镇痛技术
23	球后神经阻滞技术

编号	关键技术项目
24	三叉神经节阻滞麻醉与镇痛技术
25	上颌神经阻滞麻醉与镇痛技术
26	下颌神经阻滞麻醉与镇痛技术
27	面神经阻滞麻醉与镇痛技术
28	舌咽神经阻滞麻醉与镇痛技术
29	喉上神经阻滞麻醉与镇痛技术
30	迷走神经阻滞与镇痛技术
31	膈神经阻滞与镇痛技术
32	颏神经阻滞麻醉与镇痛技术
33	舌/下牙槽神经阻滞麻醉与镇痛技术
34	星状神经节阻滞麻醉与镇痛技术
35	颈丛神经（颈深丛和颈浅丛）阻滞麻醉与镇痛技术
36	枕大/枕小神经阻滞麻醉与镇痛技术
37	臂丛神经阻滞麻醉与镇痛技术（单次与连续）
38	肩胛上神经阻滞麻醉与镇痛技术
39	腋神经阻滞麻醉与镇痛技术
40	桡神经阻滞麻醉与镇痛技术（单次与连续）
41	尺神经阻滞麻醉与镇痛技术（单次与连续）
42	正中神经阻滞麻醉与镇痛技术（单次与连续）
43	指间神经阻滞麻醉与镇痛技术
44	椎旁神经阻滞麻醉与镇痛技术（单次与连续）
45	胸神经阻滞麻醉与镇痛技术
46	前锯肌平面阻滞麻醉与镇痛技术
47	肋间神经阻滞麻醉与镇痛技术（单次与连续）
48	竖脊肌平面阻滞麻醉与镇痛技术

编号	关键技术项目
49	腹横肌平面阻滞麻醉与镇痛技术（单次与连续）
50	腹直肌鞘内阻滞麻醉与镇痛技术（单次与连续）
51	腰方肌阻滞麻醉与镇痛技术（单次与连续）
52	髂腹下神经阻滞麻醉与镇痛技术
53	髂腹股沟神经阻滞麻醉与镇痛技术
54	腰丛神经阻滞麻醉与镇痛技术（单次与连续）
55	股神经阻滞麻醉与镇痛技术（单次与连续）
56	股外侧皮神经阻滞麻醉与镇痛技术（单次与连续）
57	闭孔神经阻滞麻醉与镇痛技术
58	生殖股神经阻滞麻醉与镇痛技术
59	坐骨神经阻滞麻醉与镇痛技术（单次与连续）
60	骶后孔阻滞麻醉与镇痛技术（单次与连续）
61	骶丛阻滞麻醉与镇痛技术（单次与连续）
62	隐神经阻滞麻醉与镇痛技术（单次与连续）
63	收肌管阻滞麻醉与镇痛技术（单次与连续）
64	腘窝入路胫神经阻滞麻醉与镇痛技术（单次与连续）
65	腓总神经阻滞麻醉与镇痛技术（单次与连续）
66	腓深神经、腓浅神经、腓肠神经阻滞麻醉与镇痛技术
67	内脏神经丛阻滞麻醉与镇痛技术（单次与连续）
68	颈、胸、腰交感神经节阻滞与镇痛技术（单次与连续）
69	自控静脉镇痛治疗
70	自控硬膜外镇痛治疗
71	经皮穴位电刺激镇痛
72	局部麻醉

二、生命体征及生理功能监测与调控技术

编号	关键技术项目
73	围手术期血压监测与调控技术
74	围手术期心电监测与调控技术
75	围手术期心功能监测与调控技术
76	围手术期呼吸功能监测与调控技术
77	围手术期全身氧供需平衡监测与调控技术
78	围手术期体温监测与调控技术
79	有创连续动脉血压监测与调控技术
80	Swan-Ganz 导管置入及相关压力监测与调控技术
81	围手术期临时心脏起搏器的安装与调控技术
82	中心静脉压监测与调控技术
83	外周循环阻力监测与调控技术
84	有创血流动力学及容量监测与调控技术
85	经外周动脉连续心排血量监测与调控技术
86	无创血流动力学监测与调控技术
87	脑氧饱和度监测与调控技术
88	特殊呼吸功能监测与调控技术
89	麻醉中肌松监测与调控技术
90	麻醉深度电生理监测与调控技术
91	麻醉中伤害指数监测与调控技术
92	围手术期肾功能监测与保护技术
93	围手术期肝功能监测与保护技术
94	凝血功能和血小板功能动态监测与调控技术
95	胃黏膜二氧化碳张力与 pHi 测定
96	酸碱平衡及电解质内环境平衡监测及调控技术
97	围手术期自主神经功能监测与调控技术
98	术中脊髓监测
99	全麻苏醒期监测与管理
100	麻醉恢复室监护
101	手术相关急性疼痛评估与管理
102	靶控输注技术

三、围手术期危重症及麻醉并发症的诊治技术

编号	关键技术项目
103	围手术期心脏严重并发症诊疗技术（急性心肌损伤，急性心肌缺血，急性心肌梗死，急性心功能衰竭等）
104	围手术期严重心律失常诊疗技术
105	围手术期严重低体温诊疗技术（体表加温、输血输液加温等）
106	麻醉后苏醒延迟诊疗技术
107	围手术期谵妄诊疗技术
108	恶性高热诊疗技术
109	局麻药中毒诊疗技术
110	围手术期呼吸道梗阻诊疗技术
111	围手术期缺氧与二氧化碳蓄积诊疗技术
112	围手术期支气管痉挛诊疗技术
113	围手术期严重过敏反应诊疗技术
114	围手术期肺栓塞诊疗技术
115	围手术期凝血功能障碍诊疗技术
116	围手术期弥散性血管内凝血病（DIC）诊疗技术
117	体外循环灌注技术
118	体外膜肺氧合技术
119	血液滤过
120	血浆置换
121	控制性降压技术
122	控制性低中心静脉压技术
123	血补丁技术

四、麻醉与疼痛治疗技术

编号	关键技术项目
124	人工冬眠疗法
125	戒毒治疗
126	睡眠疗法
127	硬膜外疗法
128	骶管疗法
129	鞘内注射疗法
130	麻醉监护下镇静术
131	超声引导穿刺技术
132	神经电刺激定位技术
133	CT、X 线、MRI 引导穿刺术
134	射频治疗技术
135	等离子消融技术
136	三氧注射术
137	三氧自体血疗法
138	冲击波治疗
139	银质针治疗
140	椎间盘化学溶解术
141	外周神经化学性毁损术
142	脊柱内镜技术
143	椎间盘激光减压术、椎间盘切吸术
144	椎体 / 骨成形术
145	骶管囊肿抽吸减压术
146	椎管内神经化学性毁损术
147	药物输注系统植入术
148	脊髓电刺激技术
149	药物输注系统体内取出术
150	立体定向颅内电极植入神经调控疼痛治疗术

五、气道管理技术

编号	关键技术项目
151	普通气道及困难气道管理技术
152	经口喉镜直视下气管插管技术
153	经口纤维支气管镜引导气管插管技术
154	经口硬质气管镜引导气管插管技术
155	经口困难气道盲探气管插管技术
156	经口可视喉镜引导下气管插管技术
157	经鼻明视气管插管术
158	经鼻纤维支气管镜引导气管插管技术
159	经鼻困难气道盲探气管插管技术
160	环甲膜穿刺逆行气管插管技术
161	光棒引导气管插管技术
162	经口喉罩置入技术
163	经喉罩气管插管技术
164	支气管内插管术
165	双腔支气管导管插管及单肺通气技术
166	支气管堵塞器置入及单肺通气技术
167	纤维支气管镜检查技术
168	支气管定位技术
169	新生儿气管插管术
170	纤维支气管镜下吸痰及治疗技术
171	气管插管拔管技术
172	气管交换导管引导下更换气管导管技术
173	环甲膜穿刺技术
174	经环甲膜穿刺通气技术
175	经环甲膜切开通气技术
176	气管造口术

六、机械通气技术

编号	关键技术项目
177	有创及无创机械通气
178	环甲膜穿刺喷射通气
179	持续气道正压通气技术
180	高频通气技术
181	手控辅助通气技术

七、血液保护技术

编号	关键技术项目
182	血细胞分离技术
183	自体血回输技术
184	主动脉球囊阻断
185	急性等容血液稀释自身输血

八、急救与复苏技术

编号	关键技术项目
186	心肺脑复苏术
187	新生儿复苏术
188	电除颤

九、围手术期超声技术

编号	关键技术项目
189	超声引导动脉穿刺置管技术
190	超声引导深静脉穿刺置管技术（颈内静脉、锁骨下静脉、股静脉等）
191	超声引导神经阻滞技术
192	超声引导椎管内穿刺间隙定位技术
193	超声在气道管理中的应用技术

编号	关键技术项目
194	经胸 / 经食管超声心动图技术
195	肺脏超声
196	重症超声
197	胃部超声
198	超声监测颅内压技术（视神经鞘直径测定）
199	经颅多普勒超声技术

附件 4　高难度的亚专业麻醉医疗服务项目

1. 腹部手术麻醉。肝脏移植麻醉，具有神经内分泌功能的嗜铬细胞瘤麻醉，巨大盆腹腔 / 腹膜后肿瘤切除手术麻醉等。

2. 骨科麻醉。严重脊柱侧弯畸形矫正手术麻醉，严重 / 多发创伤患者手术麻醉，关节置换翻修手术麻醉等。

3. 心胸外科麻醉。心 / 肺移植麻醉，心脏手术麻醉，大血管手术麻醉，复杂纵隔肿物以及肺灌洗麻醉等。

4. 神经外科麻醉。重度脑外伤手术麻醉，复杂脑血管畸形和动脉瘤手术麻醉，功能区肿瘤切除术中清醒麻醉等。

5. 头颈部手术麻醉。涉及气道操作手术的麻醉等。

6. 产科麻醉。孕期胎儿手术麻醉，孕期复杂外科疾病手术麻醉，合并有心脏疾病、妊娠高血压综合征或子痫以及存在产科重度出血风险等疑难危重孕产妇的麻醉等。

7. 儿科麻醉。早产儿、新生儿及合并严重先天畸形患儿的麻醉等。

附件 5　麻醉科设备设施配置要求

医疗机构应当根据麻醉科医疗服务领域和开展的工作内容，结合医院实际，配置相应的设备设施，满足医疗服务和管理要求。

一、门诊

应设立独立的诊室，并建立完善的信息系统，包括门诊和住院电子病历系统、麻醉手术管理系统、医院信息系统等。三级医院和有条件的二级医院应设置综合治疗室和观察室。

综合治疗室应具备：

（一）基础设施

电源、高压氧源、吸氧装置、负压吸引装置。

（二）基本设备

麻醉机、多功能监护仪、除颤仪、血压计、简易人工呼吸器、气管插管器具。

（三）麻醉及疼痛治疗相关设备

射频热凝治疗仪、彩色超声仪、体外冲击波治疗仪、神经电刺激定位仪、经皮神经电刺激仪等。

二、手术操作相关麻醉

（一）麻醉单元

每个开展麻醉医疗服务的手术间或操作间为 1 个麻醉单元，每个麻醉单元配备：

1.电源、高压氧气、压缩空气、吸氧装置、负压吸引装置、应急照明设施。有条件的医院应安装功能设备带。

2.麻醉机、多功能监护仪（血压、心率、心电图、脉搏氧饱和度）、简易人工呼吸器、气道管理工具。

3.气管内全身麻醉应配备呼气末二氧化碳监测仪。

4.婴幼儿、高龄、危重患者、复杂疑难手术应配备体温监测及保温设备。

5.儿童和婴幼儿手术麻醉场所须配备专用的气管插管装置、可用于小儿的麻醉机和监护仪。

（二）手术公共区域设备（数个相邻麻醉单元公用）

1. 备用氧气源、纤维支气管镜、处理困难气道的设备。

2. 有创血流动力学监测仪、体温监测及保温设备、自体血回收机。

3. 抢救车及除颤仪。

4. 床旁便携式超声仪、便携式呼吸机和便携式监护仪。

5. 有条件者应配备：心排血量监测仪、呼吸功能监测仪、肌松监测仪、麻醉深度监测仪、麻醉气体监测仪、脑氧饱和度监测仪等监护设备；血气分析仪、出凝血功能监测仪、生化分析仪、血细胞比容或血红蛋白测定仪、渗透压检测仪和血糖监测仪等床旁化验检查设备；超声定位引导装置、经食道心脏超声检查设备、神经刺激器；麻醉机回路、纤维支气管镜等器械的消毒设备。

三、围手术期管理

（一）麻醉准备室/诱导室

配备电源、高压氧源、吸氧装置、负压吸引装置、麻醉机或呼吸机、监护仪、气道管理工具、简易人工呼吸器等设备。

（二）麻醉后恢复室

建议麻醉后恢复室床位按以下比例设置：

1. 住院手术室　与手术台数量比≥1∶2。

2. 日间手术室　与手术台数量比≥1∶1。

3. 无痛诊疗中心　与手术台（诊疗台）数量比≥2∶1。

每张床位配备电源、吸氧装置和监护仪；每个恢复室区域应配备麻醉机或呼吸机、吸引器、抢救车、除颤仪、血气分析仪、床旁超声仪、便携式监护仪、肌松监测仪、气道管理工具、简易人工呼吸器等。

（三）麻醉后监护治疗病房。

1. 每床配备完善的功能设备带或功能架，提供电、氧气、压缩空气、负压吸引等功能支持。每张监护病床装配电源插座 12 个以上，氧气接口 2 个以上，压缩空气接口 2 个以上和负压吸引接口 2 个以上。医疗用电和生活照明用电线路分开。每个床位的电源应该是独立的电路供应。

2.应配备合适的病床，配备防压疮床垫。

3.每床应配备呼吸机、床旁监护系统（心电、血压、脉搏血氧饱和度、有创压力监测、体温等基本生命体征监护）、输液泵及微量注射泵等。

4.病房应配备急救设备，包括除颤仪、急救车和气管插管用具等。

5.三级综合医院麻醉后监护治疗病房应配备脑电监测/麻醉深度监测仪、血糖监测仪、血气分析仪、升降温设备、便携式呼吸机及便携式监护仪器等。

6.有条件的医院可配备：简易生化仪和乳酸分析仪、血流动力学与氧代谢监测设备、胃黏膜二氧化碳张力与pHi测定仪。经胸/食管心脏超声检查设备。持续血液净化等设备、防治下肢静脉血栓的间歇充气加压泵、胸部震荡排痰装置。闭路电视探视系统、层流净化设施、正压/负压隔离病房等。

四、专科病房

专科病房的床位设置应当与医院功能定位、服务能力及患者需求相适应。

五、信息系统及远程医疗平台建设

二级及以上医院麻醉科应建立符合国家卫生健康委医院信息化相关要求的麻醉电子信息系统，并以此作为质量控制的技术平台。建设基于网络的麻醉与疼痛评估随访信息系统。通过远程医疗，加强与上下级医疗机构麻醉科协作，促进医疗资源上下贯通。

附件6 绩效指标定义

一、管理指标

1.麻醉门诊评估占比 在麻醉门诊接受术前评估患者数，占同期接受麻醉患者总数的比例。

2.术中自体血输注率 麻醉中接受自体血（包括自体全血及自体血

红细胞）输注患者数占同期接受输血治疗患者总数的比例。

3. 全身麻醉后麻醉恢复室转入率　全身麻醉术后转入麻醉后恢复室的患者数占同期接受全身麻醉患者总数的比例。

4. 麻醉后监护治疗病房床位使用率　本年度麻醉后监护病房实际占用总床日数占实际开放总床日数的比例。

5. 术后转入麻醉后监护治疗病房患者占比　术后转入麻醉后监护治疗病房的患者数占同期所有接受麻醉患者总数之比例。

6. 椎管内分娩镇痛率　椎管内分娩镇痛指采用硬膜外阻滞、腰硬联合阻滞或蛛网膜下腔阻滞等椎管内麻醉技术，对经阴道分娩产妇实施的镇痛方法。椎管内分娩镇痛率指接受椎管内分娩镇痛产妇占同期经阴道分娩产妇总数的比例。

7. 单个手术间日平均开放时间　医疗机构年度内所有手术间工作日平均总开放时间／（医疗机构所有手术间数 × 年度工作日数）。

二、质量指标

1. 门诊病历质量合格率　符合门诊病历质量要求的门诊病历数占同期门诊病历总数的比例。

2. 患者入室后麻醉取消率　患者入室是指患者进入手术间或手术室内的术前等待区。患者入室后麻醉取消率是指患者入室后麻醉取消的数占同期入室患者总数的比例。

3. 麻醉开始后手术取消率　麻醉开始是指麻醉医师开始给予患者全身麻醉药物或开始区域麻醉操作。麻醉开始后手术取消率是指麻醉开始后手术开始前手术取消的数占同期麻醉总数之比例。

4. 非计划改变麻醉方式占比　非计划改变麻醉方式是指在实施麻醉的过程中，非计划改变麻醉方式。非计划改变麻醉方式占比，是指非计划改变麻醉方式患者数占同期接受麻醉患者总数的比例。

5. 中心静脉穿刺严重并发症发生率　中心静脉穿刺严重并发症是指由中心静脉穿刺、置管引起的气胸、血胸、局部血肿、导管或导丝异常等，需要外科手段（含介入治疗）干预的并发症。中心静脉穿刺严重并发症发生率，是指中心静脉穿刺严重并发症发生例数占同期中心静脉穿刺总例数的比例。

6. 椎管内麻醉后严重神经并发症发生率 椎管内麻醉后严重神经并发症是指在椎管内麻醉后新发的重度头痛、局部感觉异常（麻木或异感）、运动异常（肌无力甚至瘫痪）等，持续超过 72 小时，并排除其他病因者。椎管内麻醉后严重神经系统并发症发生率，是指椎管内麻醉后严重神经系统并发症发生例数占同期椎管内麻醉总例数的比例。

7. 非计划二次插管率 非计划二次气管插管是指在患者术后气管插管拔除后 6 小时内，非计划再次行气管插管术。非计划二次气管插管率，是指非计划二次气管插管患者数占同期术后气管插管拔除患者总数的比例。

8. 全麻后声音嘶哑发生率 全身麻醉后声音嘶哑是指新发的、在拔除人工通气道（包括气管插管、喉罩等）后 72 小时内没有恢复的声音嘶哑，排除咽喉、颈部以及胸部手术等原因。全身麻醉后声音嘶哑发生率，是指全身麻醉后声音嘶哑发生例数占同期使用人工气道全身麻醉总例数的比例。

9. 麻醉后新发昏迷发生率 麻醉后新发昏迷是指麻醉前清醒患者麻醉手术后没有苏醒，持续昏迷超过 24 小时；昏迷原因可包括患者本身疾患、手术、麻醉以及其他任何因素，除外因医疗目的给予镇静催眠者。麻醉后新发昏迷发生率，是指麻醉后新发昏迷发生例数占同期麻醉总例数的比例。

10. 麻醉死亡率 麻醉死亡指由麻醉直接导致的患者死亡，且发生于麻醉开始后 72 小时内。麻醉死亡率是指麻醉死亡患者数占同期麻醉患者总数的比例。

11. 麻醉后 24 小时内患者死亡率 麻醉开始后 24 小时内死亡患者数占同期麻醉患者总数的比例。患者死亡原因包括患者本身病情严重、手术、麻醉以及其他任何因素。

12. 麻醉后 24 小时内患者心搏骤停率 麻醉开始后 24 小时内发生心搏骤停的患者数占同期麻醉患者总数的比例。患者心搏骤停的原因包括患者本身病情严重、手术、麻醉以及其他任何因素。

13. 非计划转入重症监护室（ICU）率 非计划转入 ICU 是指在开始

麻醉诱导前并无术后转入 ICU 的计划，而术中或术后决定转入 ICU。非计划转入 ICU 率，是指非计划转入 ICU 患者数占同期转入 ICU 患者总数的比例。

14. 麻醉后恢复室入室低体温率　麻醉后恢复室入室低体温是指患者入恢复室第一次测量体温低于 35.5℃。麻醉后恢复室入室低体温率，是指入恢复室低体温患者数占同期入恢复室患者总数的比例。体温测量的方式推荐为红外耳温枪。

15. 麻醉后恢复室转出延迟率　入麻醉后恢复室超过 3 小时的患者数占同期入麻醉后恢复室患者总数的比例。